한 권으로 간추려 읽는
자연치유 건강상식
― 제 3의학, 대체의학의 길잡이 ―

엮은이: 金　　仙/소림사 한의술 대학원 교환교수(前)
　　　　　　　　한의학 박사 · 한의사
감　수: 서용선/충무 사랑 병원 원장, 의학박사 · 교수
　　　　　　　한의학박사(명예)

세계자연치유건강협회
- 세계총재 金仙 주요약력 -

소림사 한의술 대학원 교환교수(前)
프로태권도/ 쿵후/ 합기도 外 종합무술 36단(公認)
국제기공연합회 창설(2006) 한국/ 일본/ 미국/ 중국 등)
한의사(한의학 박사)·기공사 등 자격증 다수 보유
미국·세계최고종합 무술대학/ W·U·C·C 外
미국·세계격투기협회/ 웨스턴 유니버스티 外
중국·태극신공무술학교/ 요녕성 의사협회 外
일본·일본문화진흥회/ 기공학회 外
대만·대만 태극권/ 기공협회 外 협의교류

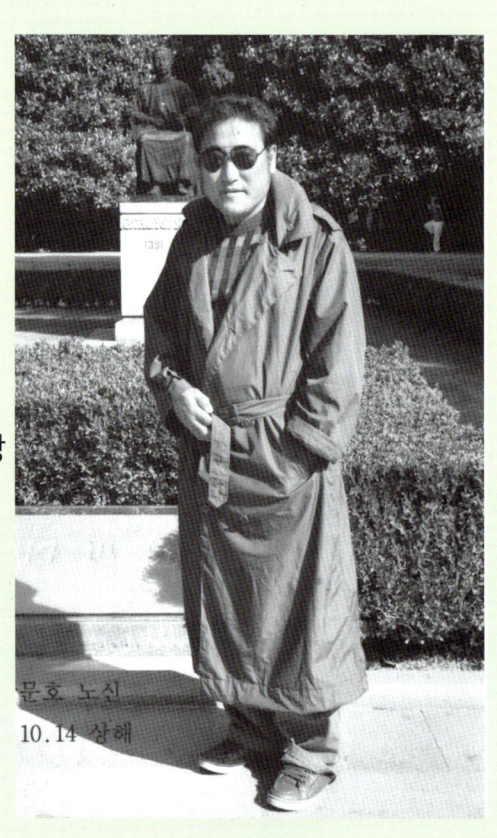

美 링컨 평화재단 훈장
美 세계학술 심의회 훈장
세계 평화 대상
UN 뉴스데이 상
美 대통령 상
그밖에 수십개국 대사상 外
감사장, 각종 수십차례 대상 수상
저서 100여권 간행

- 감수자 서용선 주요약력 -

현재 충무사랑병원 원장/ 의학박사, 외과전문의
의과대학졸업, 대학원 석사, 명예사회학 박사, 한의학박사, 심리학 박사
고려대학교 경영정보대학원 최고경영자과정 수료
서울대학교 행정대학원 국가정책과정 수료(45기)
서울대학교 보건대학원 최고 관리자과정 수료
공주대학교 일반대학원 사회복지학과 졸업
명예사회학 박사(미국 뉴욕 I.A.E. 대학교)
중국소림사의술원대학원 명예한의학박사 및 침구학 면허취득
새계자연치윤협회 특별고문
중국 중의사 자격 취득(요녕성)
일본문화진흥회 특별홍보대사

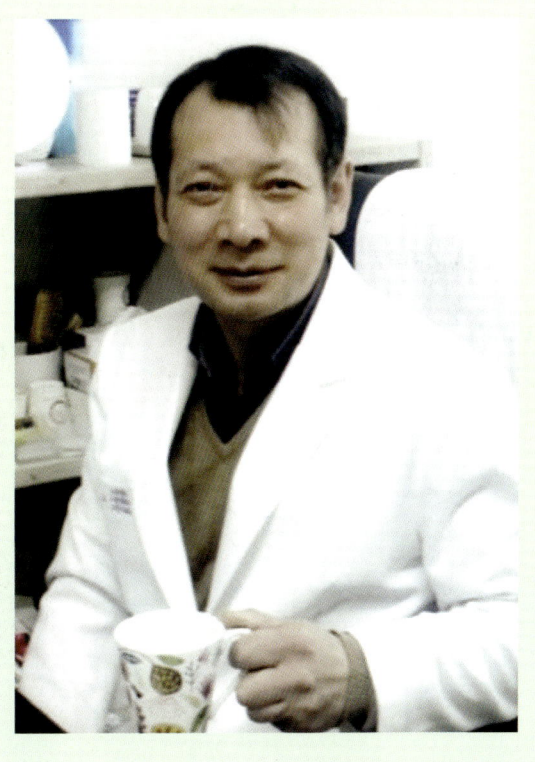

책을 펴내며

　모든 인류는 동서고금(東西古今), 미래에도 생로병사(生老病死)의 문제와 관련된 영원한 불가분(不可分)의 관계로 귀납된다.
　불세출의 대성현(大聖賢) 부처님도 훌륭한 의사였으며 대단한 무술가(武術家)였다고 전해진다. 애무일여(愛武一如), 예로부터 동양에서 전해오는 그 어원의 뜻을 유추하자면 결국 모든 병은 섭생(식생활)과 후자의 애무(愛武), 즉 요즈음으로 말하자면 운동, 스포츠의 의미와 관련된다.
　부처님의 사인(死因)은 '춘다' 라는 인물이 공양한 음식을 잘못 드신 후 사망의(식중독으로 추정됨) 병인(病因)이 되었다고 전한다.
　천하의 모든 움직이는 생령들은 결국 섭생을 잘하고 과로를 피하고(휴식) 운동을 제대로 잘하고 배설을 잘해야 한다.
　이것이 건강의 가장 기본적인 중요한 문제라고 요약할 수 있겠다.
　신성(神聖) 예수님도 수많은 난치병을 치유했다고 성경에 기록되어 전하는 데서도 건강에 대한 문제의 중요성을 유추할 수 있다.
　모든 사람은 태어나서 생애를 마감하는 동안 누구나 불로장생(不老長生)에 대한 간절한 소망을 지니고 산다는 것이 공통된 바람인 것이다.
　진시황제가 불로초(不老草), 불사약(不死藥)을 구하려던 노력도 결국 불로장생의 문제와 관련된 것이다.
　종교도 결국 그러한 문제와 관련된 것이라고 할 수 있는데, 본저에서는 건강의 문제에 국한시켜 논하기로 한다.
　기원전 고대서양의 의성(醫聖/ 기원전 약 560여 년 전) 히포크라테스, 동양의 편작(扁鵲)과 화타(華蛇), 인도의 숱한 건강에 관한 비방(祕方), 동양의 도인건강술, 양생법, 동의보감(東醫寶鑑)의 허준(許浚)선생, 등의 숱한 의술(醫術)등을 두루 섭렵, 통독한 후 가장 쉽고 실용적으로 활용하기 좋게 오랜 시일에 걸쳐 거경궁리, 본

편저를 출간하기로 했다.

　지구(地球)라는 거대하고 광활한 공간은 크게 동서양(東西洋)으로 구분되고 거기에 따라서 서양의 의학은 서양의학(西洋醫學), 동양은 동양의학(東洋醫學)으로 명칭을 달리한다.

　편저자는 요즈음 화학약품의 오용이나 남용, 서양 의학의 찢고 잘라내고 꿰매고 수술하는 그러한 후유증에 대한 부정적인 사례에 대해 본장에서는 논급을 생략하겠다.

　편저자는 국내, 해외의 전문분야의 권위자들을 탐문하여 많은 조언과 가르침을 받기도 했다.

　그러한 연유를 바탕으로 자연치유 방법을 중점적으로 질병에 대한 예방, 발병 후에 어떻게 치유에 대응해야 하는가, 부작용이 거의 없는 방법론에 대해 가장 간편하면서도 실용적으로 활용할 수 있도록 배려하였다.

　그러한 관점에서 「자연치유 건강」 문제에 중점을 두고 간단명료하게 간추려 소개하는 바이다.

　「자연치유 건강」 「대체의학」과 관련된 질병예방과 퇴치에 조금이라도 도움이 된다면 보람을 느끼게 될 것이다.

　누구나 쉽게 배우고 남을 가르치거나 가족 및 친지의 건강을 보살피거나 봉사하는데 도움이 되기를 희망한다. 본저가 발간되는 과정에서 오랜 시간과 노력, 많은 애로 사항이 따랐다. 본저에 대해 미흡한 부문, 누락된 부문에 대해서는 계속 수정하고 보완하면서 시리즈 형식으로 펴낼 것임을 미리 밝혀둔다.

　글을 맺기에 앞서 인류 평화와 건강사회를 지향하는데 뜻을 함께하실 분들의 협조와 지도편달을 앙망하면서 이만 줄이기로 한다.

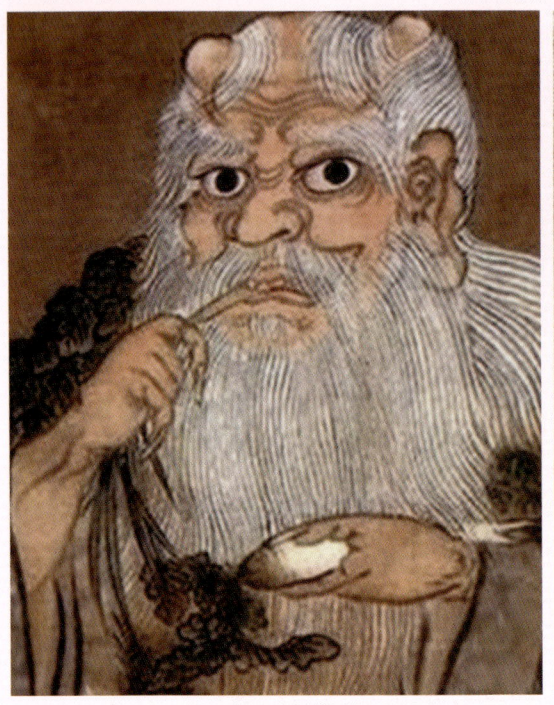

신농씨(神農氏)
중국 전설에 나오는 제왕이다. 몸은 사람이고 머리는 소의 형상을 지녔다고 전해진다. 백성에게 농사법, 의료법, 등을 가르쳤다고 한다. 모든 식약초(食藥草)에 관련된 상직적 존재이다,

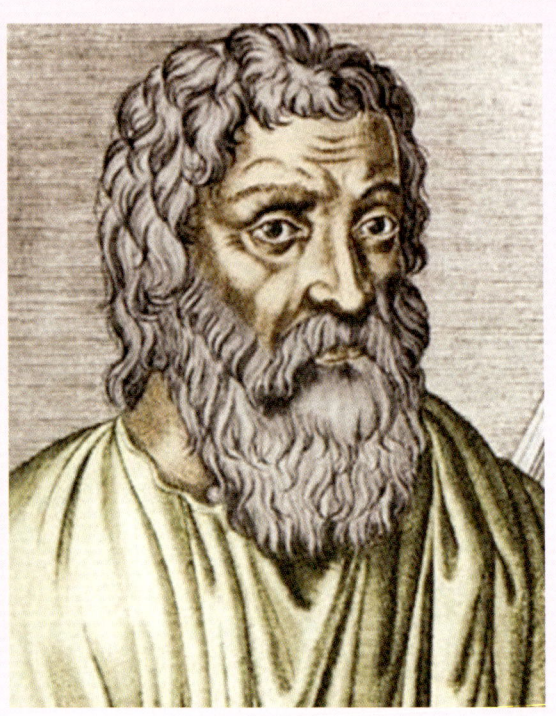

西洋醫聖 히포크라테스

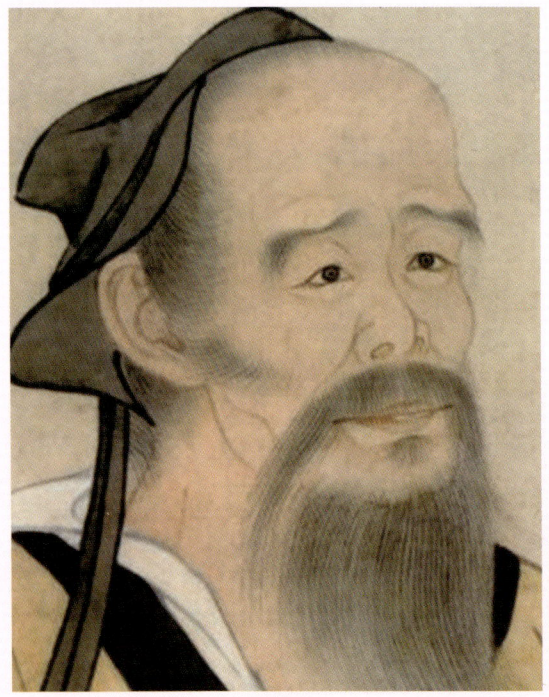

화타(華陀)
서기 108~208년 패국 초현 사람, 지금의 안휘성 보저우 출생, 중국 역사상 편작과 더불어 최고의 의성(醫聖)으로 일컬어지는 전설적인 인물이다.

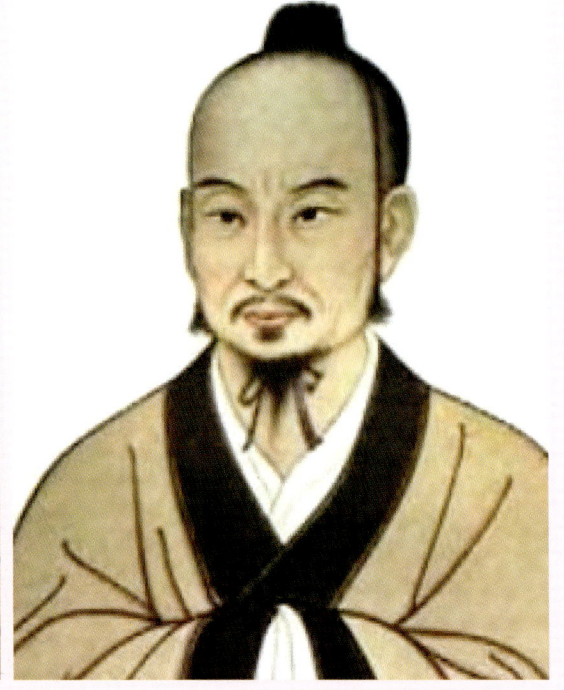

편작
화타(華陀)와 더불어 신의(神醫)로 일컬어지는 전한 때의 인물

★ 本著와 관련된 인물들

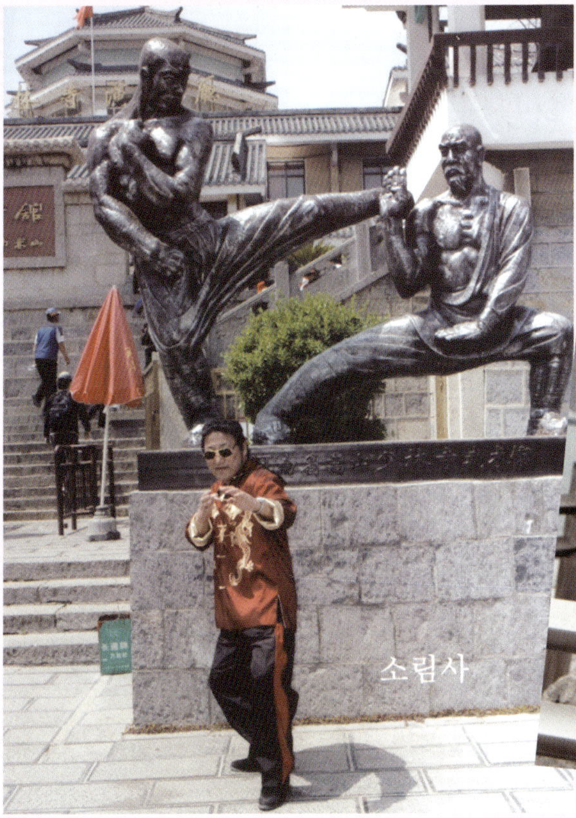

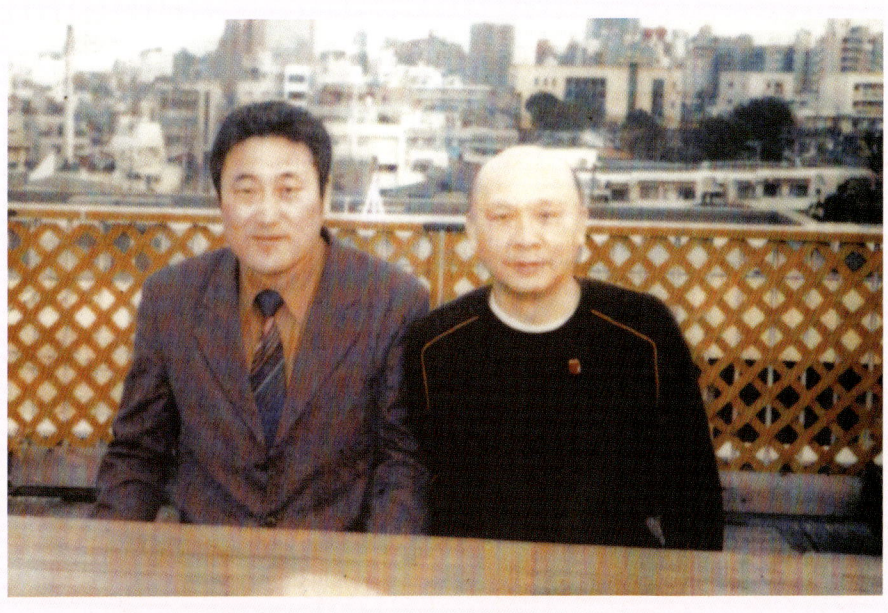

소림사에서 –세계자연치유건강협회 金仙 총재

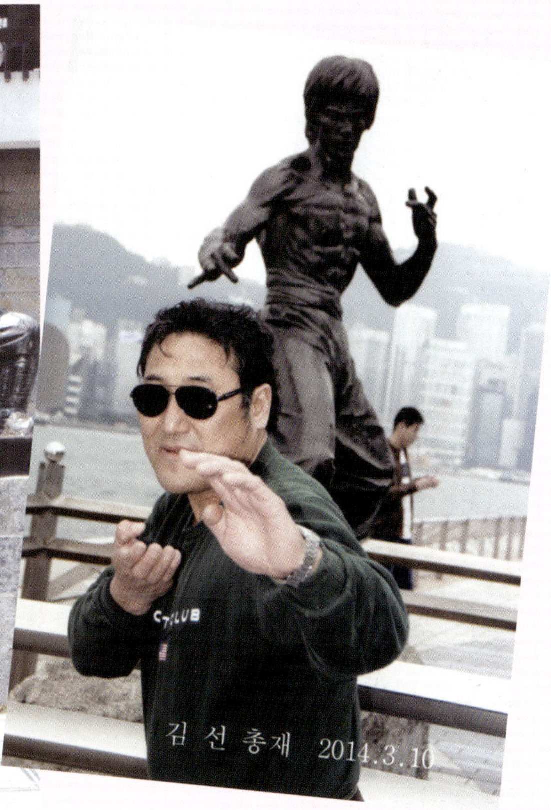

이소룡 동상앞에서

세계 의료법무 재단법인 이사장 티사이 더 준(의학박사 소림사 대학원 학장)과
김선 총재 (티사이 더 준 박사 자택 옥상에서)

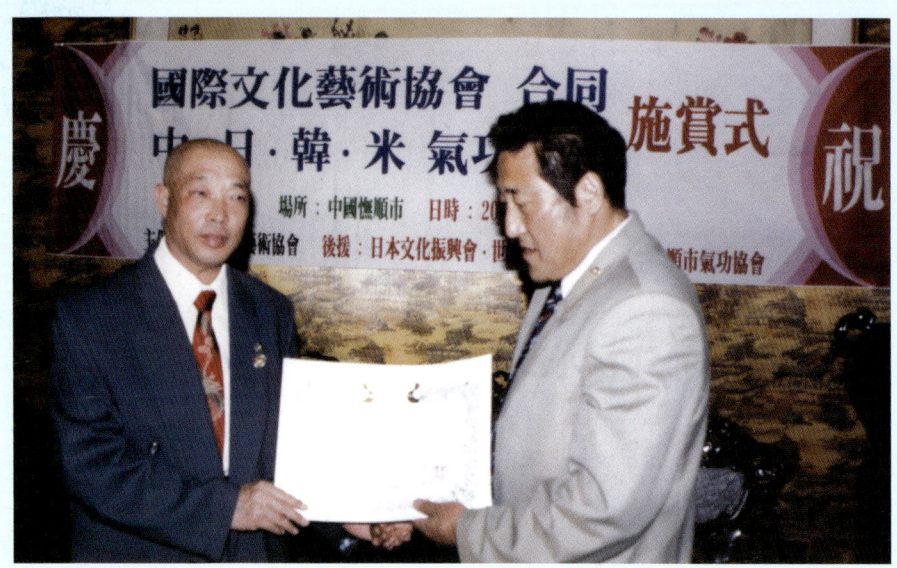

세계기공협회 창립기념 - 좌) 손아동(孫亞東) 중국인, 중국 태극 무술신공학교, 세계기공학회 창설자, 태극권 최고권위자, 우) 김 선 총재, 장소 · 중국 심양 撫順市

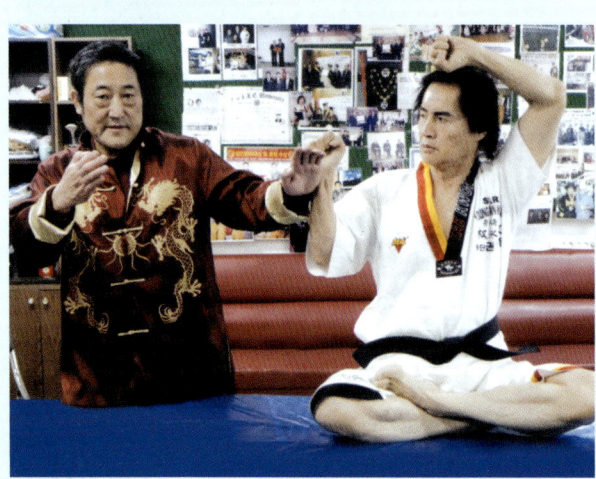

2006년 세계기공협회 창설, 편저자 김 선 주도한 중국 심양에서의 촬영
앞줄 좌로부터 손아동, 김 선, 정관주, 이영일, 뒷줄은 중국 의사들

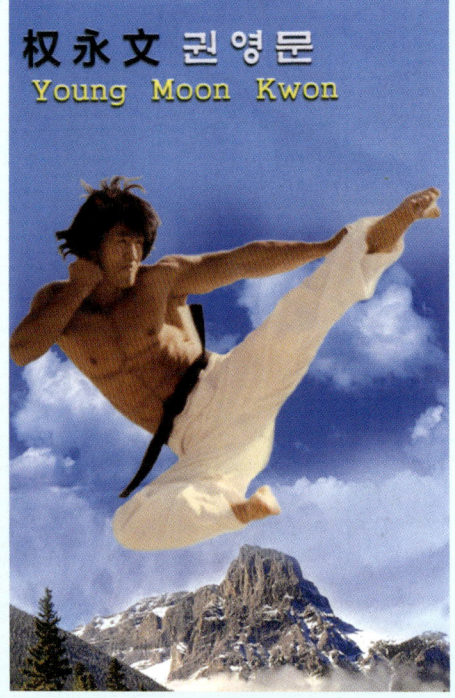

좌) 김 선 총재, 우) 세계무술권위자, 영화감독(미국)

권영문 무술시범

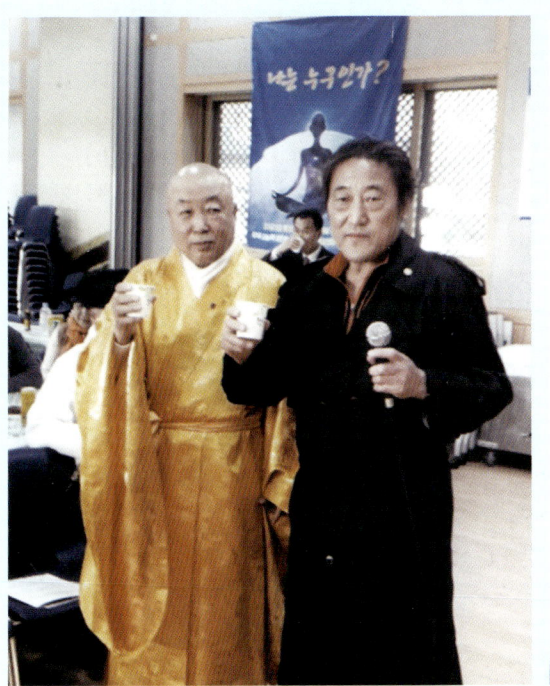

좌, 우주 초능력 보존회장 무아스님,
김선 세계 총재 축하의 말씀

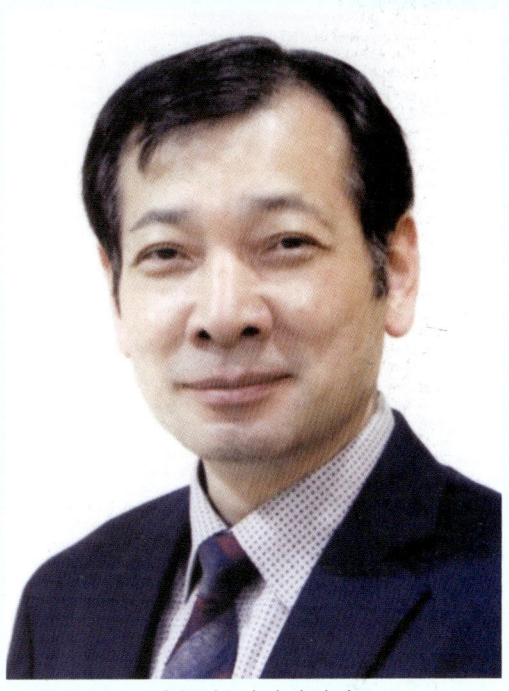

감수자/ 서병선원장
충무사랑병원 원장/ 의학박사, 외과전문의

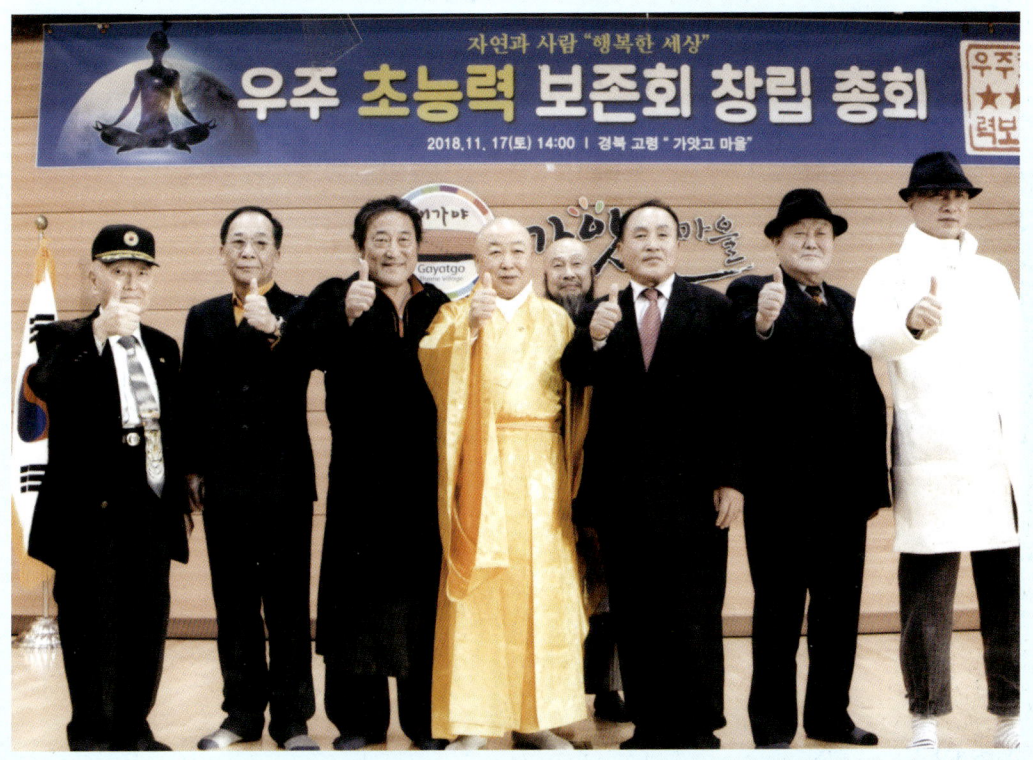

정영일 회장, 김선 총재, 무아대사(회장), 박중호회장,
김승도 기수련 세계총재, 엄상섭 세계 합기도협회 총재

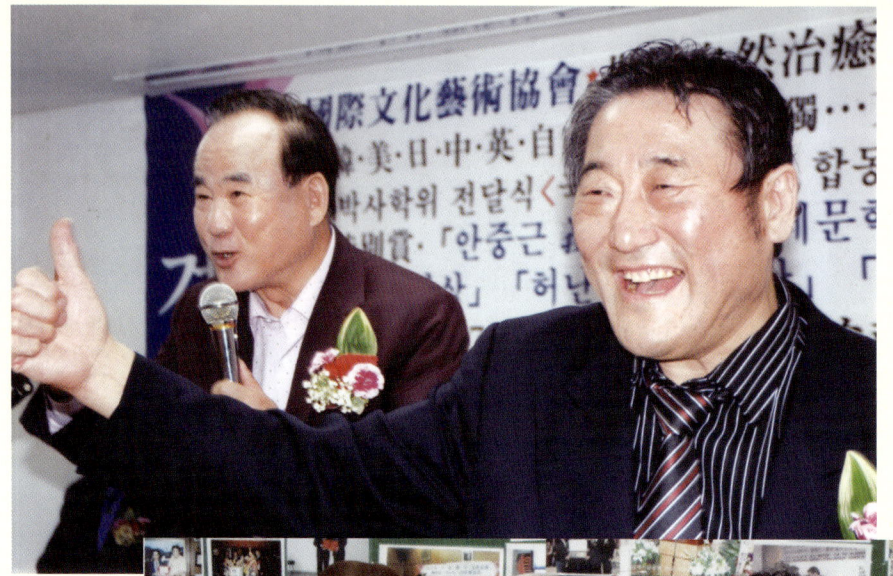

박세준 회장/
㈜청인 회장,
발명가,
세계자연치유
건강협회
김선 총재

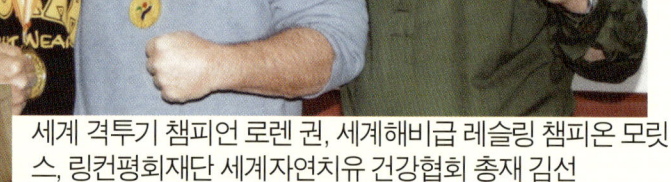

세계 격투기 챔피언 로렌 권, 세계해비급 레슬링 챔피온 모릿스, 링컨평회재단 세계자연치유 건강협회 총재 김선

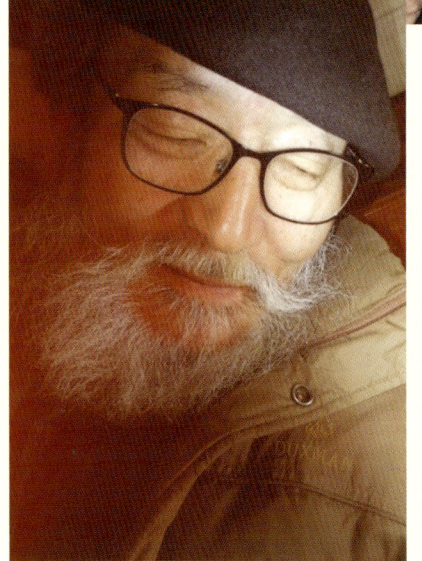

조대일 선생/ 혈액형 의학 연구

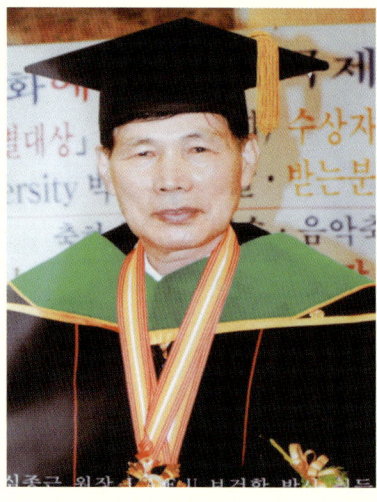

심종근 원장
보건학박사,
한의학박사(명예)
수기술의 자연치유
국제 권위자

인체경혈도

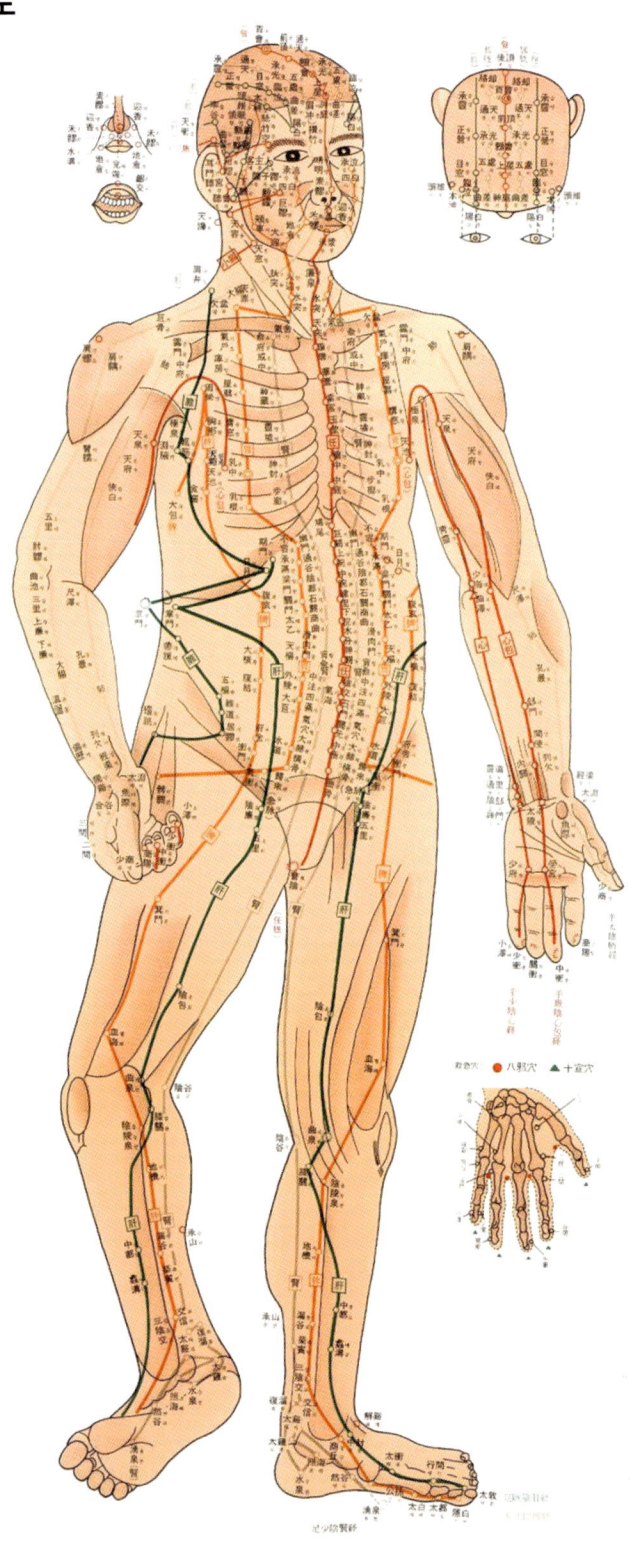

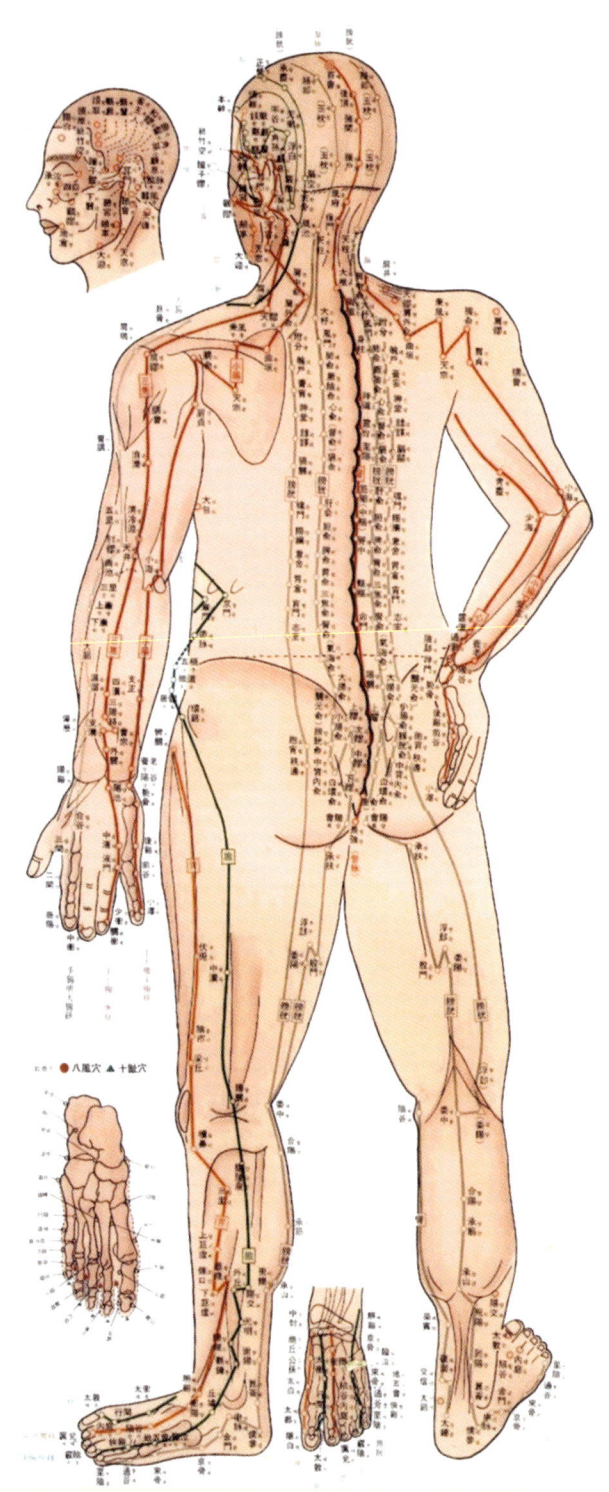

차 례

화보

저자 약력

프롤로그

제 1 부

1. 자연치유 건강에 대하여 … 20

　가. 4대치료 요법 … 20

　나. 3대 보조치료 요법 … 20

　다. 침구(각종 수기술에 사용되는 주요 경혈 … 21

　라. 얼굴과 관련된 건강진단법 … 22

　마. 경락과 경맥에 관한 주요 특효혈 … 27

　바. 전해오는 침구의 길일 … 29

　사. 침구의 기일 … 29

　아. 경락과 경혈에 그 시술방법 … 30

　자. 침구, 지압, 안마, 마사지(수기) 시술에 관한 주의사항 … 31

　차. 각종 경혈 응용에 대하여 … 31

　카. 신수침의 혈위 … 32

　타. 주요 발부분에 대한 혈위 33 … 33

　파. 족배부 … 33

　하. 족부 반사구 … 34

2. 침, 뜸, 지압 등 각종 수기술에 응용할 경혈 … 35

　가. 남성의 정력증강을 위하여 … 35

　나. 여성불감증 … 36

　다. 여성과 관련된 질병 … 39

　라. 관절염, 관절통, 신경통, 요통 … 43

　마. 신경계통 질환 … 48

　바. 호흡기 질병에 대하여 … 50

　사. 요실금과 방광염, 전립선 비대증 … 53

　아. 남녀 부신기능에 관한 경혈 … 57

제 2 부

1. 기공에 의한 안혈추나요법 … 62

   가. 안혈추나요법 … 62

2. 대사증후군 순환기질병 … 64

   가. 고혈압, 중풍, 동맥경화에 좋은 경혈 … 64

   나. 만성 대장질병 증세 위장 카타르(위염) … 66

   다. 간장질환에 나타나는 증세 … 69

   라. 잡다한 질병 치유에 대하여 … 71

3. 각종 잡병에 대하여 … 76

4. 소화계통의 질병치유 … 78

제 3 부

1. 족심도 운동건강법 … 84

   가. 죄골신경통 … 84

   나. 하반신 마비, 근육이상 … 84

   다. 삼차 신경통, 중지통 … 85

   라. 삼차 신경통, 하지통 … 84

   마. 등쪽의 통증 … 84

   바. 어깨주위 통증 … 86

   사. 다발성 관절염 … 86

   아. 아래턱 주위 통증 … 86

   자. 신경쇠약 과민증 … 87

   차. 안면신경 마비 … 87

   카. 과로 몸살이 날 때 … 87

   타. 코피가 날 때 … 88

   파. 방광 결석증 … 88

제 4 부

1. 가장 간단한 주요 지압경혈 … 90

   가. 척추관 협착증이나 척추측만증 … 91

나. 척추건강을 위한 생활습관 5계명 … 92
　　다. 요통체조 … 93

제 5 부

1. 각종 증세에 대한 한약처방 및 인체에 유익한 약초 … 98
　　가. 산야초 자연식재에 대하여 … 98
　　나. 각종 질병에 유익한 약재처방 … 103

제 6 부

1. 자연식 혹은 생식에 대하여 … 134
　　1) 겨우살이 나무 … 138
　　2) 모과 … 138
　　3) 산뽕나무 … 139
　　4) 작약 … 140
　　5) 맥문동 … 140
　　6) 감탕나무 … 140
　　7) 갓(개자 芥子) … 140
　　8) 모란 … 141
　　9) 차전초 … 141
　　10) 홍화 … 141
　　11) 무궁화 … 142
　　12) 익모초 … 142
　　13) 은행 … 142
　　14) 측백엽 … 143
　　15) 산수유 … 143
　　16) 옥수수 수염 … 143
　　17) 나팔꽃씨 … 144
　　18) 우슬 … 144
　　19) 해당화 … 145
　　20) 독활 … 145

21) 야산(산달래) ··· 145

22) 계관자(맨드라미) ··· 146

23) 백목련(신의) ··· 146

24) 전도고 ··· 147

25) 마취목 ··· 147

26) 소구수 ··· 147

27) 연실 ··· 148

28) 방풍 ··· 148

제 7 부

1. 무술과 건강과의 관계 ··· 150
2. 이시형 박사의 자연의학관에 대하여 ··· 152
3. 각종 암에 대한 예방 ··· 155
4. 무술과 건강, 기공에 대하여 ··· 158
5. 대체 의학계의 명인들(무순) ··· 168

   가. 세계족심도협회 이영일 회장 ··· 168

   나. 무술과 기공을 통한 세계적 권위자 손아동 ··· 174

   다. 각종 수기술에 대하여 ··· 178

   라. 수기술의 최고 권위자 심종근 원장 ··· 180

   마. 기·정·수의 이론가 정관주 ··· 187

   바. 슈퍼 토종유산균 발명자 박세준 회장 ··· 188

   사. 기공술의 신통대가 무아대사 ··· 192

   아. 혈액형의학 창시자 공평 조대일원장 ··· 202

   자. 긴급상황에 처한 간단한 응급요령 ··· 213

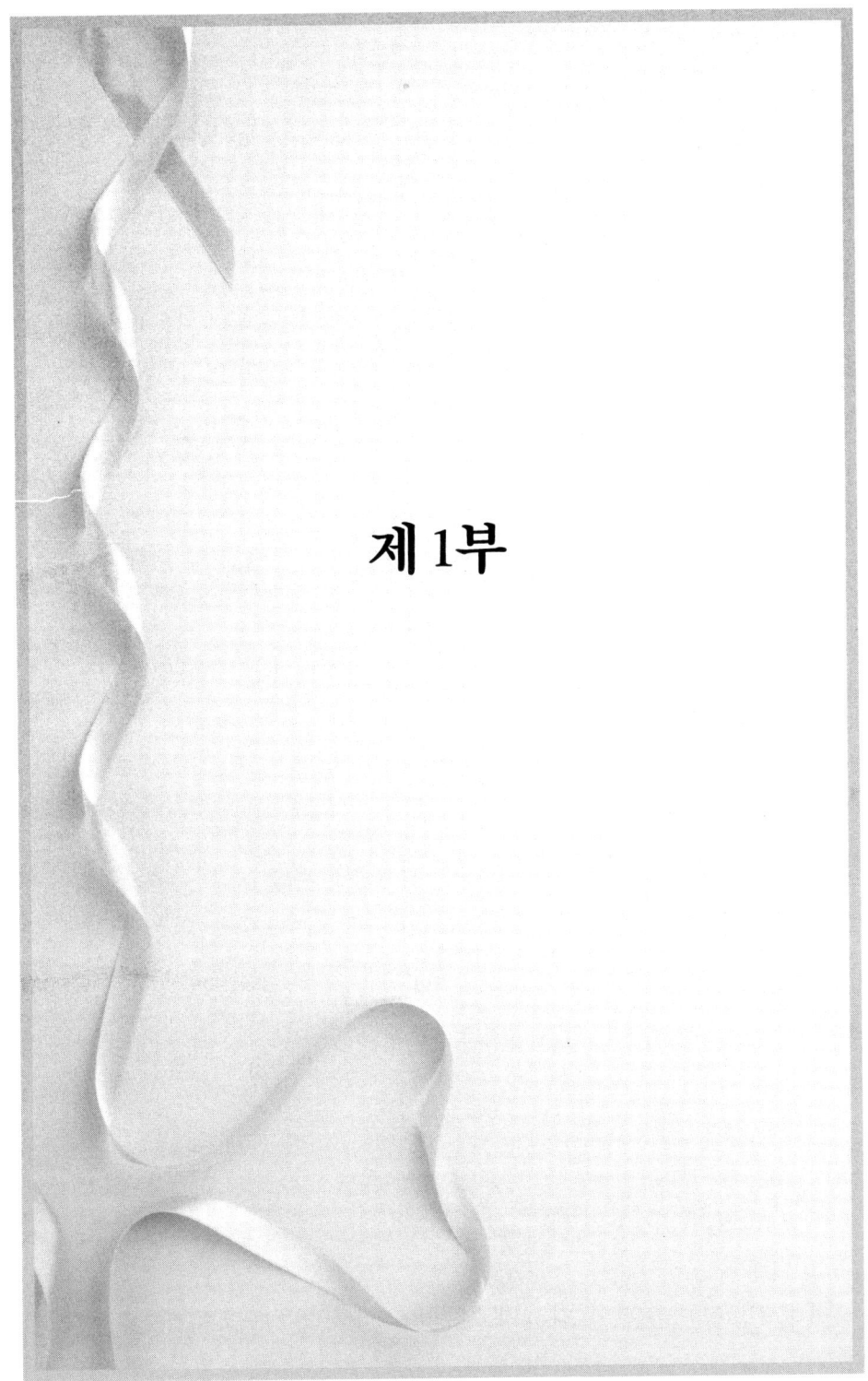

제1부

1. 자연치유 건강에 대하여

모든「자연치유 건강」문제에 공부하거나 가르칠 분은 무엇보다도 인체경혈도(人體經穴圖)를 알아두는 것이 필수 과정이다.

자연치유와 관련된 문제는 뒷장에 나오는 각 부문 등에서 본장에 소개되는 곳과 대조시켜 활용하면 많은 도움이 되리라 사료된다.

후자에 나오는 각종 경락 경혈에 나오는 처방에 대한 명칭이나 치유 방법은 경혈도와 대조시켜 시술하면 된다. 경혈 위치의 정확도에 이해가 어려운 경우 전자의 칼라판 인체경혈도를 대조 참조하면 크나큰 도움이 될 것이다.

전자에서도 언급했듯이 본서는 주로 동양의술, 한의술(韓醫術)쪽에 학문(學問)보다 술(術)의 개념에서 중점을 두기로 한다.

한의술에 대한 치료법은 크게 4대치료법(四大治療法)으로 구분지어 논할 수 있다.

가. 4대치료 요법
약물요법(藥物療法)
침구요법(針灸療法)
안마요법(按摩療法)
기공요법(氣功療法)

이상의 방법 중에서 뿌리와 몸통과 줄기와 가지로 나누어지듯 보조치료법도 사용된다.

나. 3대 보조치료 요법
단방요법(單方療法)
민간요법(民間療法)
도인법(導引法)

한방치료법(韓方治療法)은 다시 약물용법(藥物療法)과 침구요법(針灸療法)이 있다.

침구요법은 침으로 해서 병인(病因)과 연관된 경혈을 찾아 치료하고 열 자극을 하여 치유하는 방법이 구(灸), 즉 뜸이다.

그 밖에 여러 증세에 따라서 응용하는 방법들이 있다.

다. 침구(각종 수기술에 사용되는 주요 경혈)

동양의 여러 나라에서 그 방법이 다르게 시술되는데 그 방법의 몇 사례를 옮겨보면 공통점이 이렇게 나타난다.

한방치료에 있어서 전자의 경락을 따라서 침구(針灸), 또는 모든 수기술(手技術)을 응용하는 것이 가장 기본바탕이다.

침구(針灸)의 경우 몸에 시술하는 방법 외에 귀(耳) 손(手) 발(足)에다가 시술하는 응용방법도 있다. 그러나 체침이 가장 효험이 두드러진다고 본다.

6장 6부와 관련된 부분을 간략히 옮겨보자면 아래의 표와 같다.

침이나 뜸 지압 각종수기(各種手技) 등은 그 원리는 응용방법이 다를 뿐 결국 같은 원리에 해당된다.

질병 부위	장부	경혈의 명칭				
		모혈 (가슴 배)	유혈 (등)	극혈 (급성증상)	낙혈 (만성증상)	원혈 (반드시나타남)
호흡기	폐	중부	폐유	공최	열결	태단
순환기	심포	단중	궐음유	극문	내관	대돈
순환기	심	거궐	심유	음극	통리	신문
소화기·간장	간	기문	간유	중도	여구	태충
소화기담랑	담	일월	담유	외구	광명	구허
소화기췌장	비	장문	비유	지기	공손	태백
소화기 위	위	중완	위유	양구	풍륭	충양
체온(피주온)	삼초	석문	삼초유	회종	외관	양지
내분비계부신	신	경문	신유	수천	대종	대거
소화기대장	대장	천추	대장유	온류	편력	합곡
소화기소장	소장	관원	소장유	양로	지정	완골
비뇨기	방광	중극	방광유	금문	비양	경골

제일 먼저 침과 뜸, 지압, 안마(按摩) 각종 수기술(手技術)을 터득하고 시술하자면 다음의 사례를 잘 연습하고 오랜 시일에 걸쳐 전문가에게 전수받거나 또한 실습을 쌓아가는 것이 우선 과제이다.

한의술에는 모든 증세, 병인(病因)이 발생하면 내장체벽반사(內臟體壁反辭)가 나타난다고 보는 것이 한방의 경락 대응법이다.

예를 들면 간장이 나빠지면 눈빛이 노랗거나 구역질이 난다.

대장이 나빠지면 손의 합곡의 뒷면 어제혈에 푸른 힘줄이 돌출한다. 어딘가를 눌러서 아프면 소속된 장중에 어느 기능이 나빠졌다는 등 이러한 진단법, 인간의 몸은 어느 부문이듯 별개의 곳에서 발병하는 것이 아니라 총체적이 시스템으로 반응되어 병인과 관련된 상태라고 보는 것이다.

예로부터 한의학에서는 환자를 보기만 하고 병을 아는 것을 '신의(神醫)' 소리만 듣고도 진단할 수 있는 단계를 '성의(聖醫), 증상을 물어보아 아는 단계를 공의(工醫)' 맥을 보고 배를 만지는 등 진단으로 아는 단계를 '교의(巧醫)' 라 하였다. 그러한 여러 방법론 중에 '망문문절(望聞問切)' 의 4진 모두를 이용해 종합적으로 처방하는 방법을 취하였다.

그러한 진단 방법 중에 얼굴에 푸른빛이 비치면 간장병, 황색은 소화기계통, 붉은색이 나타나면 심장의 이상 증세로 보았다.

검은 빛은 신장과 하초, 흰색을 호흡기, 폐장에 이상이 있다고 본다.

이러한 진단법은 서양의학 중에서 오늘날 '홍채' 라는 진단법으로 활용되고 있다.

라. 얼굴과 관련된 건강 진단법

얼굴과 관련된 건강 진단법도 결국 내장체벽반사와 관련된 것이라고 본다. 동의보감에 근거, 다음은 "생활한방 기(氣)요법" 이란 저서에서 인용하는 내용이다.

(1994. 오수일 저, 스포츠조선 간행/ 편저자 재인용)

※ 손바닥으로 병을 진찰한다.

한의학에서 병을 진찰하는 주요 방법은 '망문문절(望聞問切)' 의 4진인데 그 중

손바닥을 관찰하는 망진법이 있다.

우리 몸의 오장육부는 유기적으로 연결되어 있으므로 어떠한 부분에서도 전체의 기능이 나타난다. 그 중 손목의 맥이나 얼굴 특히 눈, 귀나 손바닥 등은 오장 육부의 상태가 뚜렷이 나타나서 쉽게 관찰할 수 있는 곳이다.

「동의보감」의 「외형편(外形篇)」 중 '손'의 항목에 나오는 손의 진찰법을 기준으로 알아보자. 우선 손바닥이 차면 뱃속이 차다고 본다.

특히 '위'가 냉하면 어제 혈의 부위에 푸른 혈관이 많이 나타난다. 만약 검은 맥이 있으면 오래된 '비(痺: 기가 막혀서 잘 소통되지 않는 병)'가 있고 검붉은 색과 푸른색이 섞여 있으면 한열기(寒熱氣)를 겸한 것이다.

또 손발이 불에 쬔 것처럼 후끈거리는 경우가 있는데 이는 체내의 '음기(陰氣)'가 허하고 '양기(陽氣)'가 이상 항진된 결과인데 급히 음기를 보해서 음양 조화를 맞추어야 당뇨·중풍 등의 큰 병을 막을 수 있다.

감기나 외감성 질환에 걸렸을 때에 손바닥이 뜨거우면 '사기(邪氣: 병원균)'가 속으로 침입한 것이고 손등이 뜨거운 것은 사기가 체표에 있는 것을 뜻한다. 또 손을 굽히는데 펴지 못하는 것은 병이 근육에 있는 것이고 펴지는데 굽히지 못하는 것은 뼈에 병이 있는 것이다.

전문가들은 얼굴 하나에서도 수십 가지 부위로 나누어 각 부위별로 색깔을 구분해 해당 장부나 기타 조직의 병을 진단하지만 일반인들도 전체적인 안색을 보고 자신을 포함하여 식구들의 건강의 이상 유무를 알 수 있다.

윤택함이 없는 푸른색은 간장의 병이고 누런색은 소화기 계통, 붉은색은 심장·혈관 계통, 흰색은 폐·호흡기 계통, 검은색은 신장과 하초의 이상을 나타낸다.

그 외에 손톱이 마르고 잘 부서지는 것은 간에 열이 있거나 간이 허한 증상이고 손이 떨리는 것은 술을 과도히 마셨거나 심장의 기가 허해서 오는 증상이다.

동의보감에 근거한 위의 중세, 증상에 대해서 모든 병인(病因)을 한방에서는 국소적인 해당 부위에서 인식하지 않고 총체적인 인체 시스템의 일환으로 나타난다고 본다.

한방의 "내장체벽반사"라는 진단법과 관련되어 나타난다.

한의술에 의한 침구술(針灸術) 및 각종 수기술(手記術)을 배우기에 앞서 반드시 경락(經絡)과 낙맥(洛脈) 경혈(經穴)에 대해 공부하는게 가장 우선 순서이다.

경락, 즉 경맥과 낙맥(絡脈)은 인체의 모든 병인(病因)과 관련된 주요한 신경 분포, 거기에 가장 합당한 곳의 모든 장기와 관련된 치유점이다.

무술인(武術人)들은 그곳을 급소, 상대에게 치명타를 가하는데도 사용되었다.

경락에 대해 다음의 그림 1, 2, 3을 보고 응용하면 크나큰 효능을 얻어낼 수 있다.

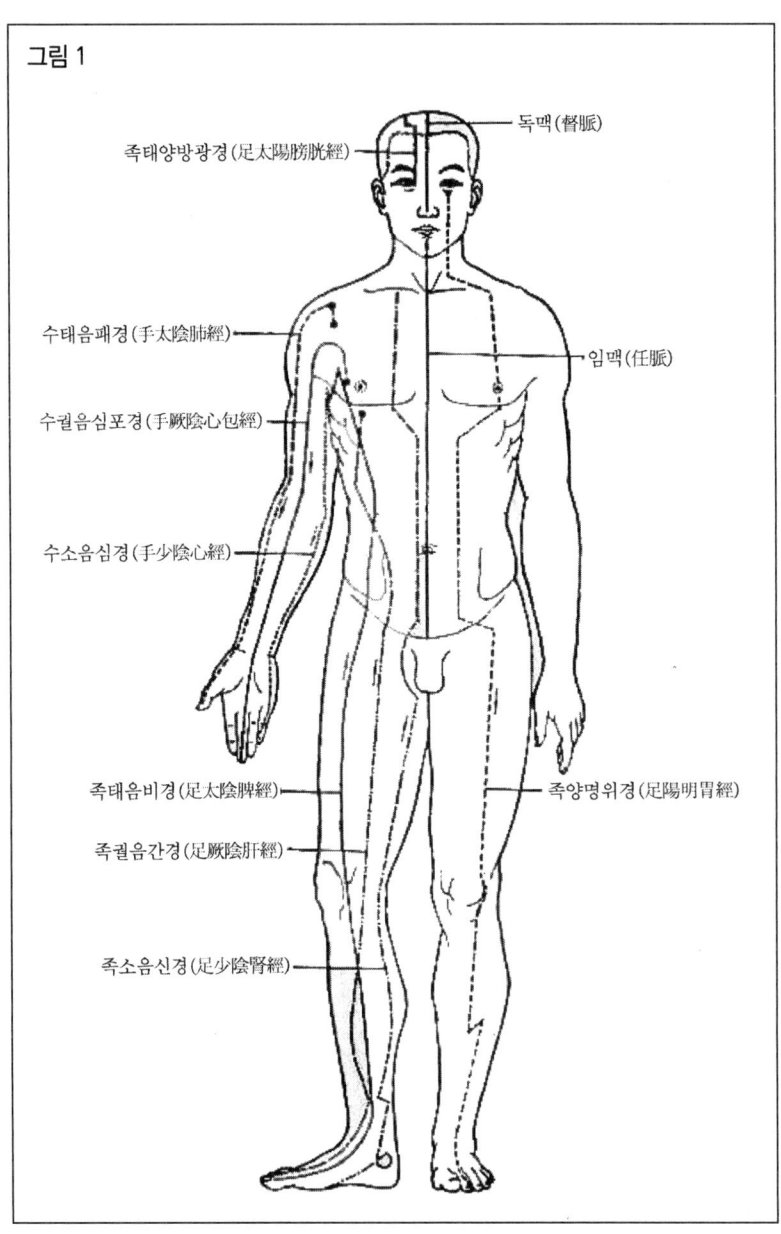

그림 1

그림 2

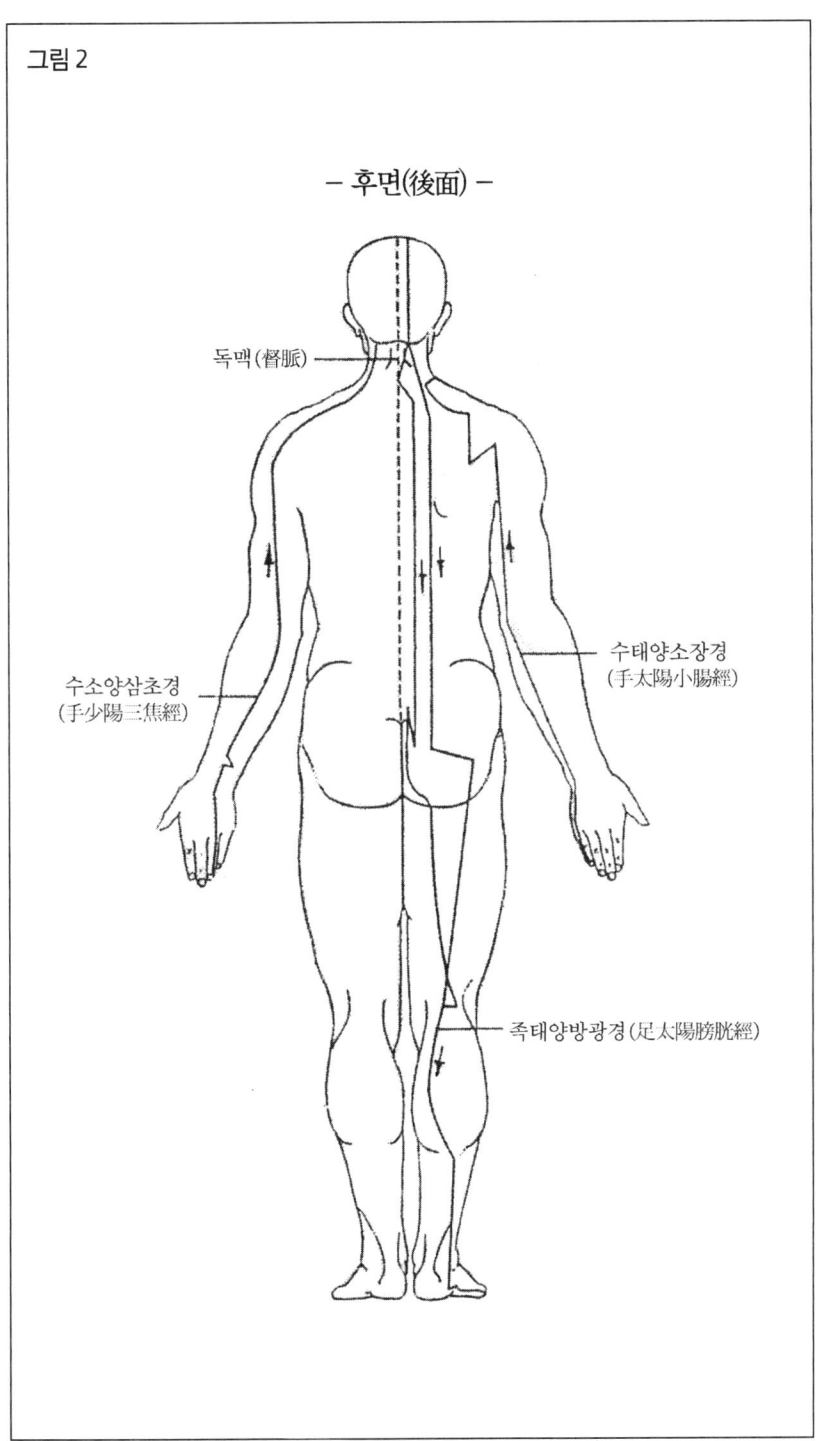

그림 3

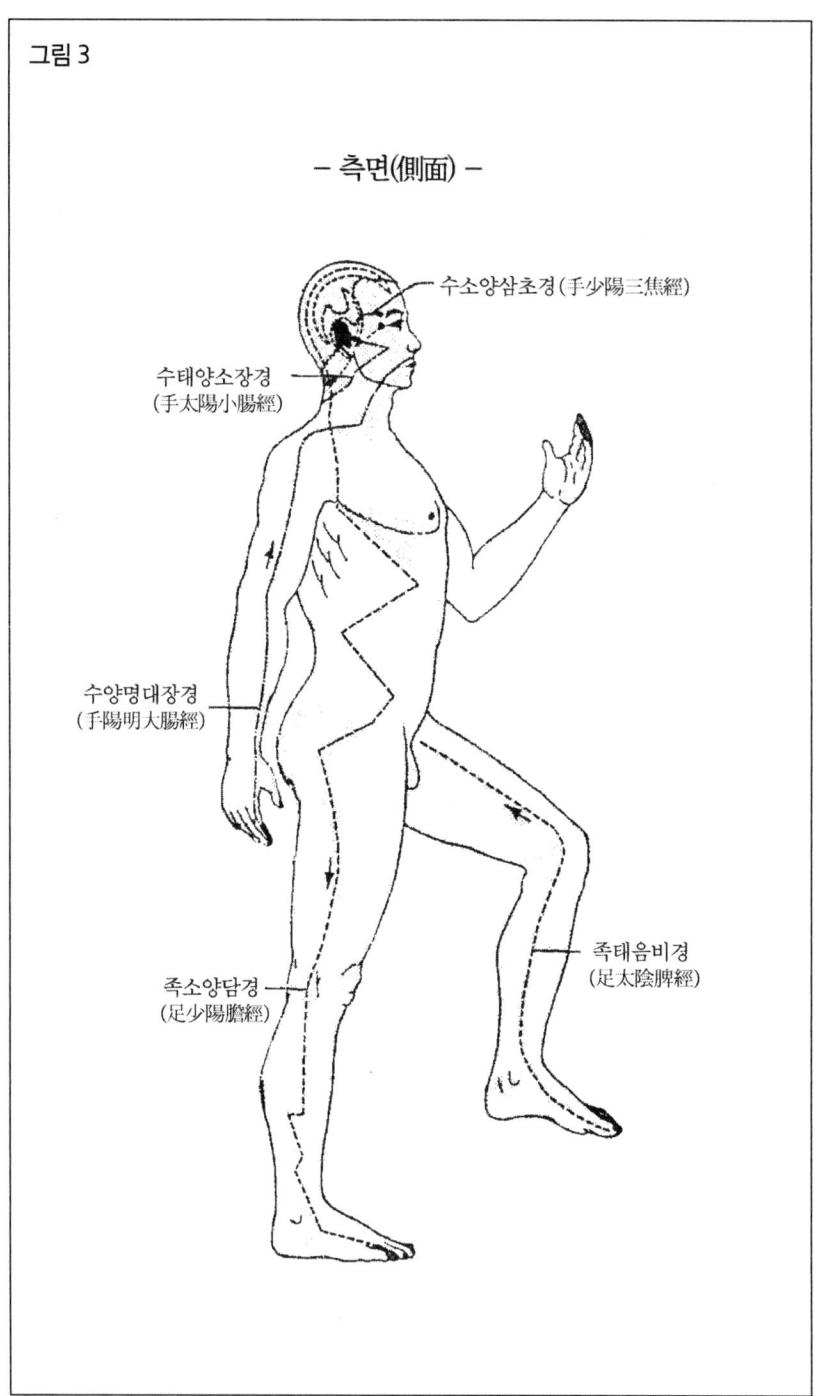

마. 경락과 경맥에 관한 주요 특효혈

 지금 건강상식에 대해 정보가 넘쳐나는데 오랜 임상실험 연구결과 여러 시술자들의 체험담과 시술받은 대상을 종합해 가장 신빙성 있는 특효혈만 간추려 소개하는 바이다.
 서양의학, 또는 안과, 피부과, 치과 등 전문화 시대, 한의술의 한계에서 효능이 낙후된 부분은 생략하기로 한다.

 동양의술의 대표적인 대명사로 거론되는 시술에 사용되는 경락, 경맥과 관련된 경혈에 대해 다루기 전에 고대로부터 전래되는 관련 자료를 먼저 살펴보자
 위의 기록과 그림에서도 경맥, 경락이 동양의술에 얼마나 중요한 비중을 지닌 것인가를 가히 짐작할 수 있을 것이다.
 모든 시술자는 침이나 뜸, 부항을 비롯한 모든 기구는 항상 철저히 소독해야 한다.
 한약을 처방할 때도 꼭 잘 엄선된 정제품을 사용해야 하며 불순물이 완전히 제거된 완제품을 사용해야 좋은 효과를 기대할 수 있다.
 시술자 및 피시술자도 청결해야만 역기능적인 부정적인 요소를 예방할 수 있음을 명심하고 수칙으로 실행해야 한다
 한방에 관련된 침구(針灸), 각종 맛사지, 안마, 지압, 모든 수기술(手技術)은 경맥과 경락과 관련된 응용술에서 비롯된다.
 전자의 각종 경혈(經穴)을 외우고 나서 오랜 실습과 체험의 수련기간을 걸쳐 마침내 한방의술, 자연치유 등에 노하우를 연구 개발한 후 임상실용에 임해보기로 한다.
 전자의 한방의술, 대체의학, 자연치유술은 소아나 젊은이들 보다 중장년층 노년층에 응용하는 것이 가장 효율적이다.
 중장년층 노년층에 대한 치유술에는 화학약품, 환부 절개, 수술 후 부작용 위험이 거의 없다는 장점을 지녔다.
 이러한 점을 활용하여 모든 경락, 경혈을 응용하여 시술방법을 실행해 보기로 하자.
 모든 시술자 또는 수련생들은 인체경혈도와 주요 혈(穴)에 대하여 먼저 공부한

후 많은 실습을 꾸준히 해야 한다.

  침이나 뜸, 안마 모든 수기술(手技術)을 응용하고 연구 개발, 오랜 경험이 쌓일 때 만족할만한 치유의 결과가 따를 것이다.

※ 인체경락 구분 명칭

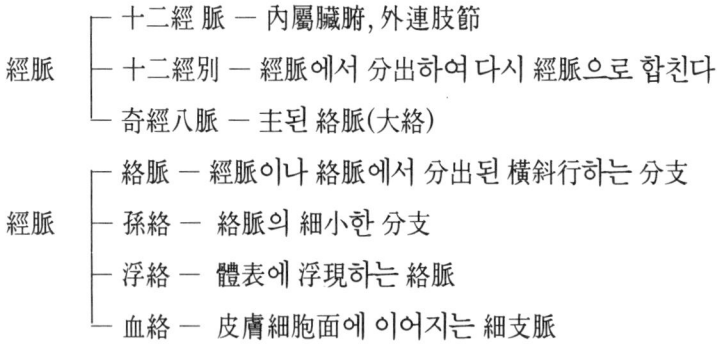

經絡
    連絡徑絡
經脈 ─┬─ 十二經脈 ─ 內屬臟腑, 外連肢節
     ├─ 十二經別 ─ 經脈에서 分出하여 다시 經脈으로 합친다
     └─ 奇經八脈 ─ 主된 絡脈(大絡)

經脈 ─┬─ 絡脈 ─ 經脈이나 絡脈에서 分出된 橫斜行하는 分支
     ├─ 孫絡 ─ 絡脈의 細小한 分支
     ├─ 浮絡 ─ 體表에 浮現하는 絡脈
     └─ 血絡 ─ 皮膚細胞面에 이어지는 細支脈

內屬外連
    內屬 ─ 臟腑 ─ 經脈 및 絡脈과 연결됨
    外連 ─ 十二經筋 ─ 體表에 分布되고 臟腑에는 不入
十二皮部 ─ 皮膚上의 經絡分布領域

경락의 주체는 경맥이다.

  경락(經絡) 즉 경맥(經脈)과 락맥중(絡脈中)에서 주체(主體)가 되는 것은 경맥(經脈)이다. 경맥(經脈)은 기혈(氣血)이 흐르는 주통로(主通路)로서 다음과 같이 분류된다.

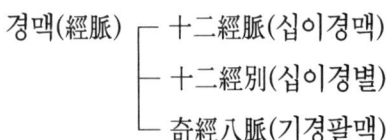

경맥(經脈) ─┬─ 十二經脈(십이경맥)
        ├─ 十二經別(십이경별)
        └─ 奇經八脈(기경팔맥)

바. 전해오는 침구(針灸)의 길일(吉日)

매월 甲戌·甲申·甲寅·乙巳·乙卯·乙丑·乙亥·丙子·丙申·丙午·丙戌·丁卯·丁亥·丁丑·戊戌·戊申·己亥·庚子·庚午·庚戌·庚申·辛卯·辛丑·辛亥·壬午·壬子·壬戌·壬申·癸丑·癸未 위와 같은 일자는 모두 침과 뜸하기가 좋은 길일(吉日)이다.

비단 길일이라 해도 태을(太乙)이 있는 곳과 무기일(戊己日)은 침과 뜸을 하지 못한다. 봄의 甲·乙과 여름의 丙·丁의 4계절의 戊·己와 가을의 庚·辛 및 겨울의 壬·癸가 모두 좋은 길일이다.

남자는 파일(破日)이 좋고, 여자는 제일(祭日)이 좋으며 남자와 여자가 모두다 계일이 좋다. 〈入門〉

사. 침구(針灸)의 기일(忌日)

무릇 침과 뜸이 인신(人神)·혈지(血支)·혈기(血忌)·온황(瘟黃)의 종류를 피하고 급한 병에는 1일 가운데 1시간만 피한다.

매월에 초6일·16일·18일·22일·24일과 소진일(小盡日) 및 울의 현(弦)·망(望) 회(晦)·삭시(朔時) 앞뒤의 각 1일은 흉하다 〈網目〉

신미일에 침과 약을 모두 피한다. 편작(扁鵲)의 사일(死日)이 된다. 〈入門〉

남자는 제일(祭日)과 무일(戊日)을 피하고 여자는 파일(破日)·사일(巳日)을 피하여 남녀가 모두 만일(滿日)을 피한다. 〈入門〉

임진(壬辰)·갑진(甲辰)·기사(己巳)·병오(丙午)·정미일(丁未日)은 남자의 침과 뜸은 피하는 날이고, 갑인(甲寅)·을묘(乙卯)·을유(乙酉)·을사(乙巳)·정사일(丁巳日)은 여자만 침과 뜸을 피하는 날이다. 〈入門〉

한의술에 있어서 가장 중요한 치유방법, 일침 이구 삼약(一針, 二灸, 三藥)을 그 근본으로 삼는다.

침구의 경우 경락, 경혈을 중심으로 그 시술방법이 매우 다양한 형태로 분화(分化)되어 연구, 진행되고 있다.

가령 온몸을 대상으로 침을 놓는 체침(體針)을 비롯하여 그 응용방법에 있어서 특수 부위를 인체의 축소판으로 보고 시술방법이 다양하다.

아. 경락과 경혈에 그 시술방법

― 아래는 중국 태극권의 최고 권위자이며 해당 분야인 손아동(孫亞東)선생의 저서에서 간추린 내용이다.

침(針)과 뜸(灸)을 합쳐 침구라고 하는데 이점에 대해서 다루고자 한다. 사람의 몸속에는 간장, 심장, 폐장, 심포(心包)의 6장, 담(쓸개), 위장, 대장, 소장, 방광 3초(三焦)로 구분한다.

그리고 그러한 기능들은 12경락과 연결된다. 중국의 의학서에 근거하자면 인체를 작은 우주의 축소판으로 보고 경혈을 일년 수치인 365일로 나누어 정했다.

중국 의학서 〈소문(素問)〉에서는 이 지점을 경혈(經穴), 경락(經絡)이라고 본다. 약 365개이다.

12경락의 명칭에 대해서 참조 하자면 이렇게 구분된다.

① 폐경(肺經) 태음폐경(太陰肺經)
② 대장경(大腸經) 양명대장경(陽明大腸經)
③ 위경(胃經) 양명위경(陽明胃經)
④ 비경(脾經) 태음비경(太陰脾經)
⑤ 심경(心經) 소음심경(少陰心經)
⑥ 소장경(小腸經) 태양소장경(太陽小腸經)
⑦ 방광경(膀胱經) 태양방광경(太陽膀胱經)
⑧ 신경(腎經) 소음신경(少陰腎經)
⑨ 심포경(心包經) 궐음심포경(厥陰心包經)
⑩ 삼초경(三焦經) 소양삼초경(少陽三焦經)
⑪ 담경(膽經) 소양담경(少陽膽經)
⑫ 간경(肝經) 궐음간경(厥陰肝經)

위의 경락들에서 에너지가 잘 흐른다면 그 사람은 건강한 사람의 증상이고 그렇지 못할 때 그 기능의 면역성을 자극하고 강화시켜 병인(病因)을 치유하는데 응용된다.

그래서 침을 이용하거나 열자극을 사용하는 원리는 뜸이다.

그리고 그 밖의 침이나 뜸이 아닌 마찰, 자력, 안마, 진동, 지압 등의 여러 종류의 방법이 응용된다. 그리고 약 처방을 아울러 병행하기도 한다.

자. 침구, 지압, 안마, 마사지(수기) 시술에 관한 주의 사항

시술자와 피시술자는 침이나 뜸 등의 방법은 너무 덥거나 너무 추울 때 과격한 운동 직후, 지나치게 흥분했을 때는 피술자의 용태를 살펴본 후 신체나 정신적으로 평상(平常)의 상태로 회복했을 때 시술하는 것이 좋다. 혹 뜸의 경우는 지나치게 더울 때 땀이 많이 흐를때는 삼가는 편이 좋다.

특히 시술자나 환자나 음주상태에는 절대적으로 금물이고, 시술을 금해야 한다. 각 질병 치유에 아래의 경혈처에 침이나 뜸 시술에 사용된다. 뜸의 경우는 주로 의복 속에 감춰져 잘 드러나지 않는 곳에 사용(자국이 남는 것 등의 문제 때문이고 여러 수기술(手技術), 안마 등 지압은 무방함)

그림으로 표시(表示)하는 곳에 대해 의문스러움이 느껴질 때 더 정확도를 원하는 경우 서두에 실린 칼라 경혈도를 참조할 것.

모든 자유치유 방법이 그러하듯 한두 번에 이내 효험이 나타나는 증세도 있지만 꾸준하게 지속해야 만 치유의 성과가 따른다.

시술자와 피시술자는 지극정성, 기도하는 마음으로 최선을 다해야 한다.

보(補)와 사(寫) 허(虛)와 실(實)에 따라서 한방처방과 치유에 적용 시키게 된다.

차. 각종 경혈 응용에 대하여

전자의 주요 경혈 부위에 침이나 뜸, 모든 수기술(手技術)을 융합, 응용하는 것을 시술자와 환자의 호흡과 교감이 맞아야 좋은 효험을 볼 수 있다.

침술의 경우 손을 위주로 시술하는 수지침(手指針), 귀를 중점적으로 시술하는 이침(耳針) 등이 있다.

발을 중점으로 침보다 지압 또는 서각(물소뿔)을 사용하는 방법도 있다.

특히 중국 대가로부터 그 비법을 전수받아 족심도(足心道)라는 명칭으로 수십 년간 연구 임상을 쌓아온 이영일(李榮一) 세계족심도 회장(世界足心道會長)이 능력 있는 권위자로 널리 알려져 있다. 편자도 해당 단체의 「학술지도 최고위원」의 직책을 맡고 있다.

참조로 수지침 경혈 위치도(手指針經穴位置圖)와 족심도, 발을 중심으로 본 족침

혈위도(足針穴位圖)를 소개한다.

카. 신수침(新手針)의 혈위(穴位)

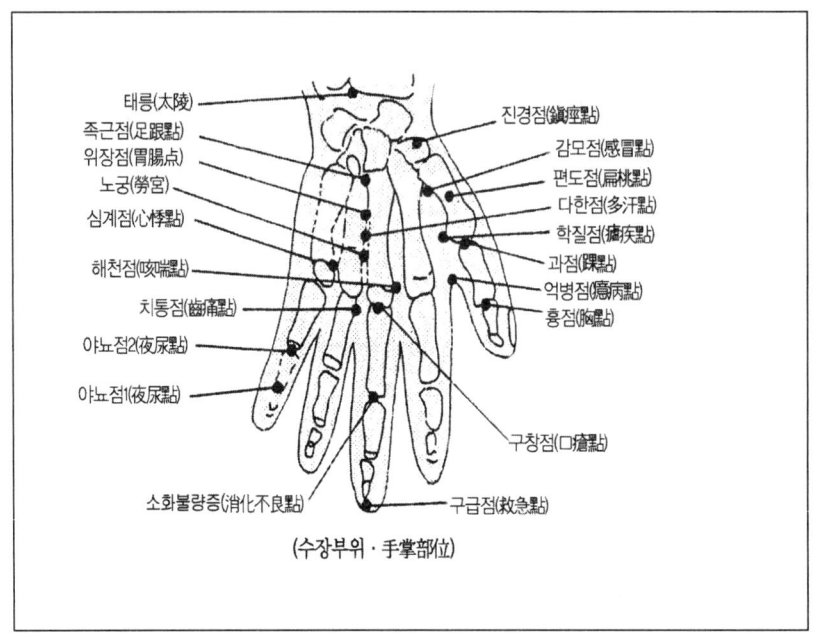
(수장부위·手掌部位)

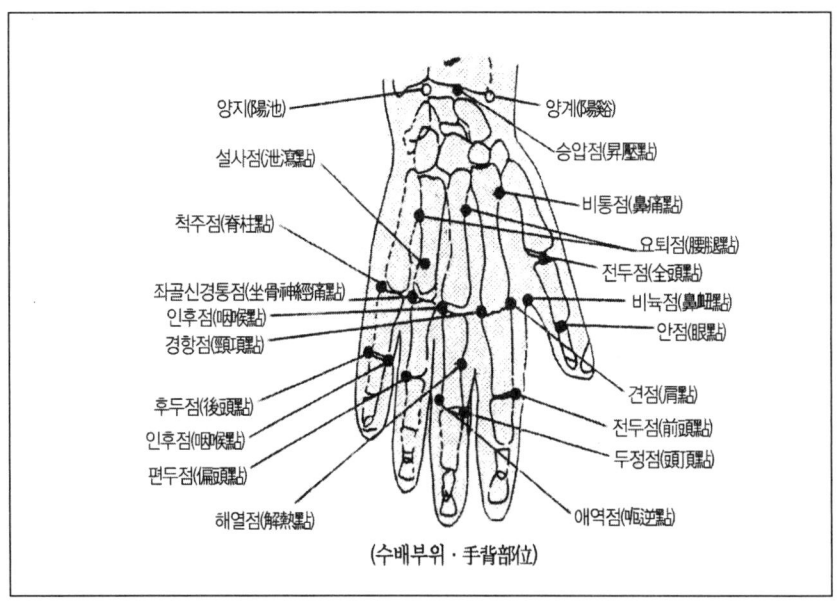
(수배부위·手背部位)

타. 주요 발 부분에 대한 혈위

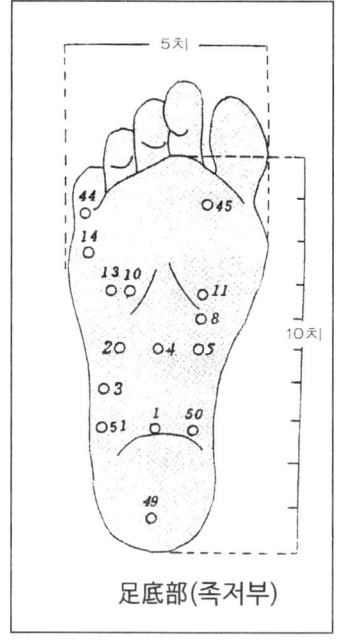

足底部(족저부)

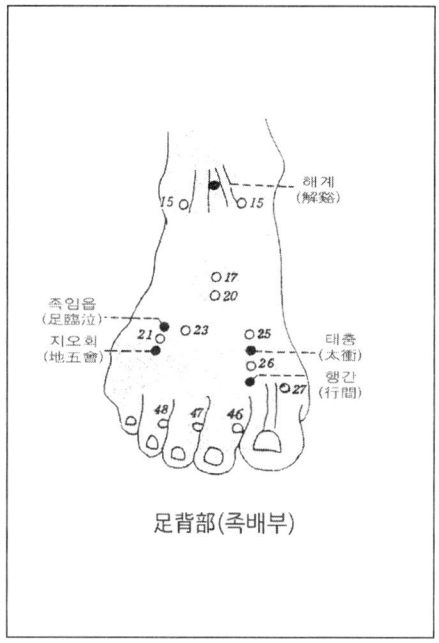

足背部(족배부)

파. 족배부

치료방법 치유방법은 다양하지만 결국 그 근본 원리는 여일가통(如一可通), 서로 상통한다.

그러한 관점에서 침술의 중요한 경락, 경혈의 위치를 제대로 알아야 한다.

발은 인체를 지탱하고 이동하는데 가장 중요한 역할을 담당한다. 사람이 태어나서 보편적으로 60세가 되기까지 지구의 세 바퀴 반에 해당하는 약 16만 키로를 걷게 된다는 것이 전문가들의 주장이다.

발은 인체에서 가장 무거운 짐을

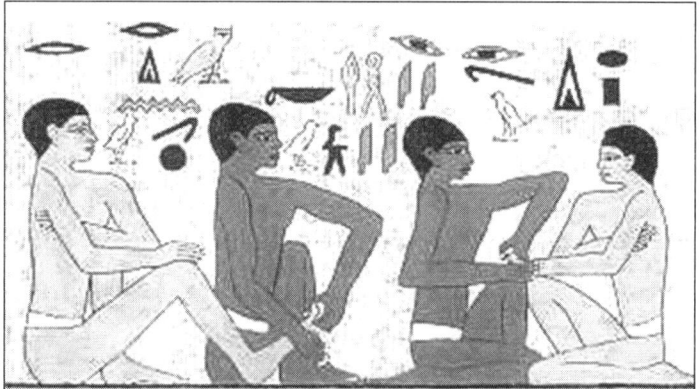

앙크마호 무덤벽화의 발마사지 시술 장면(이집트)

떠맡은 중요한 부분이다. 고대 이집트에서도 발을 마사지하는 벽화 그림이 전해지고 있다. 그 공식적인 흔적이 약 4300년 전에서 찾아볼 수 있으며 중국에서도 오천년간 전래되고 있다.

중국에서 족심도를 전수받고 수십 년간 임상시술을 해오고 있는 이영일(세계족심도회장)은 이렇게 말한다.

하. 족부 반사(reflex)구:

리플렉스란 사전적인 의미로는 '반사작용의, 반사적인'이란 뜻으로 재빨리 반응하는 능력을 말한다. 우리 몸에는 많은 반사구가 분포되어 있다. 특히 손과 발에 가장 많은 반사구가 연결되어 있는데 발 반사요법이란 바로 발에 분포된 신경 반사구에 자극을 주어 건강을 증진시킬 수 있는 자연 건강법을 말한다.

인간의 몸은 발에 관련된 건강의 비중이 너무나 크다. 발을 대상으로 거의 모든 질병을 치유할 수 있다고 한다. 뒷장에서 소개하는 세계족심도협회 이영일 회장은 지금 80을 바라보는 나이에도 계속하고 있다.

침시술 방법에는 벌을 이용한 봉침요법(봉침요법)도 있다.

― (以毒治毒)의 원리로서 벌을 잡아서 환부에 직접 쏘이거나 벌독(蜂毒)을 이용해 환부에 주사하기도 한다.

특히나 신경통, 관절염에 특출한 효과가 있다.

봉침요법은 고도한 전문성을 필요로 하는 분야가 아니기에 길게 소개하는 것을 생략하기로 한다.

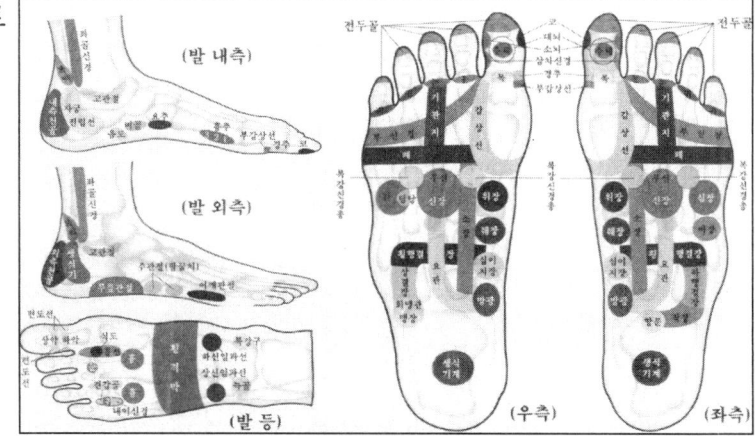

이영일(세계족심도회장) - 족심도 건강법

2. 침, 뜸, 지압, 각종 수기술(手技術)에 응용할 경혈

가. 남성의 정력증강에 대하여

지금 소개한 경락과 경혈 중에서 정력증강, 성기능 강화에 중요한 경혈을 살펴보자.

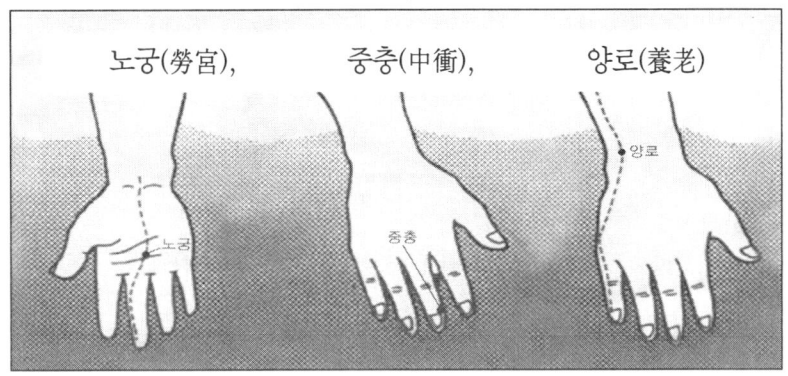

다리쪽에 관련된 경혈부위

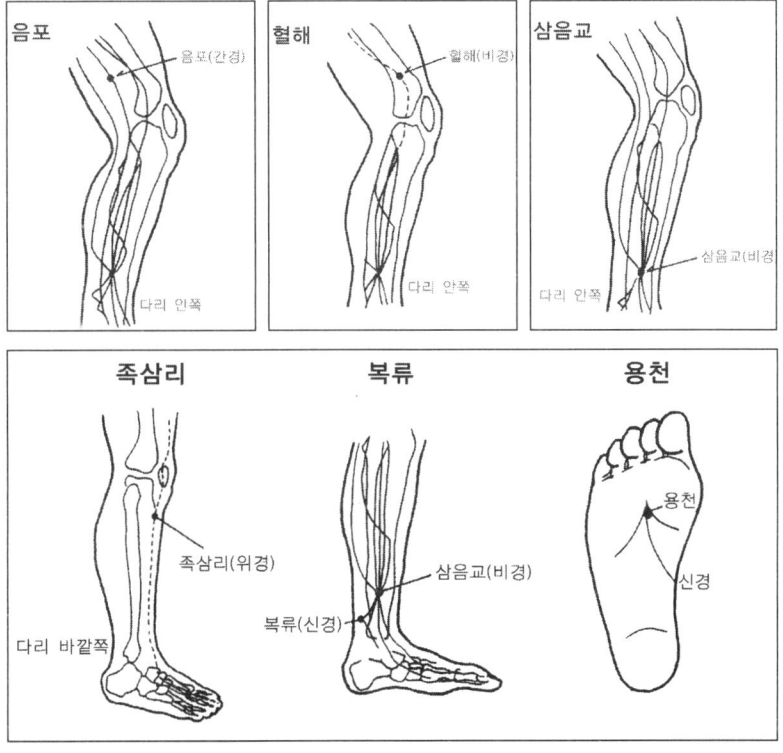

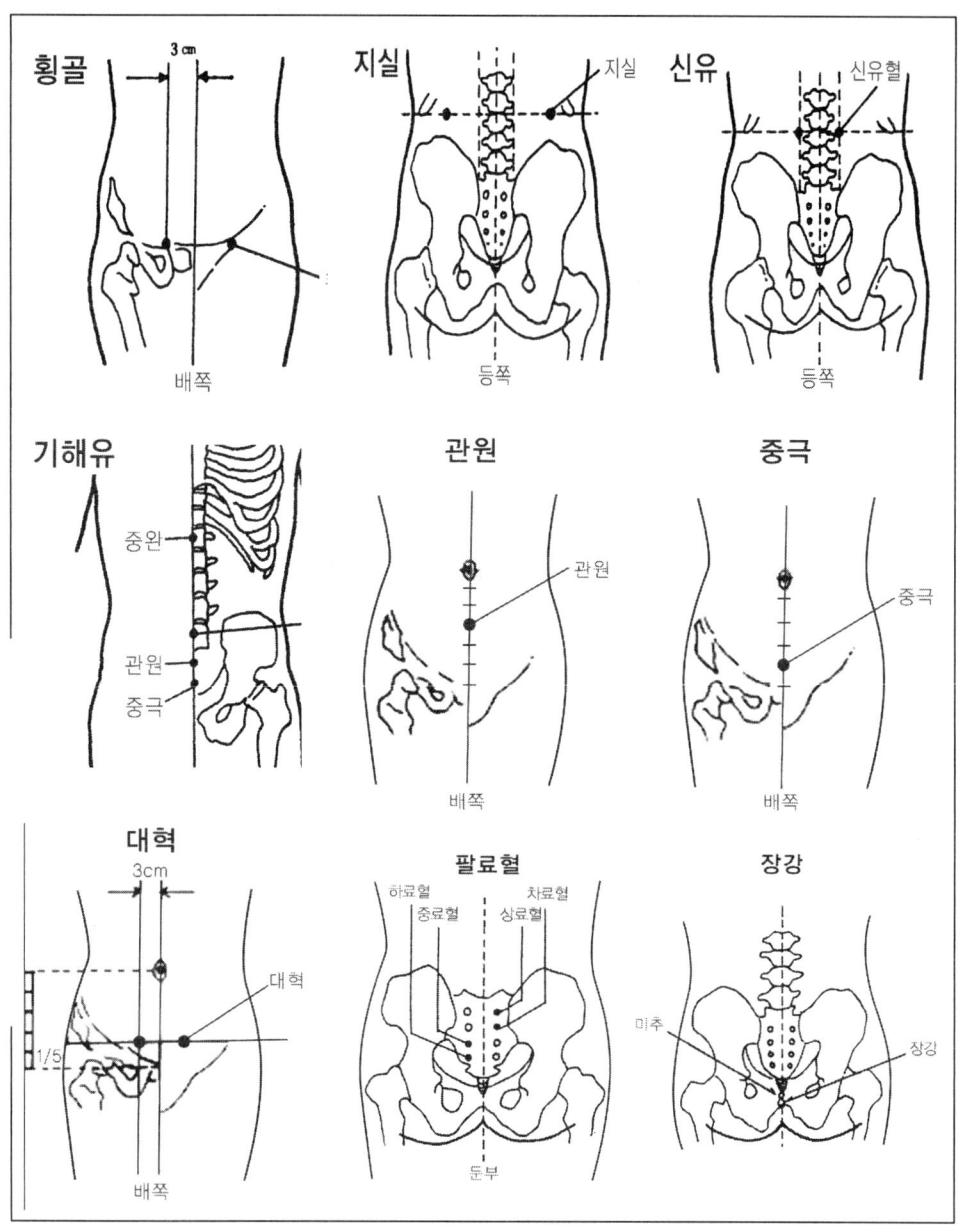

나. 여성 불감증에 대하여

앞의 경혈 위치는 주로 남성의 임포텐스 발기 부전증 치유에 매우 유효한 경혈이다.

여성의 불감증을 치료하려면 경혈 부위가 크게 다르지 않다.

다만 시술자의 임상시술경험에 따라 경혈부위가 조금 다르게 나타나기도 한다.

정확한 경혈 위치에 대해 잘 모르는 일반인들은 손바닥을 적당히 오므린 상태에서 해당 경혈주위를 골고루 주무르거나 두두리며 자극을 가한다.

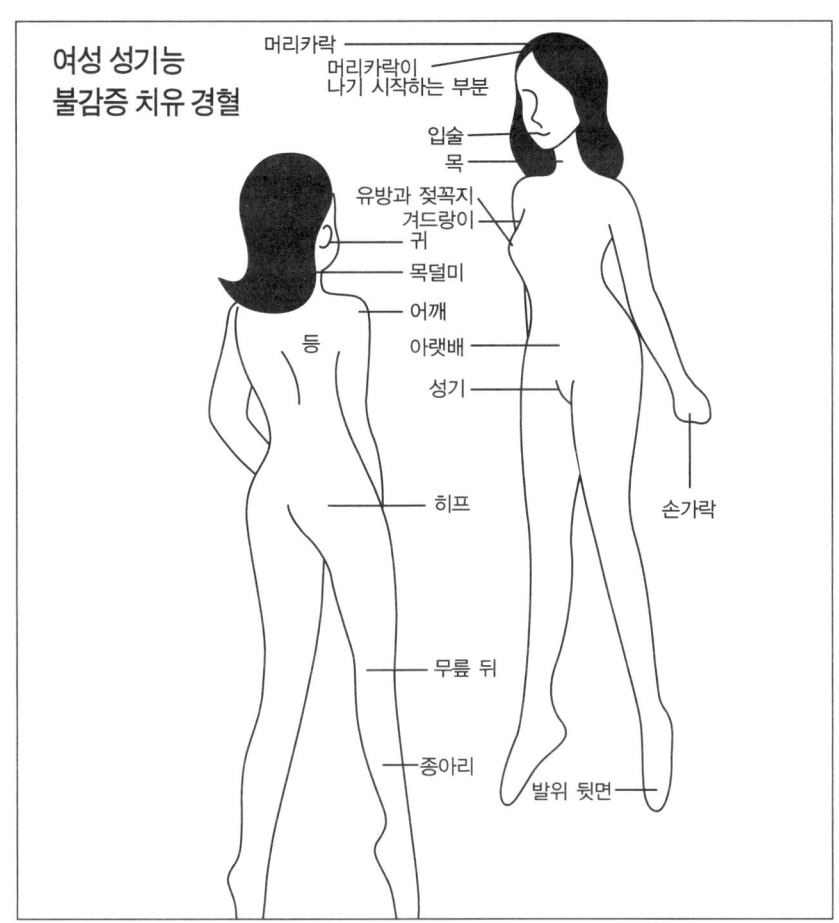

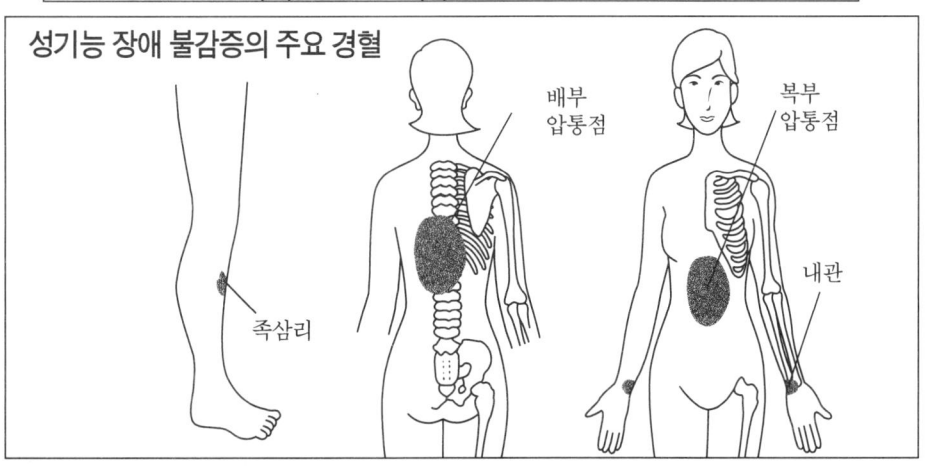

팔료혈(八髎穴)

선골부위 좌우에 각각 자리하고 있으며 위에서부터 상료·차료·중료·하료라고 한다.

장강(長强)

미골(尾骨)의 앞 끝에 있으며 가장 반응이 민감한 경혈이라는 의미로서 '장강'이라고 한다.

족삼리(足三里)

정강이 바깥쪽의 무릎 밑으로 10~17cm 가량 떨어진 곳에 있는데 이곳은 만병통치의 경혈로 유명한 지점이다.

삼음교(三陰交)

발목의 안쪽 복숭아뼈 윗부분인 약 7~8cm 가량 올라간 경골의 안쪽 가장자리를 누르면 뼈가 움푹 들어간 곳이다. 이곳은 신경(腎經)·간경(刊經)·비경(脾經)이 교차되는 지점이라 '삼음교'라 한다.

혈해(血海)

슬개골의 안쪽에서 위쪽으로 약 5cm 가량 되는 곳으로 4~5cm들어간 지점이다.

관원(關元)

배꼽과 치골의 중간인 신체의 중심에 자리한 지점이다. '관원'은 소중한 매듭을 짓는다는 의미로서 생식기와 비뇨기를 담당하는 경혈이다.

중극(中極)

배꼽에서 치골까지를 5등분으로하여 5분의 4가량 내려간 신체의 중심부분에 위치한 지점이다.

대혁(大赫)

배꼽과 치골 사이를 5등분하여 아래쪽의 5분의 1이 되는 지점에서 수평으로 바깥쪽을 향해 3cm가량되는 곳에 있다.

노궁(勞宮)

손바닥의 한가운데 약지를 굽혀 손가락 끝이 닿는 곳이다. '노궁'은 수상(手相)에서 말하는 감정선과 지능선이 만나는 지점으로 누르면 움푹 들어간다.

중충(中衝)
가운데 손가락의 끝에 있는 모서리 옆 부분을 누르면 움푹 들어가는 지점이다.

양로(養老)
손목 관절의 손등쪽에 있는 바깥쪽 돌기골 극지의 경혈로서 이름그대로 젊음을 회생시키는 곳이다.

음포(陰包)
대퇴부의 안쪽에 있는 슬개골 옆에 대퇴골이 돌출된 곳이 있는데 거기에서 위쪽으로 약 10cm 더듬어 올라가 근육 사이를 누르면 강한 통증을 느끼게 되는 지점이다.

회음(會陰)
항문과 성기의 중간지점으로 손가락으로 눌러보면 움푹 들어가는 부분이 회음이다.

신유(腎兪)
제2요추 극돌기의 수직선 아래로부터 좌우3~4cm가량 바깥쪽의 등줄기에 달린 굵은 근육 위에 있다.

간유(肝兪)
제9흉추 극돌기의 수직선 아래로부터 좌우 3~4cm 가량 바깥쪽의 등줄기에 달린 굵은 근육위에 있다.

지실(志室)
신유에서 3~4cm 바깥쪽에 위치한 곳으로서 제2요추 극돌기의 수직선 아래에서 7~8cm가량 바깥부분에 있다.

기해유(氣海兪)
제3요추 극돌기의 수직선 아래에서 3~4cm 가량되는 지점에 있다.

다. 여성과 관련된 질병에 대하여

생리불순, 월경과다증
유효경혈

임맥: 관원(배꼽 아래), 기해(배꼽 아래, 관원 위)

방광경: 비유(제11흉추 아래) 간유(제9흉추 아래)

비경: 은백(엄지발가락 안쪽 발톱 옆)

간경: 대돈(엄지발가락 바깥쪽, 발등)

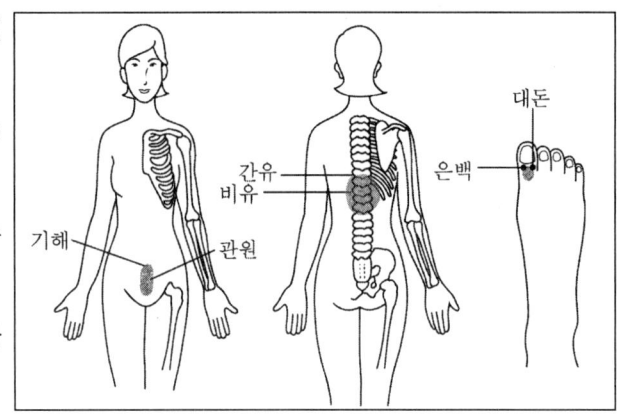

여성자궁위치 비정상일 때
유효경혈

방광경: 기해유(제3, 4요추 옆), 차요(제2미골 뒤)

임맥: 중완(배꼽 위), 기해(배꼽 아래)

삼초경: 양지(팔 관절 중앙 아래, 제4손가락뼈 근부)

족삼경: 삼음교(안 복사뼈 위)

간경: 대돈(엄지발가락 바깥쪽, 발등)

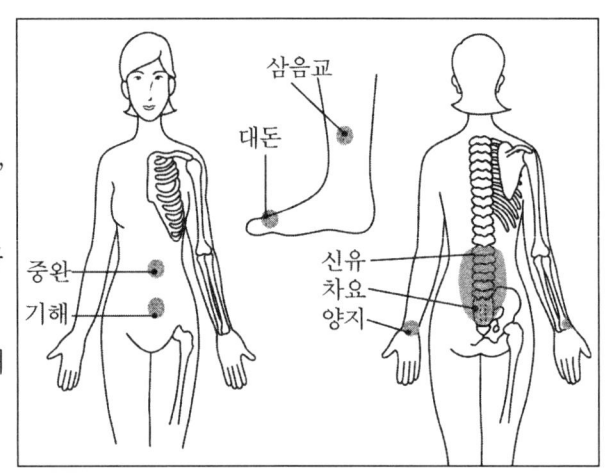

비만증, 다이어트에 좋은 혈위
유효경혈

방광경: 기해유(제3, 4요추 옆), 차요(제2미골 뒤)

위경: 대거(하복부, 천구혈 아래)

임맥: 관원, 중극(배꼽 아래)

비경: 지기(종아리뼈 뒤 우묵한 곳)

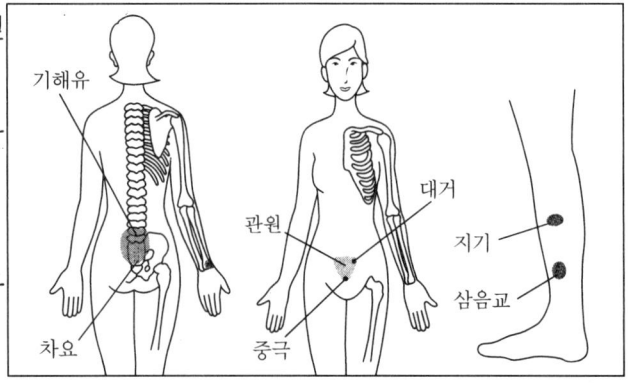

족음경: 삼음교(안 복사뼈 위)

젖가슴 주위 통증
유효경혈

담경: 견정(견갑골과 쇄골 중간)

소장경: 천종(견갑강 아래 중앙)

임맥: 전중(양 유두 중간)

위경: 족삼리(무릎 아래)

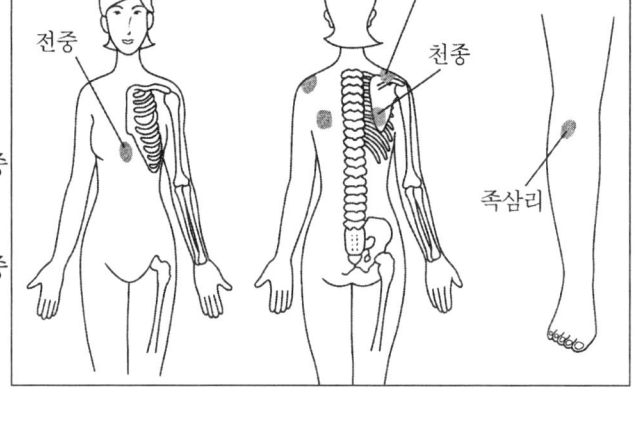

손발이 차거나 냉, 대하증
유효경혈

임맥: 중완(배꼽 위) 관원(배꼽 아래, 기해 아래),기해(배꼽 아래), 중극(배꼽 아래, 관원 아래)

위경: 대거(배꼽 아래 중앙), 귀래(배꼽 아래, 수도 아래)

방광경: 신유(제2요추 아래) 자요(제2미골 뒤)

삼초경: 양지(팔 관절 바깥쪽 중앙 제4손바닥뼈 부근)

비경: 음릉천(무릎 아래 안쪽)

삼음경: 삼음교(안 복사뼈 위)

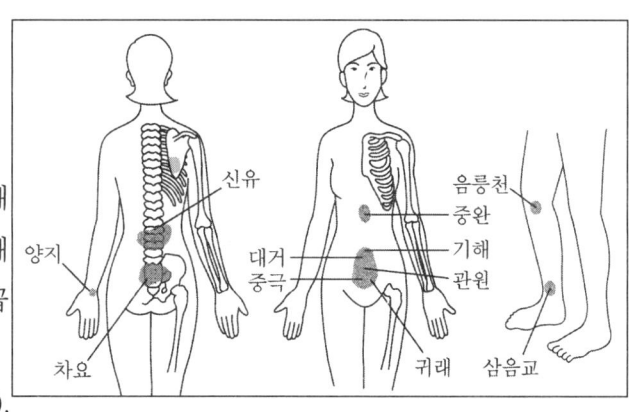

냉허증
유효경혈

임맥: 관원(배꼽 아래)

방광경: 지실(제2요추, 명문혈 옆), 방광유(선골중앙좌우)

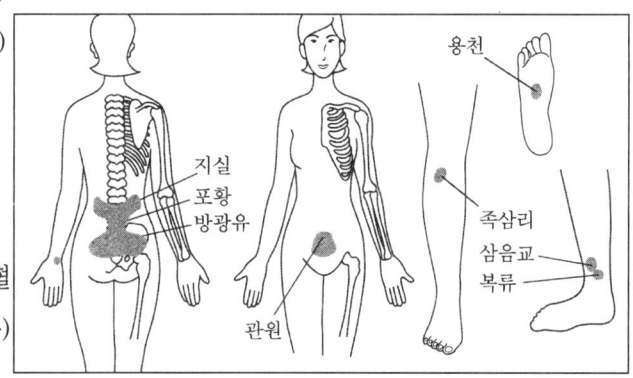

포황(방광유혈 옆)

신경: 복류(태계혈 위), 용천(척골 중앙 안쪽)

위경: 족삼리(무릎 아래)

족음경: (안복사뼈 위)

생리통, 생리불순의 경우

유효경혈

임맥: 중극(무릎 아래)

비경: 혈해(슬개골 위)

족음경: 삼음교(안복사뼈 위)

방광경: 비유(제11흉추 옆)

갱년기 여러 장애 증세

유효경혈

방광경: 신유(제2요추 옆), 차요(제2미골 뒤)

임맥: 관원(배꼽 아래)

위경: 족삼리(외슬안 아래)

족음경: 삼음교(안 복사뼈 위)

폐경기 장애 증세

유효경혈

비경: 혈해(슬개골 안쪽 위) 삼음교(안 복사뼈 위)

대장경: 합곡(제1, 제2손바닥뼈 사이)

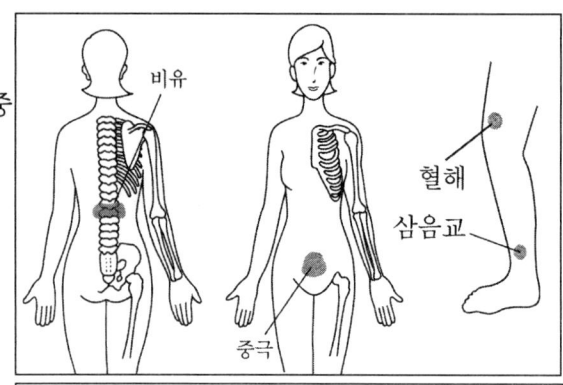

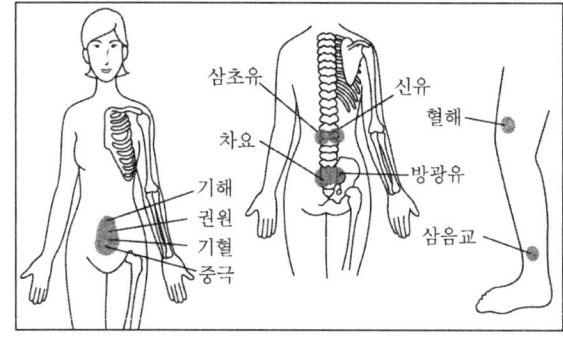

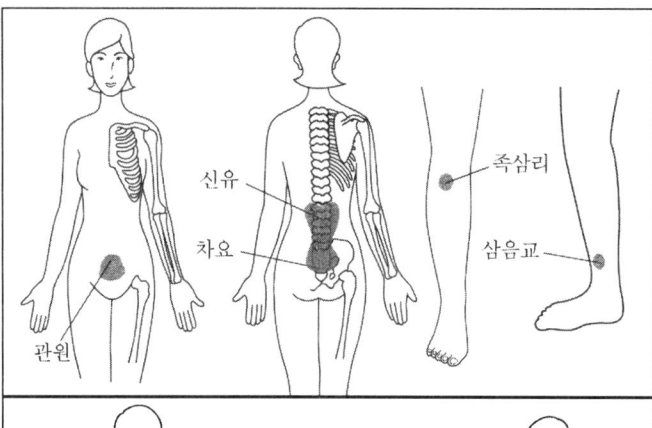

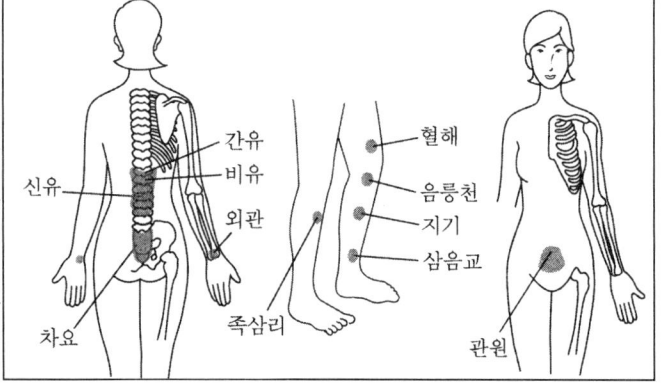

라. 관절염, 관절통, 신경통, 요통

관절염도 그 원인성이 다양한 데 그중에서 퇴행성 관절염은 노화, 또는 외상(外傷)의 원인으로 인해서 발생하는 경우가 많다.

연골이 닳아서 염증, 또는 신경이 짓눌려서 통증이 수반된다.

노년기, 약 70세 이후로는 몸에 이상 변화가 많이 발생한다.

추간판 사이, 뼈를 연결하고 지탱하는 관절사이에 연골이 줄어들고 허리가 휘어지기도 한다. 그러한 복합적 증세로 인해 약 5cm가량 원래의 키보다 키가 줄어들기도 한다.

뼈를 감싸주는 근육량이 약화되고 줄어들어 뼈에 악영향을 끼쳐 관절염 및 유사한 통증을 유발하는 원인이 된다.

뼈에 관련해 좋은 식품	식품(100g)	함량(mg)	식품(100g)	함량(mg)
	우유	105	조갯살	207
	치즈	633	대합	161
	요구르트(호상)	105	마른 김	325
	대두(노란콩)	245	미역(생)	153
	두부	126	미역(건조)	959
	멸치	509	고춧잎	211
	잔멸치	902	돌나물	212
	뱅어포	982	들깻잎	198
	굴	109	쑥	230

어깨관절통

유효경혈

대장경: 견우(삼각근 위쪽 중앙), 곡지(팔꿈치 우묵한 곳)

소장경: 병풍(견갑골 위, 천종 바로 위) 천종(견갑골 아래 중앙)견정(겨드랑이 뒤)

위경: 조구(상거협 아래)

경외: 견내릉(어깨 부위, 어깨 관절 앞)

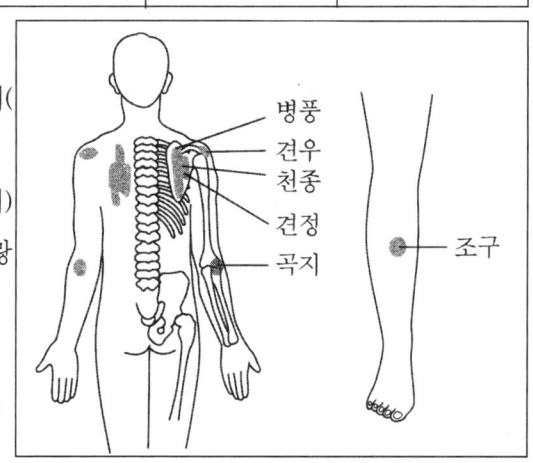

발목주위 관절염

유효경혈

위경: 족삼리(무릎 아래) 해계(발등 복사뼈 관절 중앙)

방광경: 곤륜(바깥 복사뼈와 뒤꿈치 사이 우묵한 곳)

신경: 태계(안 복사뼈와 뒤꿈치 사이 우묵한 곳)

담경: 구허(바깥 복사뼈 아래쪽)

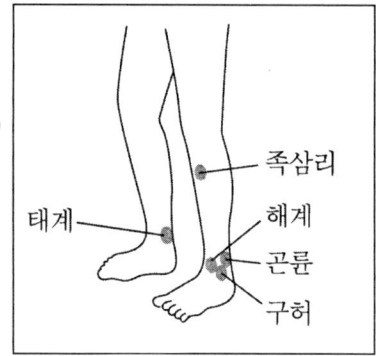

무릎관절 통증

유효경혈

경외: 좌슬안, 우슬안(슬개골 아래 슬개골 인대 양 옆 우묵한 곳)

신경: 음곡(무릎 아래)

방광경: 위중(오금 안쪽 중앙)

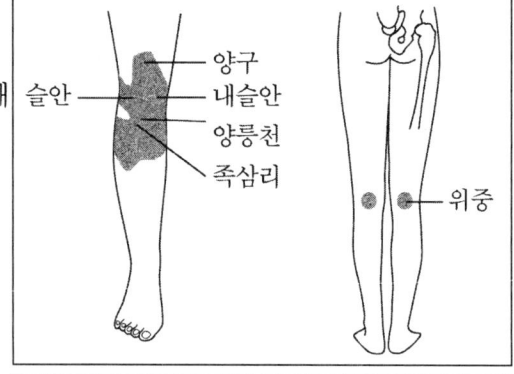

목뼈 주위 통증

유효경혈

〈목 부위〉 〈허리 부위〉

담경: 풍지, 현종 독맥: 인중

소장경: 후계

방광경: 신유, 대장유, 위중, 승산

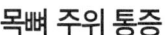
추간사이 돌추부분

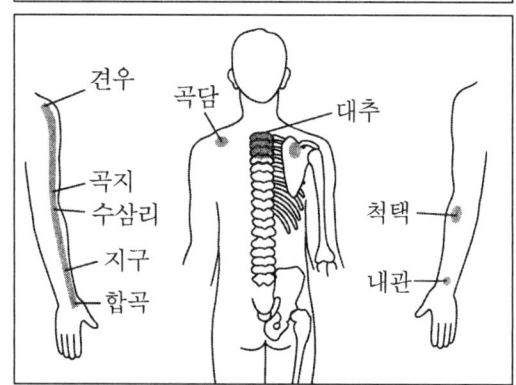

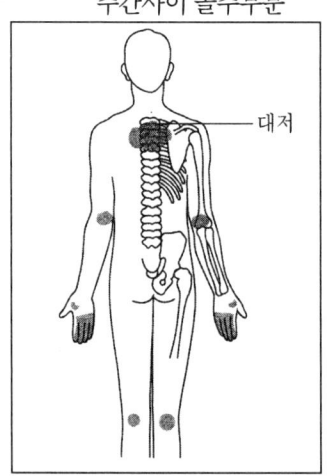

풍습성 관절염

유효경혈

발병 관절 부근

방광경: 대저(제1, 제2흉추 횡돌기 사이)

결핵성 관절통

유효경혈

독맥: 대추(제7경우와 제1흉추 사이)

방광경: 대저(제1, 제2흉추 횡돌기 사이), 고황(제4흉추 아래)

위경: 족삼리(무릎 아래)

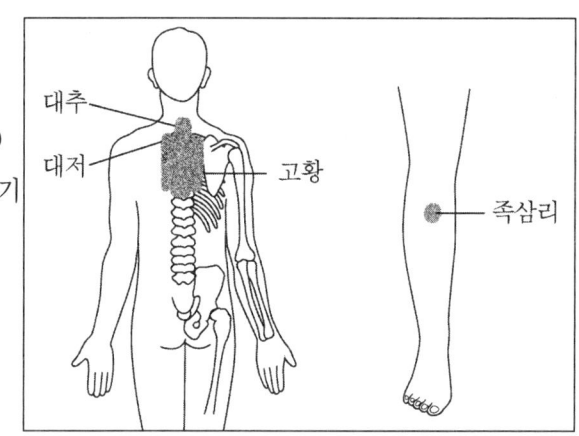

팔꿈치 관절통

유효경혈

대장경: 곡지(팔꿈치 우묵한 곳), 수삼리(곡지 아래) 합곡(제1, 제2 손가락뼈 사이)

삼초경: 천정(무릎 관절 뒷면)

소장경: 소해(팔꿈치 관절)

폐경: 척택(팔오금 부위)

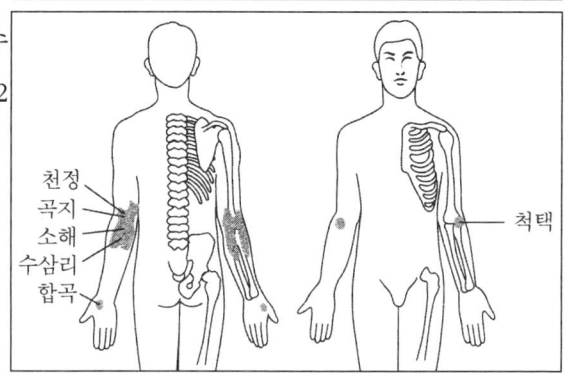

통풍성 관절염증

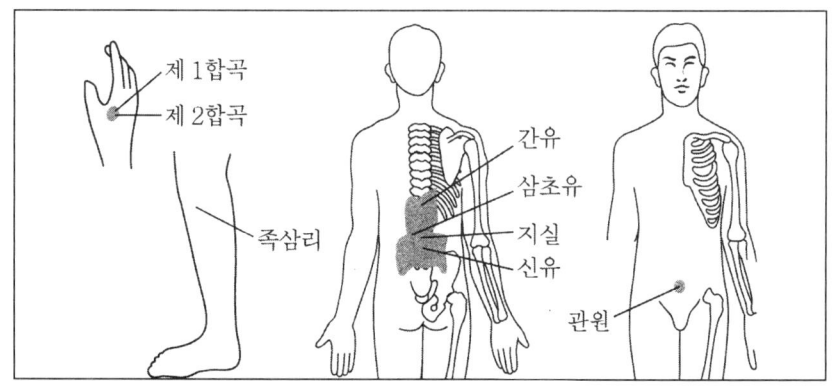

유효경혈

임맥: 관원(배꼽아래)

척추: 간유(제9흉추 아래), 삼초유(제1요추 아래) 신유(제2요추 아래), 지실(제2요추 아래)

대장경: 합곡(제1, 제2 손락뼈 사이)

위경: 족삼리(무릎 아래)

발목부위 통증

유효경혈

방광경: 복삼(바깥 복사뼈 뒤 아래, 발바닥 위쪽)
　　　　신맥(바깥 복사뼈 바로 아래)
신경: 수천(뒤꿈치 안쪽 위 우묵한 곳)
　　　　조해(안 복사뼈 바로 아래)

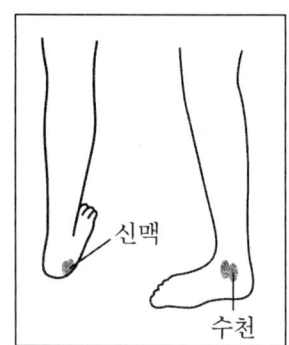

목 주위 통증

유효경혈

담경: 풍지(뒤 목 부위 우묵한 곳)
　　　　견정(대추와 견봉 연결 중점)
삼초경: 외관(양지혈 위, 척골, 요
　　　　골 사이)
담경: 현종(바깥 복사뼈 위)

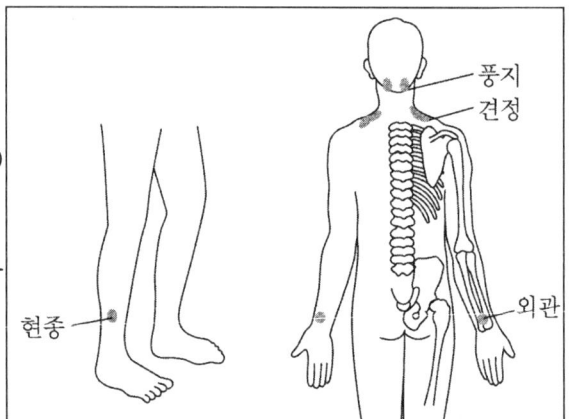

견관절 주위염(일명 오십견통)

유효경혈

방광경: 천주, 백회, 고황, 의회, 격
　　　　관
삼초경: 천요(견봉 뒤 아래) 외관(
　　　　양지혈 위, 척골 요골 사이)
담경: 견정　**대장경**: 견우(삼각근
　　　　위) 곡지
소장경: 천종, 견종(어깨 위) **폐경**: 중부(앞가슴 왼쪽 위)

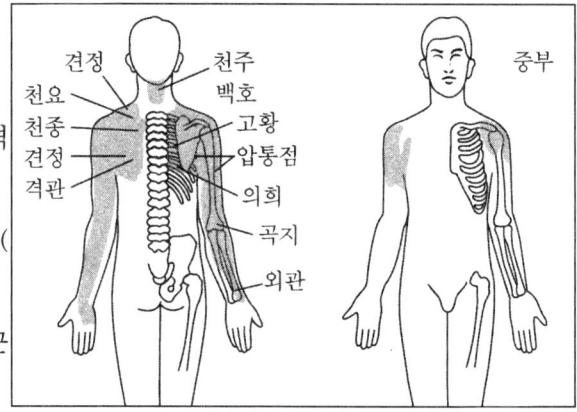

　다음은 현대의학적인 측면에서 관절병에 대한 전문가의 소견을 소개함으로서 해당 증세에 관련된 모든 분들께 도움이 되리라 여겨져 아래에 발췌 소개한다.

노화로 시작된 퇴행성 관절염, 건강한 생활습관이 중요해

퇴행성 관절염은 관절을 보호하고 있는 연골의 점진적인 손상이나 퇴행성 변화로 인해 관절을 이루는 뼈와 인대 등에 손상이 일어나서 염증과 통증이 생기는 질환으로, 관절의 염증성 질환 중 가장 높은 빈도를 보인다.

걸을 때 통증 생기면 퇴행성 관절염

노화와 함께 찾아오는 퇴행성 관절염은 관절의 연골이 닳아서 없어지고 관절에 염증이 생겨서 통증과 함께 뻣뻣해지는 강직증상을 동반한다. 생활에서 자주 쓰는 부위인 목, 허리, 손가락, 고관절, 무릎 등에 많이 발생한다. 고관절 퇴행성관절염의 주요 증상은 보행시 사타구니에 통증이 발생하며, 질병이 어느 정도 진행되면 앉아 있거나 잠을 잘 때도 통증을 느낄 수 있다. 다음과 같은 증상이 있으면 퇴행성 관절염을 의심해봐야 한다.

- 오랫동안 서 있었을 때, 혹은 오래 걸었을 때 통증이 느껴지는 경우
- 오랫동안 앉아 있다가 일어설 때 통증이 느껴지는 경우
- 계단을 올라가거나 내려올 때 통증이 심해지는 경우
- 저녁이나 잠자기 전에 통증이 더 심해지는 경우

관절을 아끼는 생활습관

퇴행성 관절염은 적절히 치료를 하면 일상생활의 불편함을 줄이고 증상이 악화되는 것을 예방할 수는 있다. 관절 변형과 통증이 심한 경우는 인공관절 치환수술을 고려해 볼 수 있지만, 가장 중요한 치료는 적절한 체중 유지와 자가 운동치료이다.

▶규칙적으로 운동한다. 달리기, 테니스 등과 과도하게 체중이 실리는 운동은 피하는게 좋다. 대신에 보행, 수영, 실내 자전거타기 등의 유산소 운동이 좋다. 관절에 걸리는 부하를 분산시켜 증상이 악화되는 것을 막을 수 있다. 다만 운동 후 관절통이 2시간 이상 지속된다면 운동량을 줄여야 한다.

▶표준 몸무게를 유지한다. 체중도 관절염에 굉장히 중요한 역할을 한다. 체중을 5kg줄이면 통증은 50% 감소한다. 체중이 5kg 늘어나면 슬관절이나 고관절에 가해지는 부담은 3

배 정도 증가한다. 운동을 통해서 체중을 조절하는 것도 관절염을 예방하는 지름길이다.

▶ 관절에 무리를 주는 자세는 피한다. 한국 사람들은 쪼그리고 방바닥에 앉는 좌식생활을 많이 한다. 이러한 동작들은 관절에 많은 힘이 작용하고, 과도한 압력을 줘서 관절 손상을 가져올 수 있다. 쪼그리고 앉는 동작이나 다리를 꼬아서 앉는 자세도 피해야 한다.

▶ 건강한 식생활을 유지한다. 관절에 좋은 특별한 음식은 없다. 체중 조절과 건강을 위해 야채와 과일, 곡류를 섭취하고, 과도한 음주를 삼간다.

▶ 온찜질을 한다. 열을 가하면 통증이 감소하고 근육이 이완된다. 15분정도 따뜻한 물에 입욕하거나 핫백, 전기담요를 사용해도 좋다. 갑작스럽게 관절염 증상이 악화될 때는 냉찜질로 부종과 통증을 줄여야 한다.

▶ 뼈주사는 꼭 필요한 경우에만 사용한다. 뼈주사로 불리는 관절강내 스테로이드 주사는 염증이 심할 경우 효과를 보기도 하지만 반복적으로 맞을 경우 관절연골을 손상시킨다. 꼭 필요한 경우를 제외하고는 사용하지 않는 것이 좋다.

한림대학교강남성심병원 류마티스내과 고동진 교수

마. 신경계통 질환 치료

허리통증, 디스크
유효경혈
방광경: 신유(제2요추 아래) 차요(제2미골 위), 위중(오금 부위 중앙)
독맥: 명문(제2요추 아래 우목한 곳)
신경: 태계(안 복사뼈와 뒤꿈치 사이 우묵한 곳)
발광경: 은문(오금 안쪽 위 중앙), 승산(장딴지 불룩한 곳 아래)

좌골신경통은 대부분 허리부문으로(4번 5번 사이 요추) 의한 병인(病因)이 많다.

디스크, 추간판 헤르니아, 연골이 어긋나거나 신경이 짓눌러서 좌골신경통으로 악화되는 경우가 많다.

좌골신경통에는 아래의 경혈을 중점적으로 시술한다.

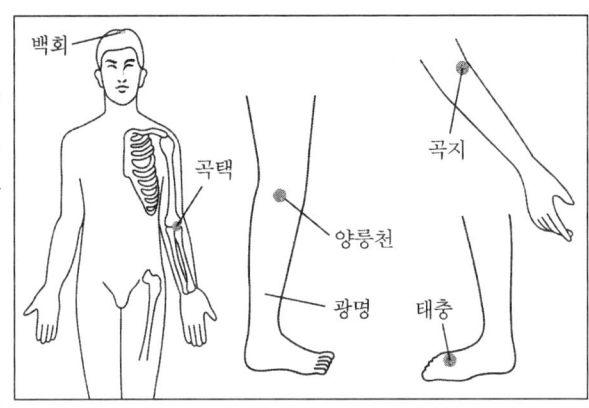

독맥: 백회(정수리 부위) 대장경
: 곡지(팔오금 바깥쪽)
심포경: 곡택(팔오금) 간경: 태충(행간혈 뒤)
담경: 양릉천, 광명(바깥 복사뼈 바로 위)

아랫다리 마비나 통증
유효경혈
방광경: 신유, 차료, 질변, 승부, 은문, 위중, 승산, 곤륜
담경: 환도, 양릉천, 위경: 비관, 복류, 족삼리, 해계
심경: 태계 비경: 음릉천

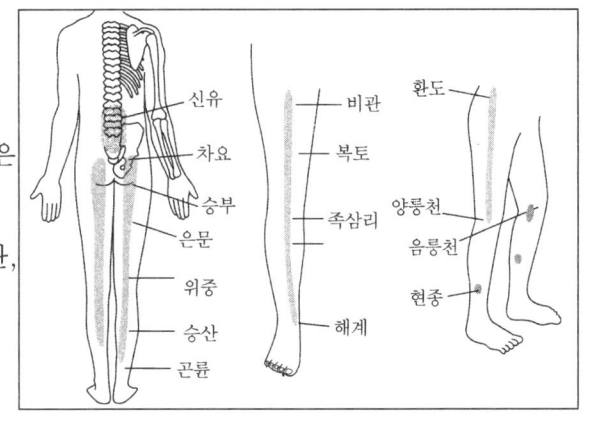

견관절 주위 증후군 팔 관절통
유효경혈
삼초경: 양지(팔 관절 뒷면 중앙), 외관(양지혈 위, 척골 요골 사이)
대장경: 곡지(팔오금 뒤쪽), 양계(팔 아래 손목 바깥쪽)
폐경: 열결(앞팔 요골 위)
심포경: 대릉(손바닥 쪽 위 팔 아래)

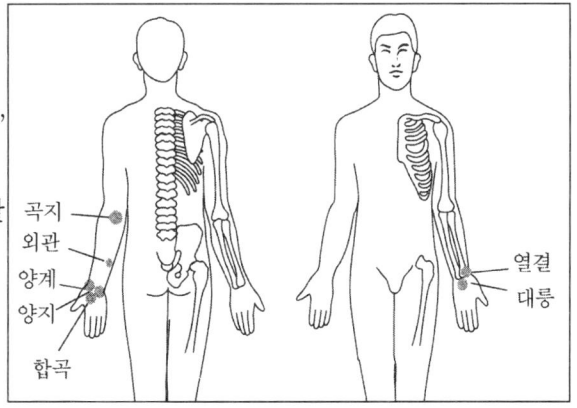

허리디스크, 요통

유효경혈

방광경: 신유(제2요추 아래), 차요(제2미골 위), 위중(오금 부위 중앙)

독맥: 명문(제2요추 아래 우묵한 곳)

신경: 태계(안 복사뼈와 뒤꿈치 사이 우묵한 곳)

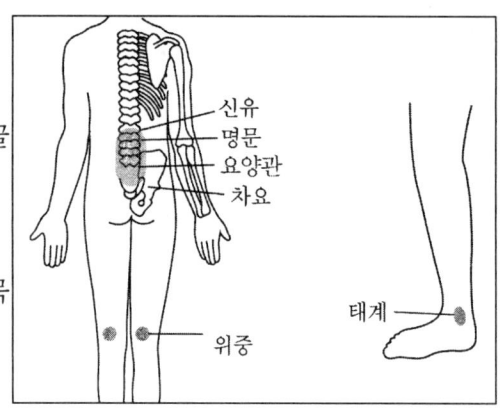

편도선염 증세

유효경혈

방광경: 천주(뒷목 부위), 신유(제2요추 아래)

임맥: 천돌(가슴뼈 위 중앙)

폐경: 공최(팔뚝 안쪽)

대장경: 합곡

신경: 태계(복사뼈와 뒤꿈치 사이)

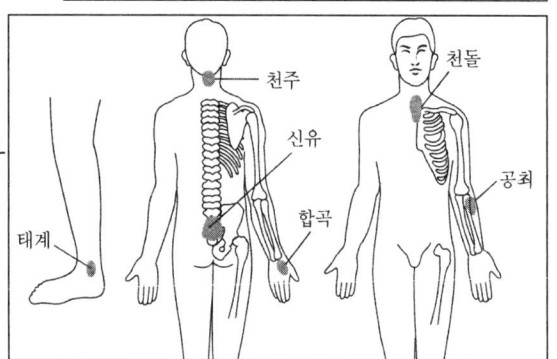

바. 호흡기 질병에 대하여

  노년의 질병 중에서 특히나 호흡기 질환은 점차 그 발병과 사망의 원인이 증가되고 있는 추세이다.

  다른 질병이 발병한 후 면역성이 저하되어 악화될 때 폐렴 등의 합병증으로 사망하는 사례가 많다.

  침, 뜸, 지압, 각종 수기술(手技術)을 전자의 경맥 경혈과 관련시켜 치유하는 방법을 보기로 하자

진해 거담

유효경혈

임맥: 염천, 천돌, 자궁, 옥당, 전중, 선기, 화개
방광경: 폐유, 정천, 기천
폐 경: 중부 위경: 인영

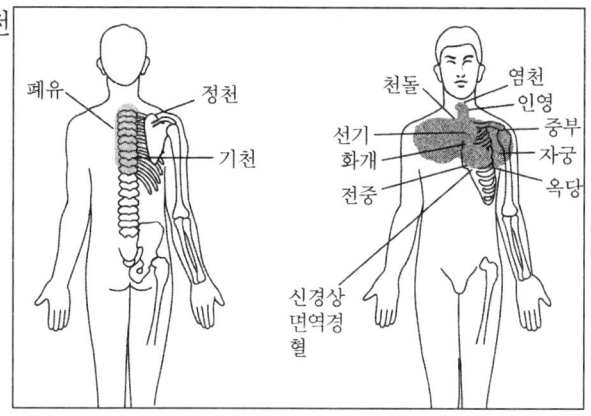

기관지염

유효경혈

방광경: 풍문(제2흉추 아래)

폐유: (제3흉추 아래)

폐경: 척택(팔꿈치) 태연(손목과 팔 사이 우묵한 곳)

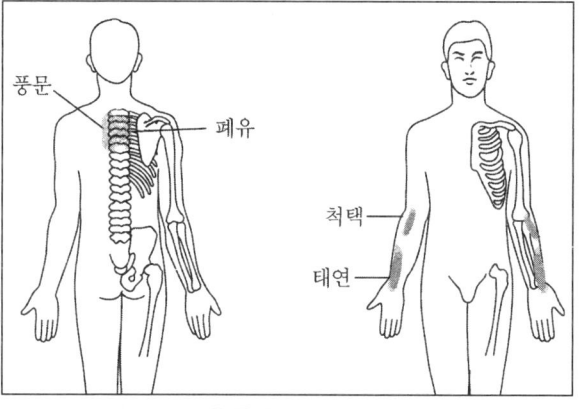

과민성 비염

유효경혈

담경: 풍지(목 부위, 옆머리)

경외: 인당(양눈썹 사이) 비통(양 콧날 사이)

대장경: 영향(콧방울) 합곡(손등 엄지손가락 위)

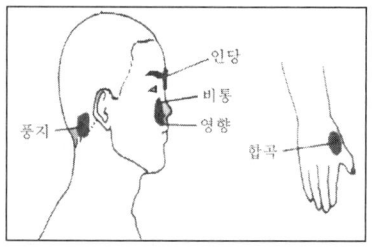

천식

유효경혈

임맥: 중부, 천돌(가슴뼈 위 중앙), 전중(양 유두 사이)

신경: 유부(흉골 중앙과 유두 사이 우묵한 곳)

방광경: 치천, 폐유, 기천, 지실(제2 요추 아래)

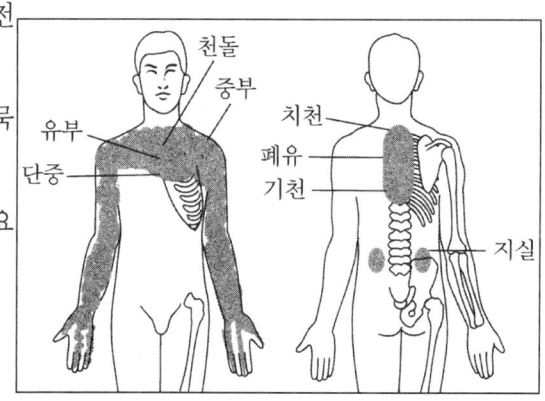

폐렴

유효경혈

방광경: 풍문(제2흉추 아래) 폐유(제3흉추) 심유(제5흉추)

폐경: 척택(팔꿈치) 공최(팔뚝 안쪽 위) 심유(제5흉추)

위경: 풍융(복사뼈 위 정강이)

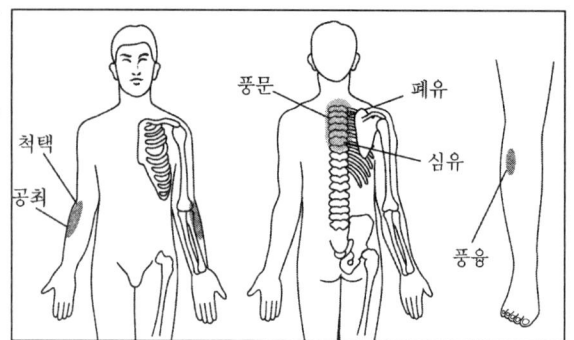

비염 비두염

유효경혈

독맥: 상성(앞이마 위 머리털 사이)

대장경: 영향(콧방울의 아래), 곡지(팔꿈치 우묵한 곳) 수삼리(곡지 아래), 합곡(손등 위 제1, 제2 손바닥뼈 사이)

담경: 풍지(뒷골과 목 사이)

방광경: 풍문(제2흉추 아래)

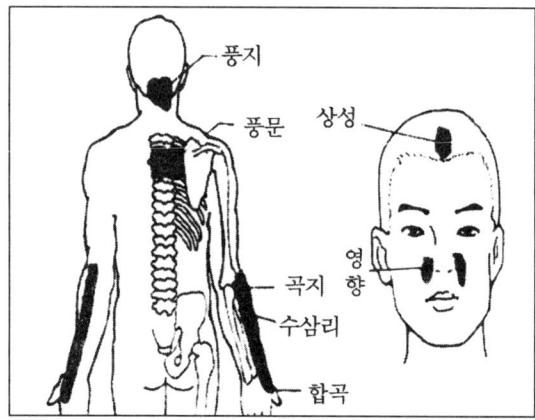

신장, 부신 기능 강화 경혈

현대인들은 거의가 선천적 요인 외에 과도한 경쟁사회에서 심한 스트레스, 나이가 들어감에 따라서 신장기능이 떨어지거나 부신기능이 저하될 경우가 많다. 그러한 다음의 경혈을 응용한다.

1) 유효경혈

방광경: 삼초유(제1요추 아래), 신유(제2요추 아래), 맹문(제1요추 아래, 삼초유 아래)

독맥: 명문(제2요추 아래)

임맥: 중완(배꼽 위), 수분(배꼽

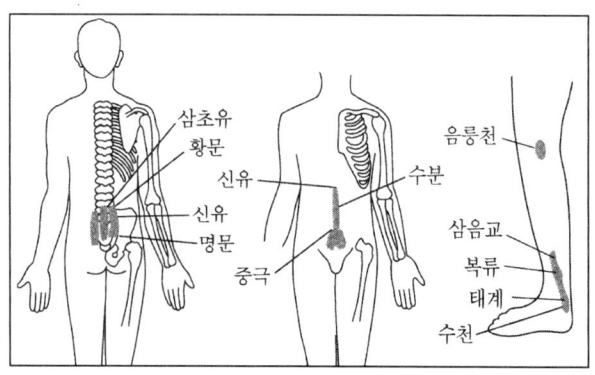

위, 중완 하), 중극(배꼽 아래)

신경: 태계(안 복사뼈, 뒤꿈치 사이) 복류(태계혈 위)
　　　수천(태계혈 바로 아래)

비경: 음릉천(옆 정강이 위), 삼음교(안 복사뼈 위)

2) 유효경혈

방광경: 삼초유(제1요추 아래) 신유(제2요추 아래)

임맥: 관원(배꼽 아래) 중극(배꼽 아래, 관원 아래)

신경: 대혁(중극혈 옆) **간경**: 곡천(무릎 안쪽 우묵한 곳)

폐경: 척택(팔오금 안) **비경**: 음릉천(무릎 아래 안쪽)

위경: 족삼리(무릎 아래), 삼음교(안 복사뼈 위)

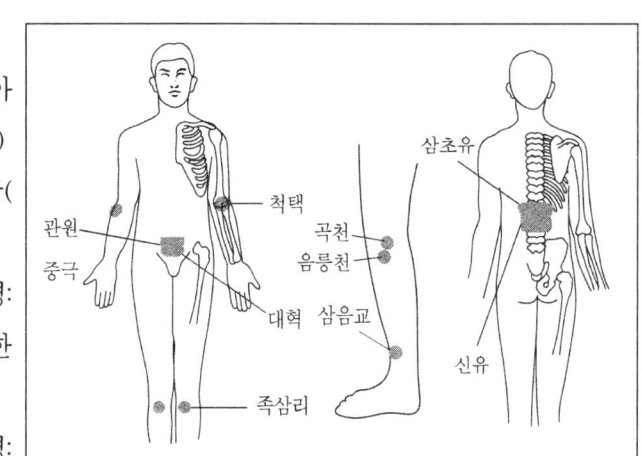

사. 요실금과 방광염, 전립성 비대증

　장년기 또는 노년기가 되면 대부분 생식(生植)기능 및 면역기능이 저하된다. 그로 인한 병인(病因)이 유발되는 경우가 많다.

　전립선 비대증, 요실금, 방광염 등으로 인해 불편함과 고통이 따르는데 간략한 사례와 그 치유방법을 알아보자

　남자의 경우 전립선은 방광의 아래, 요도를 감싸는 형태로서 남녀 관계 시 정액을 전달하는 파이프 역할을 한다.

　대부분 호두알 크기인데 나이가 들어 갈수록 점점 크기가 늘어나 소변보기에 지장을 일으킨다.

　전립선 비대증에 대한 예방책으로서 다음의 생활습관 수칙을 소개한다.

1. 과도한 음주나 성생활, 피로 등 몸을 혹사하는 나쁜 생활습관은 전립선을 충혈되거나 붓게 만들어 증상을 악화시키므로 피합니다.

2. 저녁 시간에 물을 많이 마시지 않습니다.
3. 소변을 참지 않아야 합니다. 소변을 오래 참으면 방광이 늘어나서 소변이 시원하게 나오는 것을 방해하기 때문입니다.
4. 따뜻한 물로 좌욕을 하면 말초혈관의 혈액순환이 좋아져 전립선 비대증 증상을 완하시키는데 도움이 됩니다.

전립선 비대증도 유사한 방광염, 과민성 방광증후군이 발생하는 경우가 많다. 간단한 사례를 요약 소개한다.

과민성 방광의 증상

단순히 소변을 자주 본다는 주관적인 증상만으로 과민성 방광이라고 진단할 수는 없습니다. 다음과 같은 증상이 있는지 살펴 보세요

* 하루에 8회 이상 화장실에 간다.
* 밤에도 2회 이상 소변이 마려워 일어난다.
* 소변이 자주 마려워서 음료수나 물을 잘 안마시게 된다.
* 화장실에 갈 때까지 소변을 참기가 어렵다.
* 때로는 화장실 가는 도중에 참지 못하고 속옷이 젖을 때가 있다.
* 주위에 화장실이 없거나 고속버스를 타면 불안해진다.
* 화장실이 없을 것 같은 장소에는 잘 가지 않는다.
* 화장실을 너무 자주 다녀 일을 하는데 방해가 된다.
* 패드나 기저귀를 착용한다.

위와 같은 증세가 반복되면 간단한 극복 방법을 사용하기 바란다.

소변이 꽉 차지 않았는데 자꾸 마렵다고 느껴지면 한동안 참았다가 소변 시 적당히 힘을 가하여 배뇨하는 습관을 쌓아간다. 심호흡으로 소변을 참고 조절하며, 약 10초, 일분정도 아랫배와 항문에 힘을 주었다가 서서히 근육을 풀고 조이기를 몇 차례씩 반복한다.

계속 꾸준히 반복하면 효과가 좋고, 가능하면 화공약품이 아닌 자연 약재를 복용하는 방법을 병행한다.

전자의 침과 뜸, 그 경혈을 참조하면 많은 도움이 될 것이다.

오줌을 잘 가리지 못하는 요실금

여자의 경우에도 나이가 들어감에 따라 모든 인체의 기능이 저하된다.

요도와 방광에 위치한 배뇨기관 근육이 약화되어 발생하는 경우가 많다. 이러한 경우에 가능한 자연치유의 경우 항문과 요도, 생식기 근육을 강화시키는 골반근육 수축운동을 계속한다.

한방 또는 기공에서 심호흡 운동과 수의근과 괄약근을 단련하고 강화시키는 방법을 취한다. 그러한 방법과 유사한 운동법을 양의학에서는 '케겔운동'이라 칭한다.

그러한 동작과 함께 천연약재를 복용하면 금상첨화일 것이다.

요실금은 자신의 의지와는 상관없이 소변이 나와 사회적 위생적으로 문제가 되는 경우를 말하는데 65세 이상의 여성의 30%, 남성의 15%정도에서 요실금이 나타난다고 알려지고 있다.

나이 또는 몸관리 소홀등 여러 원인에 따라서 항문이나 생식기의 수의근이나 괄약근이 약화되어 소변을 못 참거나 배뇨가 잦아지는 경우가 있다.

그러한 경우 남녀 모두에게 다음의 경혈을 취한다.

유효경혈

방광경: 방광유(제2미골 아래), 신유(제2요추 아래), 위양(오금 부위)
비경: 음릉천(경골 안쪽 무릎뼈 아래)
간경: 태충(발등, 제1발가락, 제2발가락 사이)
임맥: 중극(배꼽 아래) 삼음경: 삼음교(안 복사뼈 위)

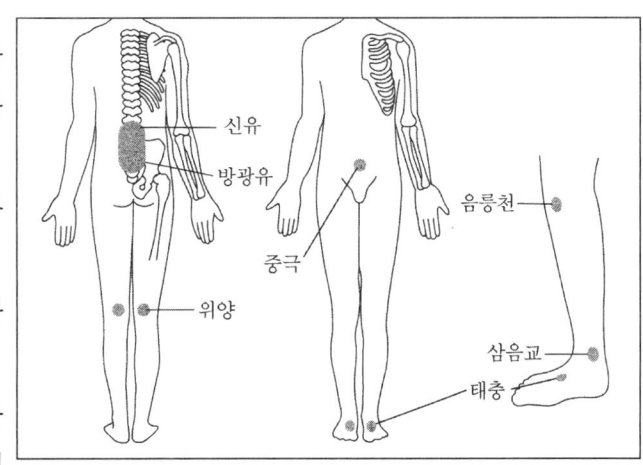

방광염(오줌소태: 빈뇨증)

유효경혈

방광경: 신유(제2요추 아래)

임맥: 관원 중극

신경: 대혁(기혈 아래, 임맥 중극
혈 옆)

폐경: 척택(오금 부위)

간경: 곡천(오금 안쪽 우묵한 곳)

족음경: 삼음교(안 복사뼈 위)

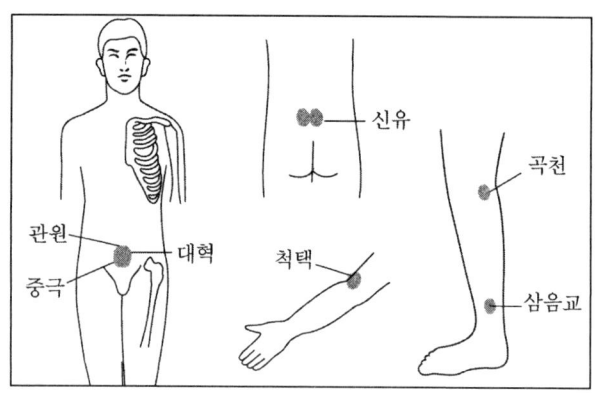

전립선염(실증)

유효경혈

방광경: 방광유(제2미골 아래)
기해(제3요추 아래)

임맥: 중극(배꼽 아래)

삼음경: 삼음교(안 복사뼈 위)

간경: 행간(발등, 제1,제2발가락
사이)

위경: 족삼리(무릎 아래)

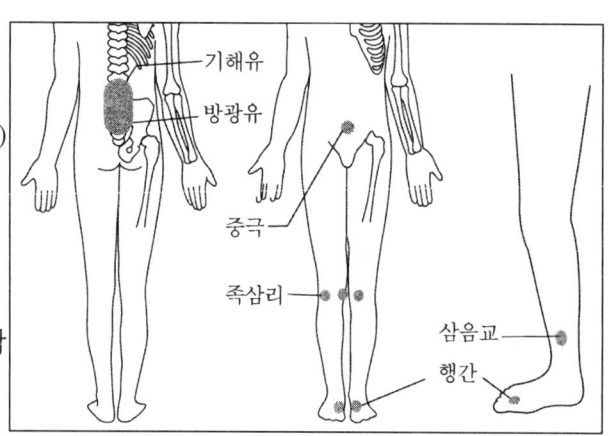

요실금(오줌싸게)

유효경혈

방광경: 신유(제2요추 아래)

임맥: 관원(배꼽 아래), 중
극(배꼽 아래)

폐경: 척택(팔오금 부위)

위경: 족삼리(무릎 아래)

삼음경: 삼음교(안 복사뼈
위)

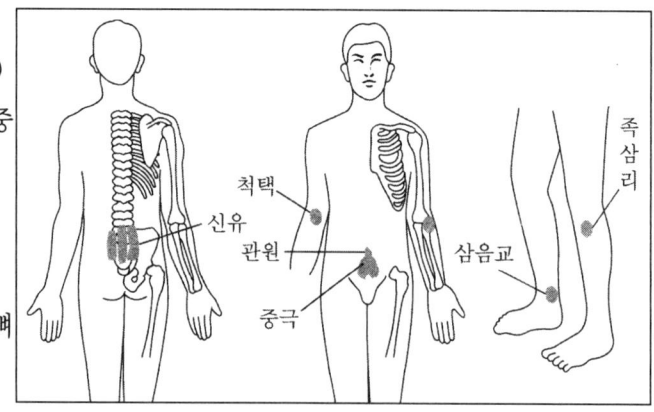

신장 기능 회복

유효경혈

방광경: 신유(제2요추 옆) 삼음교(안 복
 사뼈 위)

신경: 태계(안 복사뼈와 뒤꿈치 사이 우
 묵한 곳)

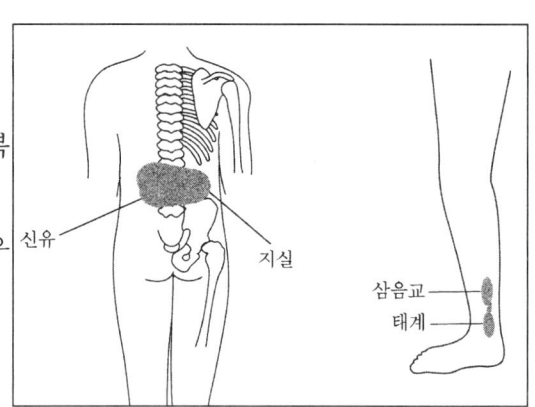

아. 남녀 부신기능에 관한 경혈

정력감퇴

유효경혈

신경: 대혁(기혈 아래, 임맥 중극혈
 옆)

방광경: 지실(제2요추 옆), 차요(천
 골)

신경: 복류(태계혈 위, 뒤꿈치 앞)

간경: 중봉(안 복사뼈 아래)

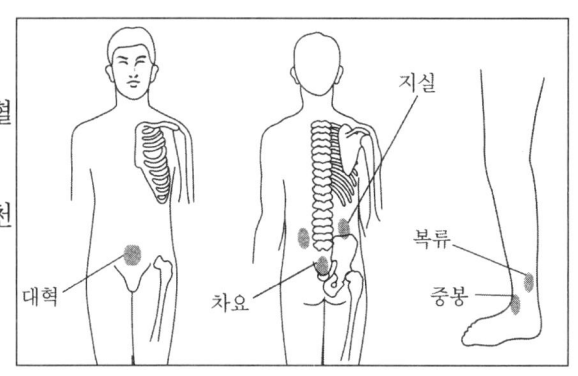

방광염과 요도염

유효경혈

방광경: 신유(제2요추 아래)
 방광유(천골), 차요(제2
 미골 뒤), 금문(제5발가락
 뼈 뒤 우묵한 곳)

임맥: 기해(하복부, 배꼽 아래)
 중극(배꼽 아래)

비경: 음릉천(무릎 아래 안쪽)

삼음경: 삼음교(안 복사뼈 위)

위경: 수도(하복부 관원혈 옆)

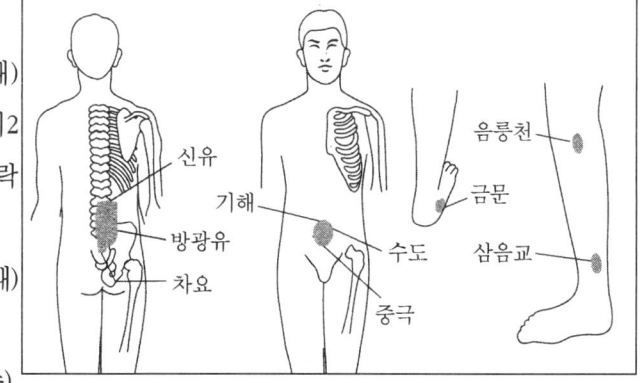

불감증

유효경혈

독맥: 명문(제2요추 아래 우묵한 곳)

방광경: 신유, 차요(제2 미골)

임맥: 중완, 관원, 중극

위경: 족삼리(무릎 아래)

신경: 태계(안 복사뼈와 뒤꿈치 사이 우묵한 곳)

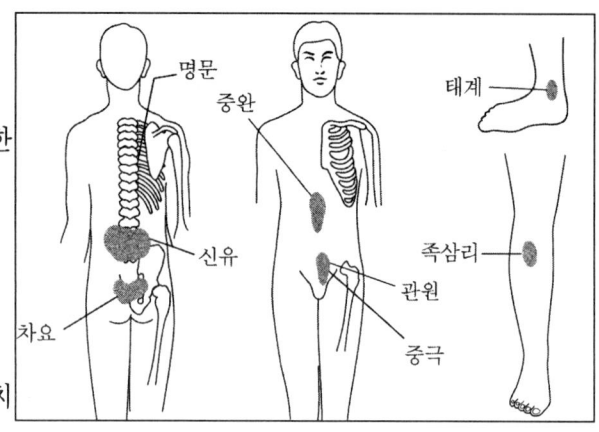

급만성 신염에는

유효경혈

독맥: 명문(제2요추 아래 우묵한 곳)

방광경: 삼초유, 신유, 황문(제1요추, 삼초유 옆)

비경: 음릉천(무릎 아래 안쪽), 복류(태계혈 위), 태계(안 복사뼈오 뒤꿈치 사이 우묵한 곳), 수천(태계혈 아래)

임맥: 중완, 수분, 중극

족음경: 삼음교(안 복사뼈 위)

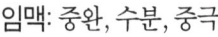

방광염에는

유효경혈

임맥: 관원(배꼽아래), 중극(배꼽 아래, 관원 아래)

방광경: 비유(제11흉추 아래) 신유(제2요추 아래), 방광유(천골), 차요(천골)

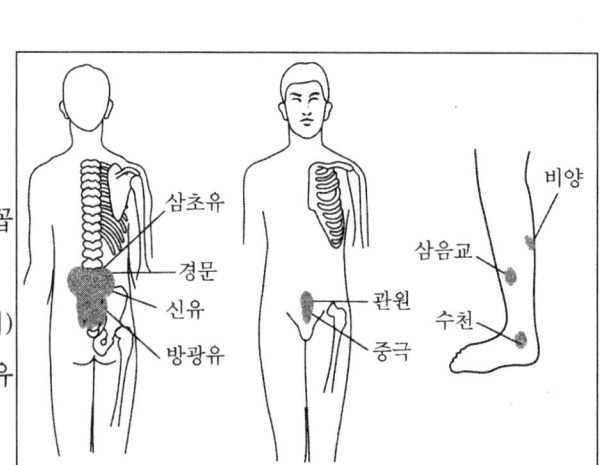

신우신염(콩팥등의 염증증세)

유효경혈

방광경: 삼초유(제1요추 아래), 신유(제2요추 아래), 방광유(제2미골), 비양(바깥 복사뼈 위)

경외: 경문(제1요추)

임맥: 중극(배꼽 아래), 관원(배꼽 아래, 중극 위)

삼음경: 삼음교(안 복사뼈 위)

신경: 수천(뒤꿈치뼈 안쪽 우묵한 곳)

조루증

유효경혈

독맥: 명문(제2요추 아래 우묵한 곳)

방광경: 삼유, 신유, 지실, 차요

임맥: 관원(배꼽아래)

위경: 족삼리(무릎 아래)

족음경: 삼음교(안 복사뼈 위)

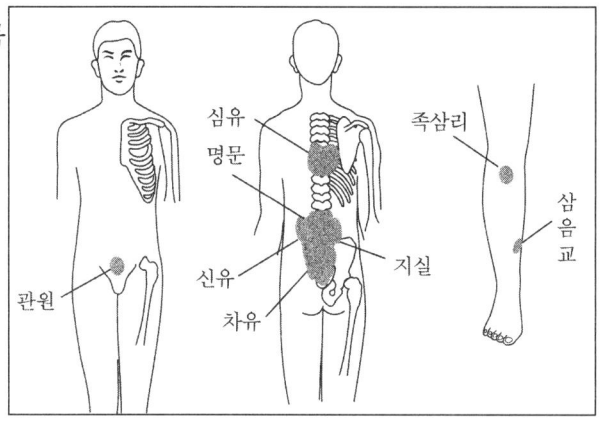

비만예방 및 다이어트

유효 경혈

임맥: 전중(양 유두 중간), 중완(배꼽 위), 관원(배꼽 아래)

방광경: 신유(제2요추 아래)

위경: 풍융(바깥 복사뼈 위)

족음경: 삼음교(안 복사뼈 위)

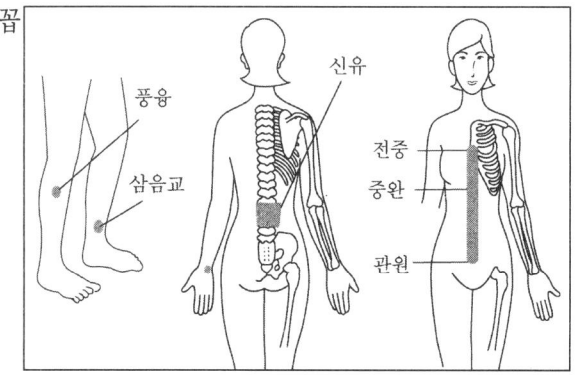

피로회복

유효 경혈

방광경: 천주(두부 중앙)

담경: 풍지(뒷목 우묵한 곳), 견정(견갑골과 쇄골 중간), 경골(다섯째 발가락 뒤쪽 볼록한 곳)

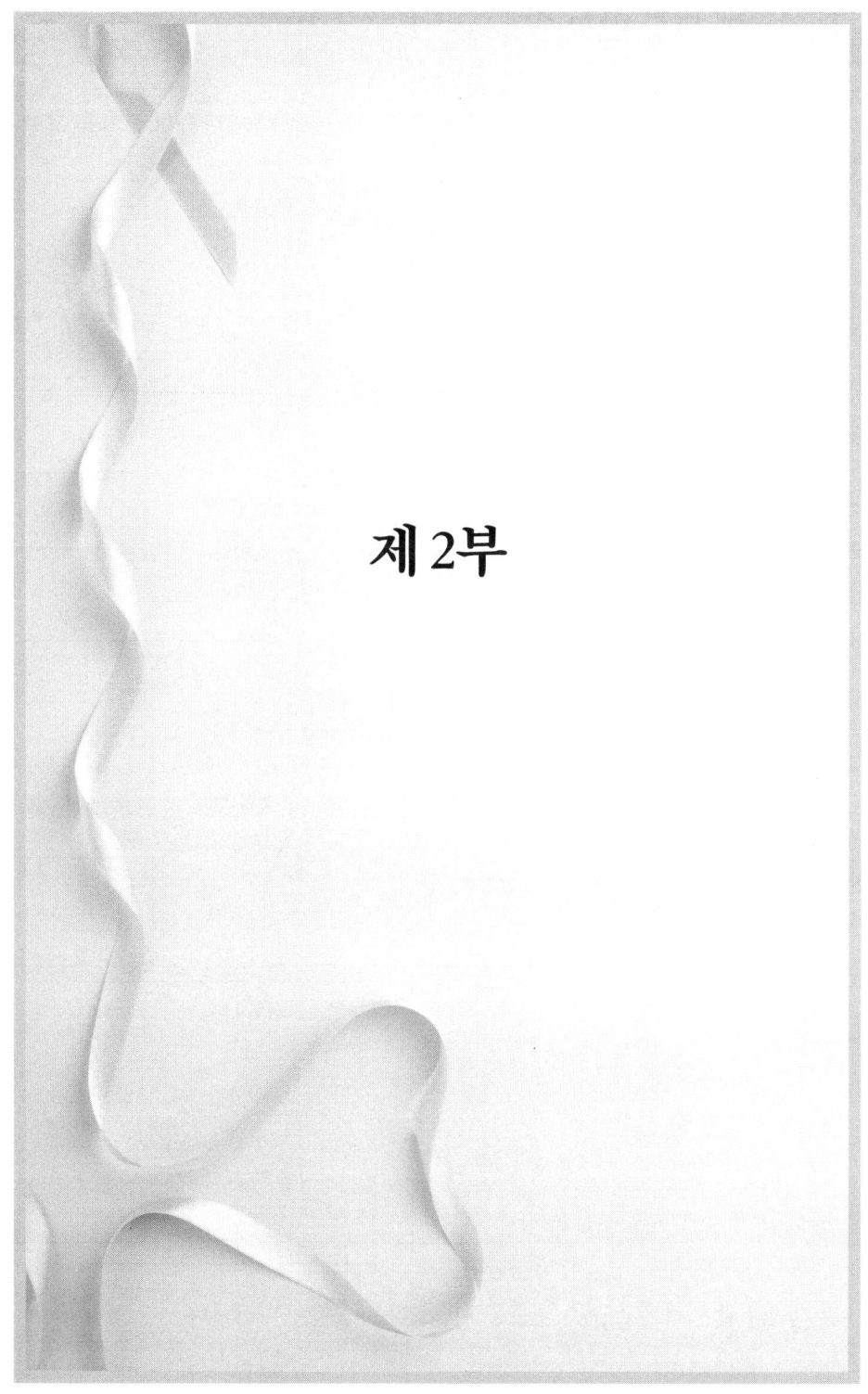

제 2부

1. 기공에 의한 안혈추나요법(按穴推拿療法)

얼굴부위에 신경마비, 통증이 수반하고 경련이 일어날 때는 다음의 경혈을 고루고루 여러차례 문지르고 자극한다.

가. 안혈추나요법
(按穴推拿療法)

혈

인당·동자료·정명·승읍·사백·태양·인중·영향·지창·승장·이문·예풍·하관·협거·합곡·외관·수삼리·곡지

공법

이상의 혈들을 엄지·식지·중지의 지문부를 이용하여 3회 정도씩 누르며 문질러준다.(각혈의 위치에 따라 손가락을 적당히 선택한다.)

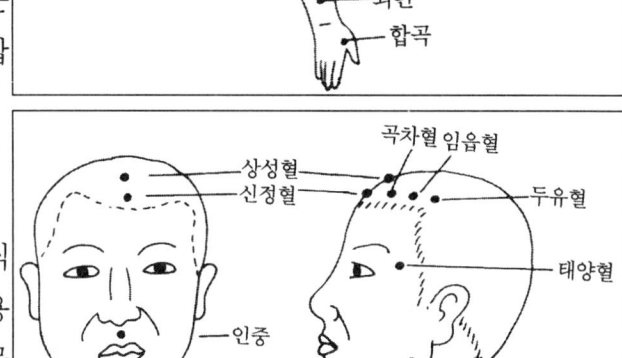

알콜성 지방간 증세

과도한 알콜성 지방간 증세에 효험이 큰 기공(氣功)자세는 다음과 같은 자세로 앙북두공(仰北斗功)자세를 적당히 반복한다.

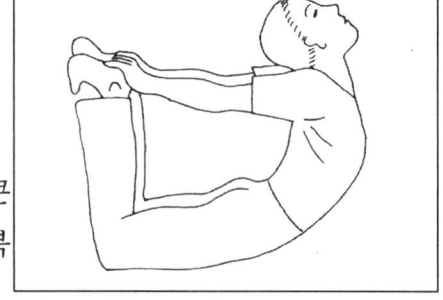

위 그림과 같은 자세로 꾸준히 운동하면 놀라운 효험이 나타난다.

폐와 관련된 모든 증세

합곡(合谷), 견정(肩井), 대추(大推), 폐유(肺兪), 심유(心兪), 비유(脾兪), 신유(腎兪), 지실(志室), 용천(涌泉).이 병은 반드시 술과 담배를 끊어야 하고, 남녀 성관계를 피해야 한다.

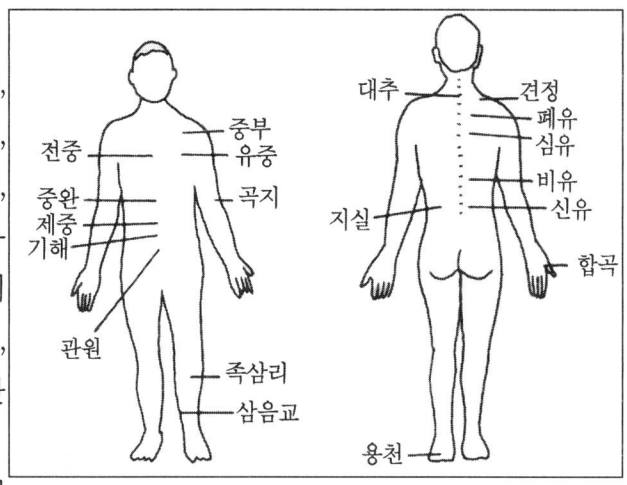

특히 정신적인 안정이 중요하므로 쓸데없는 망상을 삼가고 꾸준히 기공 수련에 힘쓰면 증세가 치유된다.

모든 신진대사에 중요한 기공요법(氣功療法)

그림에서 ①은 하지통증, 또는 신진대사에 엄청난 효험을 지닌 경혈이다. 특히 뜸을 자주 떠 주면 인체 모든 곳에 유익한 무병장수 경혈이다.

②는 물구나무 자세와 비슷한, 정수리를 바닥에 붙이고 양팔로 받친 채 천천히 심호흡을 자주하면 모든 순환기 증세에 탁월한 효과가있다.

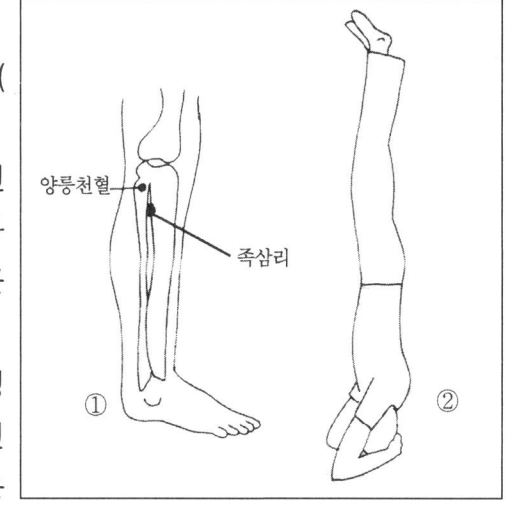

기관지 폐렴증세

유효 경혈

독맥: 신주(제3흉추 아래 우묵한 곳)

담경: 견정(견갑골과 쇄골

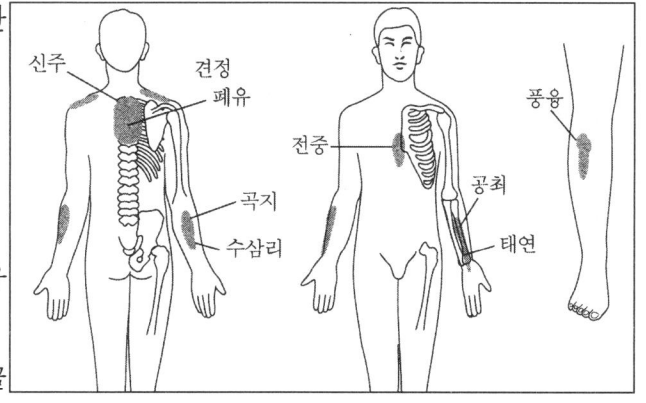

사이)
폐경: 공최(팔뚝 안쪽 위), 태연(손목 위)
방광경: 폐유(제3흉추 아래)   **임맥**: 전중(두 젖꼭지 사이)
대장경: 곡지, 수삼리   **위경**: 풍륭(복사뼈 위 정강이)

2. 대사 증후군, 순환기 질병

가. 고혈압, 중풍, 동맥경화에 좋은 경혈

1) 고혈압증에 좋은 경혈
등: 견정(肩井), 고황(膏肓), 삼초유(三焦兪), 신유(腎兪), 대장유(大腸兪)
앞: 단중(壇中), 대거(大巨), 석문(石門)
발: 발의 삼리(足三里), 태계(太界), 행간(行間)
팔: 곡지(曲池), 극문(郄門)
목: 풍지(風池)
머리: 백회(百會)

중풍예방
유효 경혈
독맥: 백회, 대추
담경: 풍지, 견정
방광경: 천주
대장경: 곡지, 수삼리
심포경: 간사
위경: 족삼리
심경: 신문
담경: 풍시, 양릉천, 현종

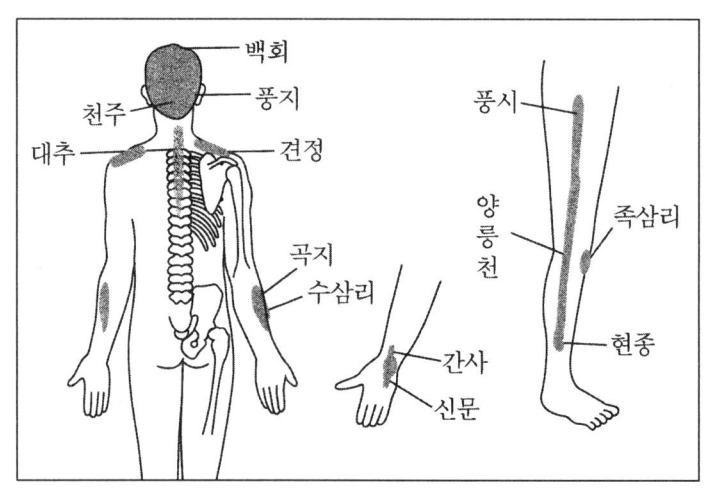

중풍후유증(편탄)

유효 경혈

방광경: 천주, 심유, 간유, 신유, 질변,(요유좌우)

소장경: 노유(견갑골과 견비 뒤 우묵한 곳)

삼초경: 양지(손목 위 팔 아래 관절)

대장경: 곡지, 수삼리, 합곡   **담경**: 환도, 양릉천, 현종   **위경**: 족삼리

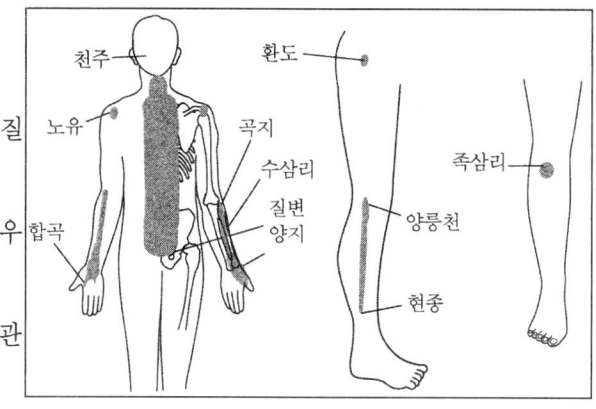

중풍(뇌출혈)

유효 경혈

독맥: 백회

방광경: 궐음유, 격유, 비유, 신유, 지실

임맥: 전중, 중완

위경: 대거, 족삼리

심포경: 극문   **삼초경**: 양지

담경: 협계   **대장경**: 곡지   **신경**: 용천   **족음경**: 삼음교

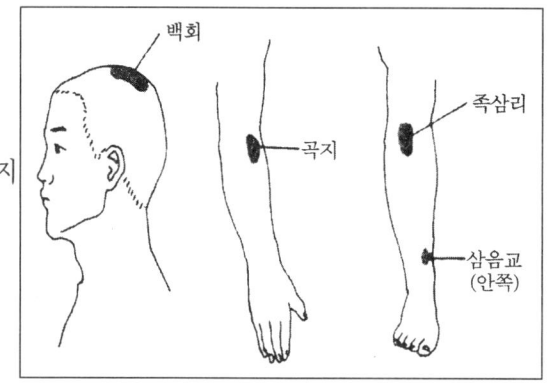

저혈압

유효 경혈

독맥: 백회

방광경: 궐음유, 격유, 비유, 신유, 지실

임맥: 전중, 중완

위경: 대거, 족삼리

심포경: 극문   **삼초경**: 양지

담경: 협계   **대장경**: 곡지   **신 경**: 용천   **족음경**: 삼음교

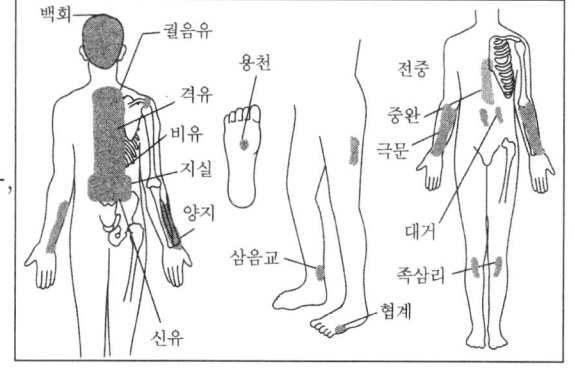

뇌졸증

유효 경혈

독맥: 백회(정수리 부위), 인중(콧날 아래)

담경: 풍지(뒷골, 옆머리 사이)

임맥: 염천(목 앞 중앙), 천돌(흉골 위 중앙) 중완(배꼽 위)

심포경: 내관(손바닥 위 팔)

간경: 행간(제1, 제2발가락 사이)

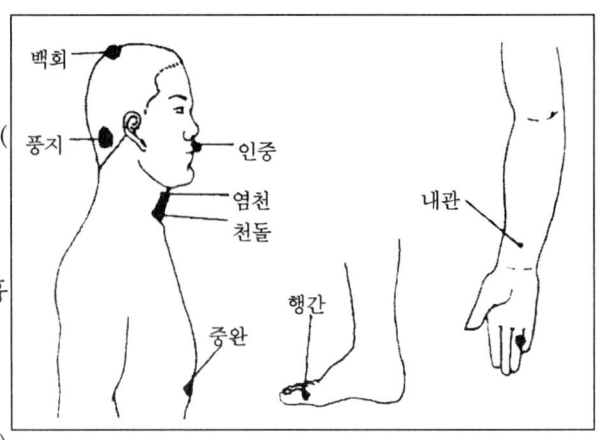

나. 만성 대장 질병 증세 위장 카타르(위염)

유효 경혈

임맥: 중완

위경: 천추, 족삼리

방광경: 비유, 신유, 대장유

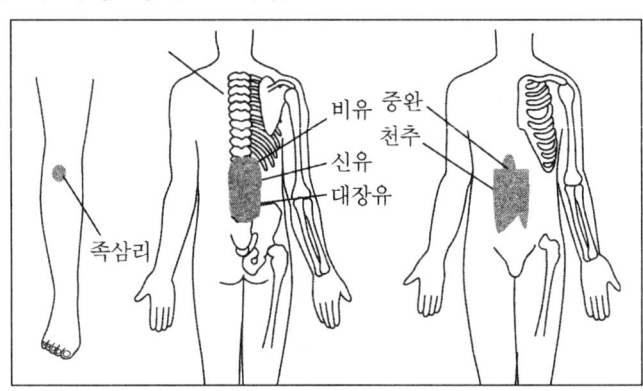

위염

유효 경혈

위경: 양문(상복부), 대거(하복부), 불용(유방 아래), 여태(발등 검지발가락), 족삼리

간경: 기문(유방 중앙선)

임맥: 중완, 관원

방광경: 폐유, 격유, 간유, 비유

신경: 항유

심포경: 내관(손의 안쪽 손목 부위)

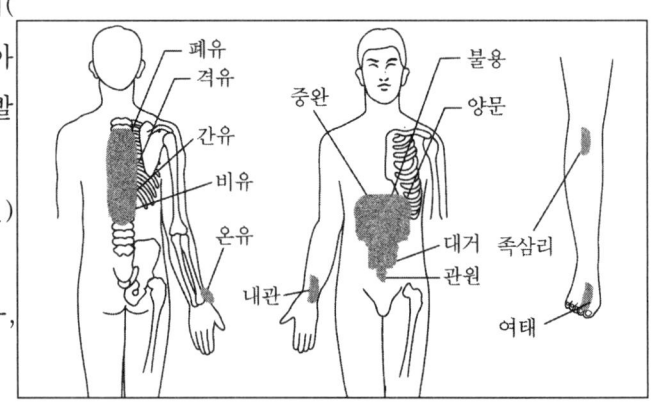

대장경: 온유(손목의 양면)

만성변비에는
유효 경혈

비경: 좌복결(배꼽 옆)

위경: 천추(배꼽 옆), 족삼리(무릎 아래)

심경: 신문(새끼손가락 위쪽 팔)

삼초경: 지구(앞팔 뒤쪽)

방광경: 대장유(제4요추 옆)

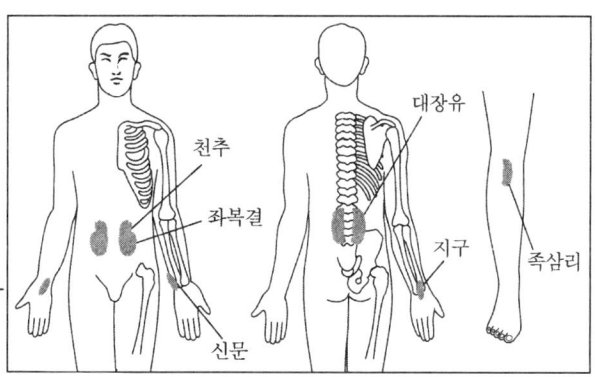

설사가 나면
유효 경혈

임맥: 중완, 수분(복부 배꼽 주위)

위경: 천추, 양구, 족삼리(다리의 무릎 부위)

방광경: 비유, 위유, 대장유, 소장유(흉추 1~5번)

폐경: 대돈(발의 엄지발가락)

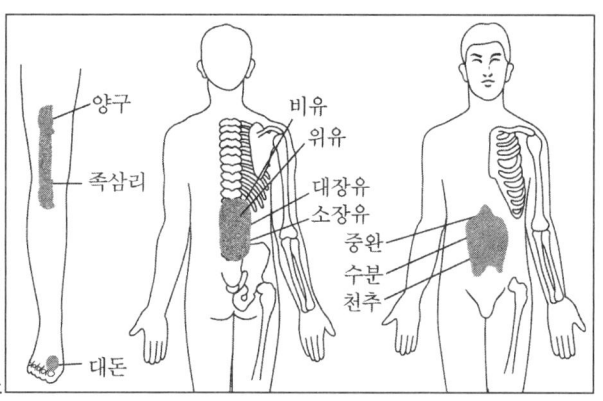

식도에 관한 질병에는
유효 경혈

임맥: 전중(명치위), 거궐(명치 아래), 중완(복부 중앙, 명치에서 배꼽 중간)

심포경: 내관(손의 안쪽)

방광경: 격유(제7흉추)

독맥: 지양(제7흉추)

위경: 족삼리(무릎밑), 내정(발등 중지발가락)

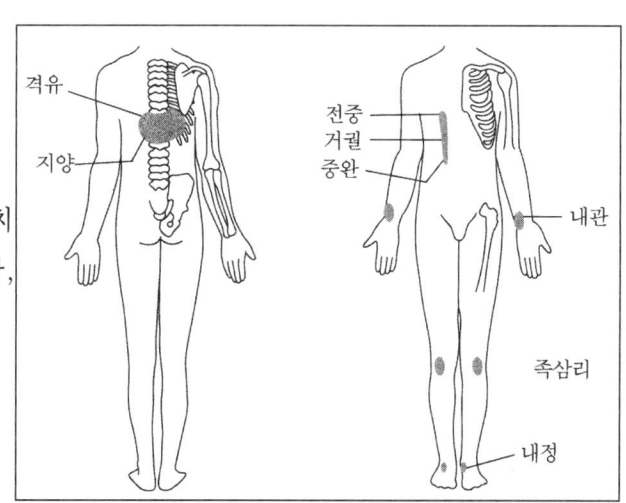

목구멍에 관한 질병에는

유효 경혈

방광경: 대저(제1~2흉추 양 옆), 풍문(제2~3흉추 양 옆)

독맥: 대추(제7경추와 제1흉추 중간)

삼초경: 예풍(이하수 뒷면)

위경: 인영(목임과 양 옆)

폐경: 척택(팔의 팔굽 안쪽), 소상(엄지손가락 손목 부위), 열결(손 안쪽 엄지손가락 위의 부위)

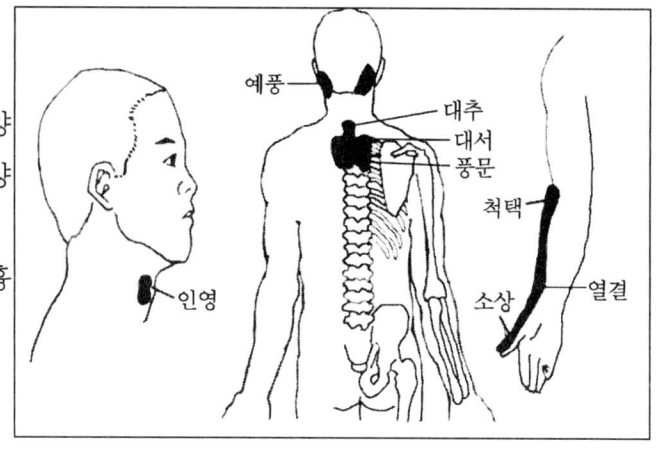

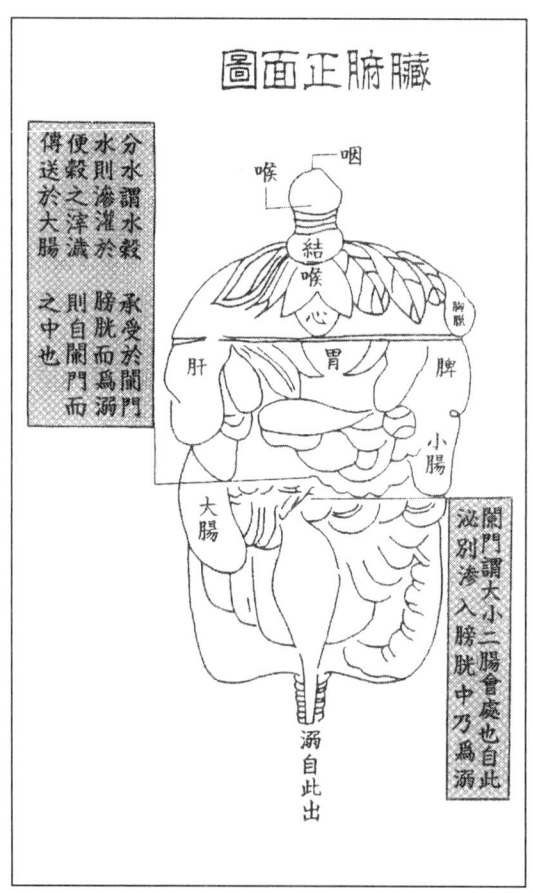

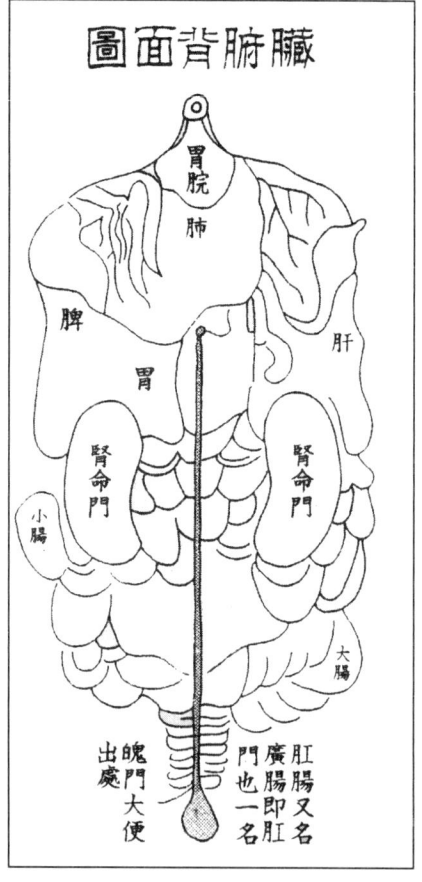

다. 간장 질환에 나타나는 증세

1. 빈혈증세가 있고 머리털이 빠지며 감기에 잘 걸린다.
2. 코, 잇몸, 항문에 피가 날 때가 있다.
3. 정신이 멍해지고 기억력과 집중력이 약해진다.
4. 자꾸만 짜증이 나며 하찮은 일에 신경질적이 된다.
5. 팔다리가 시리거나 저리며 귀울림이 있다.
6. 스트레스가 잘 해소되지 않는다.
7. 손바닥 가장자리가 유난히 붉고 부스럼이 몸에 잘 나타난다.
8. 어깨나 목이 뻐근하고 수면 부족을 느낀다.
9. 눈 자위가 붉거나 누렇고 피로하며, 시력이 저하된다.
10. 소화가 안되고 가슴이 답답하며 배에 가스가 차고 구역질과 변비 증상이 있다.
11. 최근 들어 술이 약해진 것 같다.
12. 소변이 누렇고 지린내가 많이 나며 거품이 인다.
13. 피로가 쉽게 오고 의욕을 잃는다.
14. 양기 부족을 느끼며 매사에 권태감이 드는 횟수가 잦다.
15. 얼굴에 기미와 실핏줄이 보인다.
16. 가슴과 등에 고춧가루 같은 붉은 반점이 생긴다.
17. 두드러기나 피부 가려움증이 있다.

간(肝) 비대증(肥大症)

유효 경혈

독맥: 지양(제7흉추 아래 우묵한 곳)
방광경: 격유(제7흉추 아래),
           담유(제10흉추 아래)
임맥: 중완(복부 중앙, 배꼽 위)
담경: 양릉천(슬개 아래)

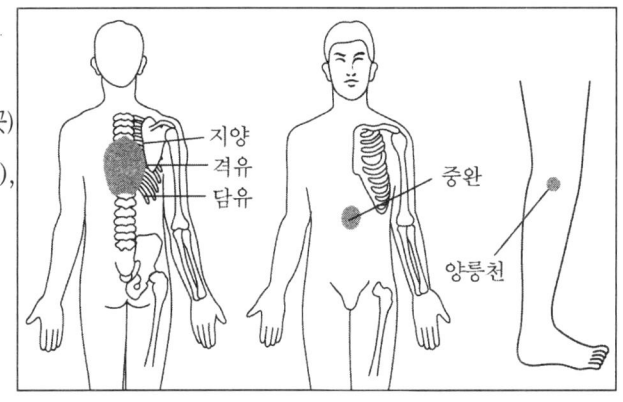

해담

유효 경혈

간경: 기문, 곡천, 여구, 중도,
    중봉, 태충

임맥: 중완

방광경: 격유, 간유, 담유

독맥: 지양(제7흉추 아래 우
    묵한 곳)

담경: 양릉천, 외구

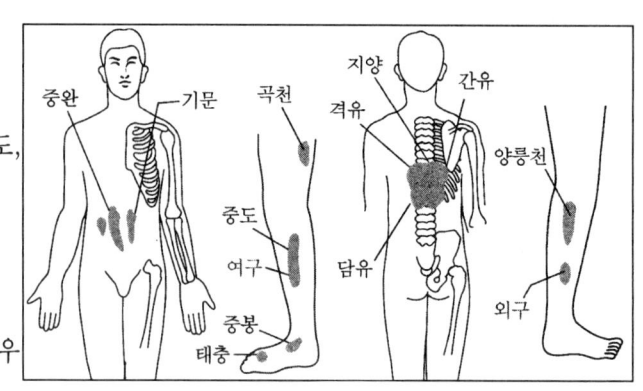

간(肝) 경화증(更化症)

유효 경혈

독맥: 지양(제7흉추 아래 우묵
    한 곳)

방광경: 간유(제10흉추 아래)

간경: 기문(유두 아래)

임맥: 상완(배꼽 아래), 수분(복
    부 옆 제11늑골 앞)

비경: 음릉천(무릎 아래 안쪽, 삼음교(안 복사뼈 위) 원발성 간암도 한다.

담경: 양릉천, 구허(바깥 복사뼈 아래)

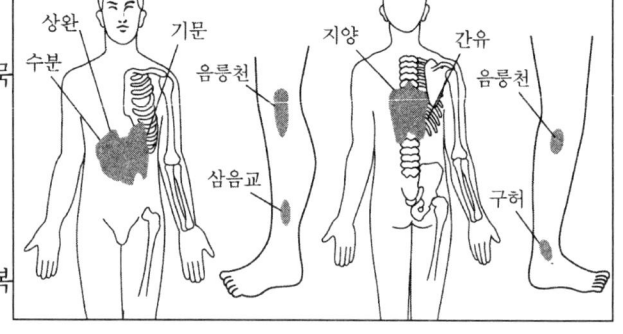

복수(배에 물이 차는 증세)

유효 경혈

방광경: 신유, 삼초유

임맥: 중완, 수분, 관원

위경: 수도(관원혈 옆), 족삼리(무
    릎 아래)

비경: 음릉천, 공손, 태백(제1발가락 관절아래 뒤쪽 우묵한 곳)

신경: 수천(태계혈 아래)

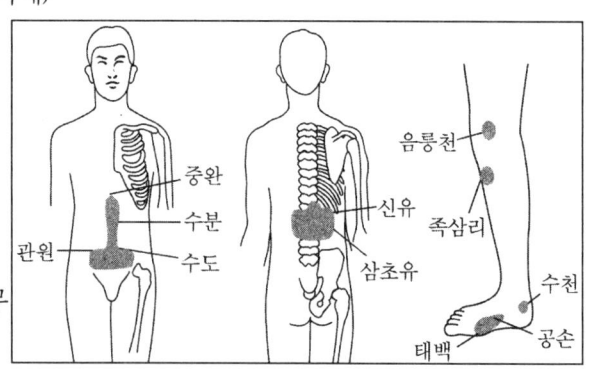

간암에 대한 경혈

유효경혈

독맥: 지양(제7흉추 아래 우묵한 곳)

임맥: 상완(복부, 배꼽 위), 수분(배꼽 위, 상완 아래)

담경: 양릉천(슬개골 아래), 구허(바깥 복사뼈 아래)

방광경: 간유(제9흉추 아래), **간경:** 기문(유두 아래)

비경: 양릉천(무릎 아래 바깥쪽), **음경:** 삼음교(안 복사뼈 위)

라. 잡다한 질병 치유에 대하여

귀가 울리는 이명증세

유효 경혈

소장경: 청궁(귓바퀴 뒤 중앙 우묵한 곳)

삼초경: 이문(귓바퀴의 위 우묵한 곳), 예풍(이하선 부위, 귓볼 뒤 우묵한 곳) 각손(귓바퀴 위 머리쪽), 계맥(귓바퀴 뒤, 옆머리 부위)

담경: 규음(뒷머리 부위 유돌근 뒤), 청회(청궁혈 아래)

심경: 소해(곡지혈과 상대됨)

신경: 태계(안 복사뼈와 뒤꿈치 사이 우묵한 곳)

대사증후군, 고혈압, 빈혈

고혈압

유효 경혈

독맥: 백회(정수리 부위)

방광경: 천주(목 뒤 위쪽)
담경: 풍지(뒷골 오른쪽), 견정(견갑골과 쇄골 중간)
위경: 인영(목 부위), 족삼리(무릎 아래)
대장경: 곡지(팔꿈치 안쪽)
담경: 풍시(무릎 위)

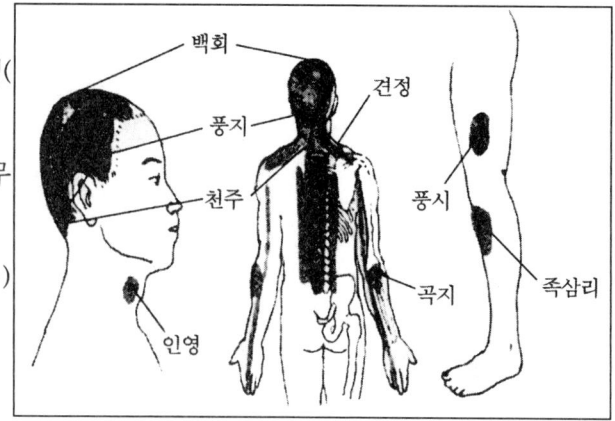

빈혈
유효 경혈
담경: 풍지(목 부위), 협계(제4,5발가락 사이 발등)
독맥: 백회(정수리 부위)
방광경: 천주(목 뒤 위쪽)
족음경: 삼음교(안 복사뼈 위)
신경: 용천(발바닥 위 중앙 부위)

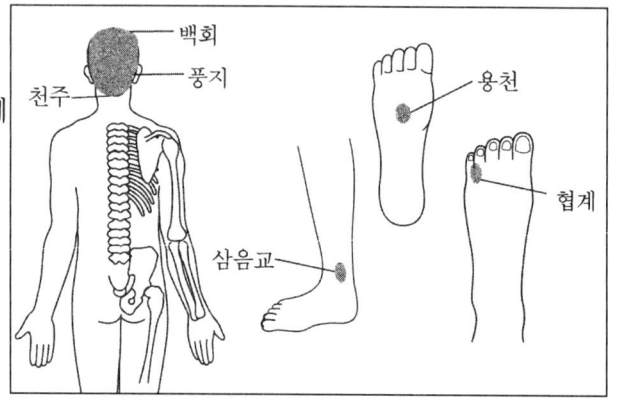

차 멀미에는
효과가 영험한 경혈
독맥: 백회(정수리 부위)
방광경: 천주(목 뒤 위쪽)
삼초경: 액문
위경: 여태

어지러움증에는
유효 경혈
독맥: 백회(정수리 부위)
경외: 태양(눈동자 옆)
삼초경: 계맥(귀 뒤 옆머리 부위)
담경: 풍지, 협계

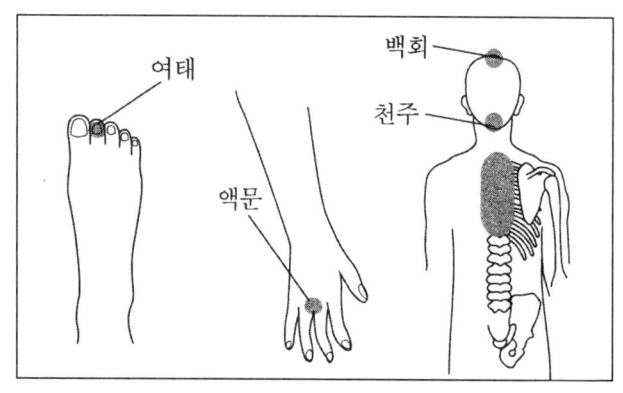

방광경: 천주(아문혈 바깥쪽)
족음경: 삼음교(안쪽 발목 위)
간경: 대돈(엄지발가락 끝 위)
신경: 용천(발바닥 우묵한 곳)

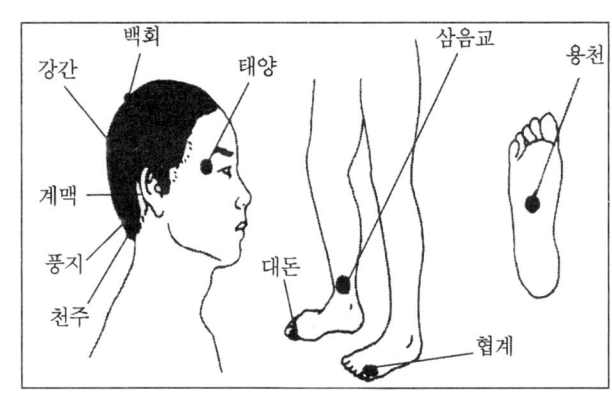

소아마비, 아랫다리 마비
유효 경혈

비경: 음릉천(무릎 아래 안쪽)
족음경: 삼음교(안 복사뼈 위)
위경: 비관, 복토, 족삼리, 해계
방광경: 신유, 차료, 질변, 승부, 은
담경: 환도(둔부, 넓적다리 바깥쪽)
신경: 태계(안 복사뼈와 뒤꿈치 시
간경: 태충(발등, 제1,2 발가락 사

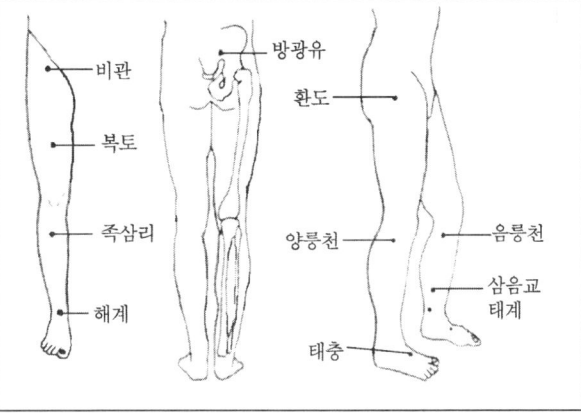

사시(사팔뜨기)
내과

1. 유효 경혈

경외: 구후 안구 뒤(하 안검판 위)

대장경: 합곡(제1,2 손바닥뼈 사이)

2. 서각 사용법

　가. 안광 하연: 안구 뒤

　나. 제1,2 손바닥뼈 사이: 합곡

3. 족심도 운동 건강법

　신, 수뇨관, 방광, 대뇌, 액뇌, 삼차신경, 안·이·비·심·간·소화기 계통

외과

1. 유효 경혈

　안광경: 정명(눈초리 안쪽)　　담경: 풍지(뒷목, 머리 사이)

2. 서각 사용법

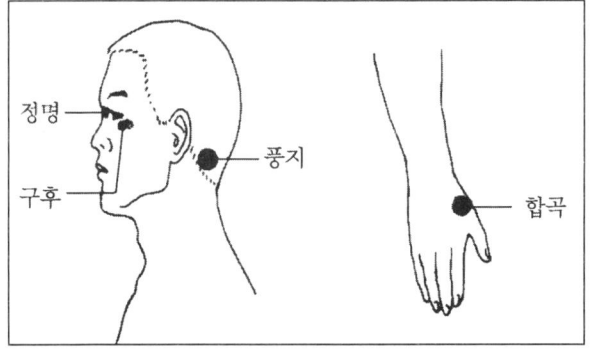

가. 눈초리 안쪽: 정명

나. 뒷머리 아래: 풍지

3. 족심도 운동 건강법

신, 수뇨관, 방광, 대뇌, 액뇌, 삼차신경, 안·이·비(코)

수술 후유증으로 인한 두통

수술후 신체적 생체 발란스, 생체 리듬의 변화에 따른 후유증으로 두통이 따를 수 있다. 그러한 경우 다음의 경혈을 지압, 침술에 응용하면 효험이 매우 좋다.

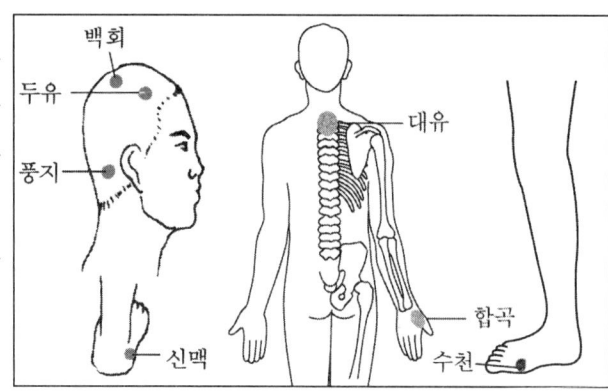

유효 경혈

독맥: 백회(정수리 부위), 대추(제7경추와 제1흉추 사이)

담경: 풍지(뒤목, 풍부혈 옆 우묵한 곳)

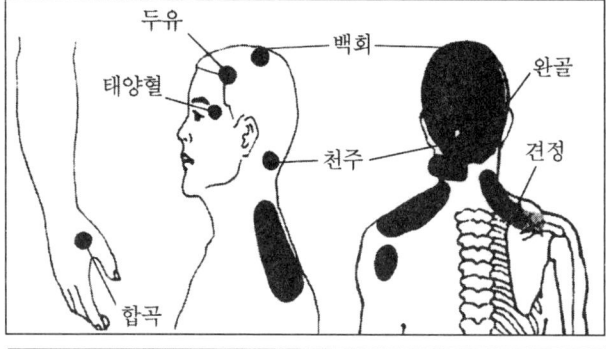

위경: 두유(이마와 머리 사이)

대장경: 합곡(제1,2 손가락 사이 손등)

간경: 태충(제1,2 발가락 사이, 발등)

방광경: 신맥(바깥 복사뼈 아래)

소변에 피가 섞여 나올 때

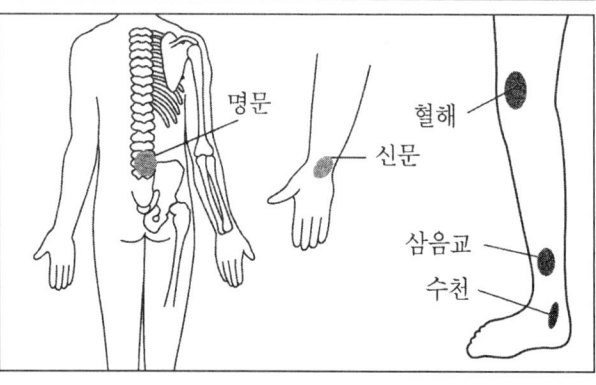

유효 경혈

독맥: 명문(제2요추 아래 우묵한 곳)

심경: 신문(손, 팔 손바닥 곤절, 새끼손가락 쪽)

비경: 혈해(슬개골 안쪽 위)

신경: 수천(태계혈 아래)   족음경: 삼음교(안 복사뼈 위)

과로, 몸살의 경우

유효 경혈

담경: 풍지(뒤목, 풍부혈 옆 우묵한 곳)

독맥: 대추(제7경추와 제1 흉추 사이)

방광경: 풍문(제2흉추 아래, 척추 옆)

폐경: 중부(가슴부위), 공최   대장경: 합곡

임맥: 중완(복부 중앙, 배꼽 위)   위경: 족삼리

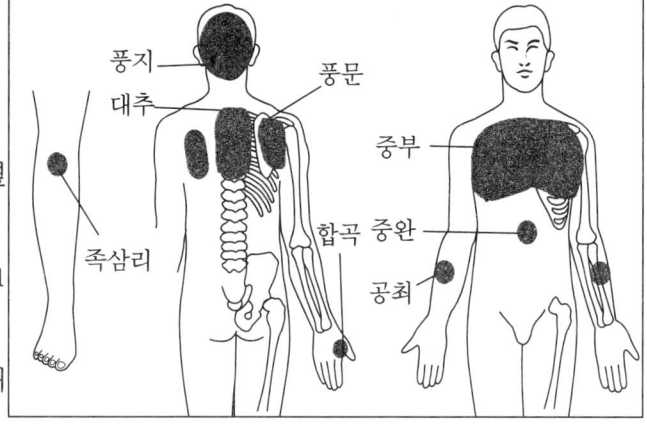

음낭 습진, 축축할 때

유효 경혈

방광경: 신유(제2요추 옆)

족음경: 삼음교(안 복사뼈 위)

비경: 음릉천(무릎 아래 안쪽)

간경: 태충(제1, 2 발가락 사이, 발등)

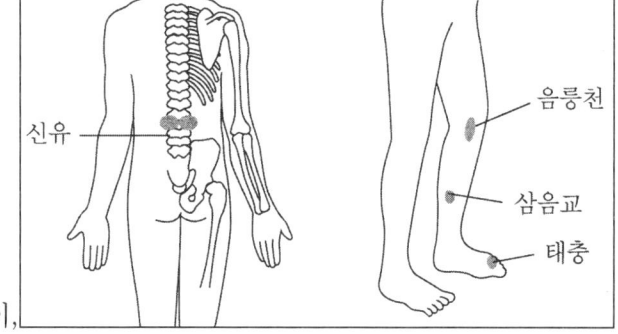

담낭 질환에는

유효 경혈

임맥: 중완(배꼽 위)

방광경: 담유(제10흉추 아래)

담경: 양릉천(슬개골 아래), 담낭혈(양릉천혈 아래)

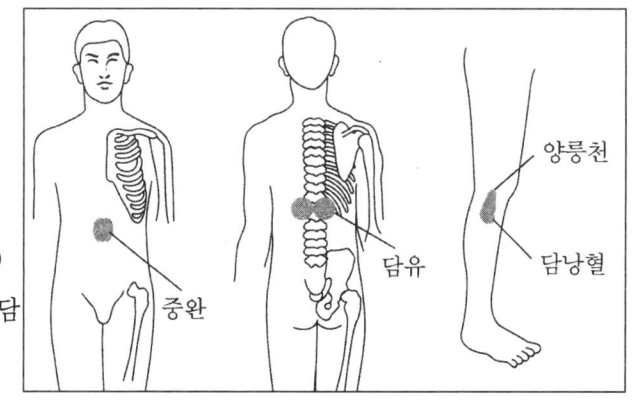

전립선 염증에는

유효 경혈

임맥: 중극(배꼽 아래), 회음(남성은 음낭근부와 항문중간, 여성은 음순 뒤 항문 중간)
소장경: 후계(제5손가락 관절 뒤)
방광경: 신유(제2요추 아래)
간경: 곡천(오금, 무릎 안쪽)

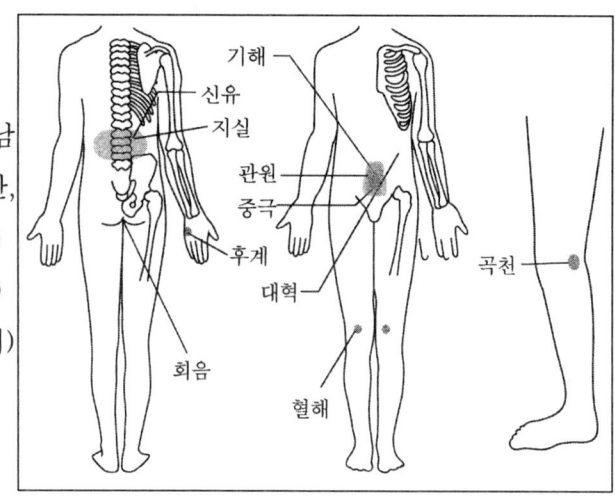

3. 각종 잡병에 대하여

설사

지나친 설사는 정말 고통스럽고 성가시다. 잦은 설사는 스트레스, 과음 등 여러 원인으로 나타나는 과민성 대장 증후군이 그 주된 원인이다. 탄닌 성분이 많고 섬유질이 풍부한 먹거리를 취해야 한다. 토종 대궐찰(푸른색, 자색을 띈 찹쌀)에 들기름을 넣어 자주 먹도록 한다.

감이나 포도 등 탄닌 성분이 많은 과일도 효험이 크다. 식이섬유가 풍부한 식품을 자주 먹는다.

변비

변비가 지속적으로 심한 경우에는 물을 자주 마시고 식이섬유가 풍부한 식품을 꾸준히 섭취하는 것이 좋다.

식이섬유가 풍부한 식품

곡　류: 현미, 칠분도미, 옥수수가루, 오트밀, 콘프레이크 등
감자류: 고구마, 토란, 마 등
두　류: 팥, 대두, 강낭콩, 녹두, 말린 완두콩, 비지, 된장 등
종실류: 밤, 호두, 은행, 참깨, 잣, 땅콩 등

채소류: 쑥갓, 미나리, 무청, 상추, 풋고추, 고춧잎, 부추, 당근, 파슬리, 근대, 시금치, 양배추, 배추, 무, 오이, 완두콩, 우엉, 생강, 샐러리, 양파, 콩나물, 숙주나물, 연근, 고비, 고사리, 마늘 등

과일류: 살구, 딸기, 무화과, 배, 파인애플, 자두, 복숭아, 사과 등

버섯류: 생표고, 말린 표고, 양송이, 송이버섯 등

해조류: 김, 미역, 다시마, 파래 등

양발을 벌리고 서서 허리를 좌우로 앞뒤로 돌린다.

토마토 등도 변비에 유효하다. 아래와 같은 동작으로 자주 허리 틀기, 엉덩이 뒤쪽 장강혈(꼬리뼈 부분) 주위를 주먹으로 자주 두드려 자극을 준다.

세균성 질환에는

임맥: 기해(하복부와 배꼽 아래), 천추(복부위 배꼽 양쪽), 상거허(다리 무릎과 발목의 중간지점)

대장경: 곡지(손등 부위의 팔굽 부분), 합곡(손등의 엄지손가락 위 오목한 부분)

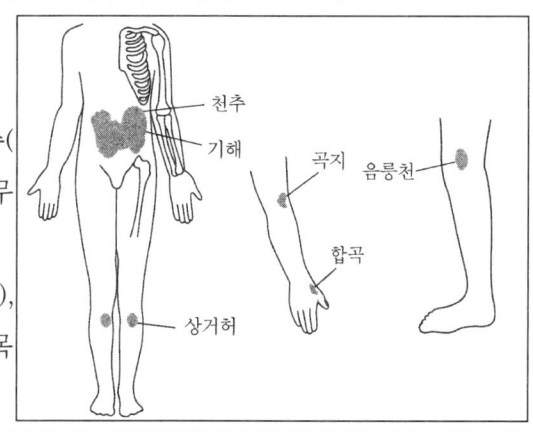

만성 위장염에는

임맥: 상완(복부 정중앙 배꼽 위), 중완(복부 정중앙 배꼽 아래), 기해(복부 중앙 배꼽 기해 옆 부위)

방광경: 위유(등부위 제12흉추), 비유(등 부위 제11흉추)

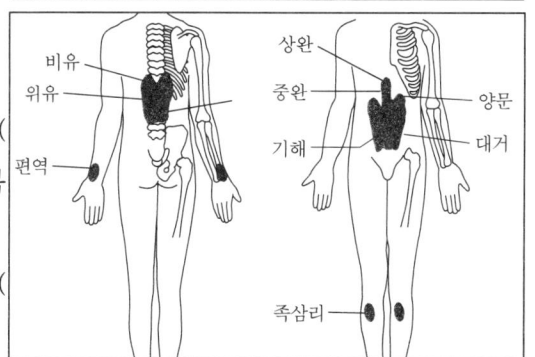

위경: 양문(상복부 배꼽위의 부위), 족삼리(무릎 밑), 대거(하복부 배꼽 아래 부위)

대장경: 편력(손등의 손목 위)

물에 빠진 후 응급 치유

유효경혈

독맥: 인중(콧대 아래)

임맥: 회음(회음 부위 중앙)

심포경: 중충(가운뎃 손가락 끝)

간경: 태충(제1,2 발가락 사이, 발등)

위경: 용천(발바닥 뼈(척골) 중앙)

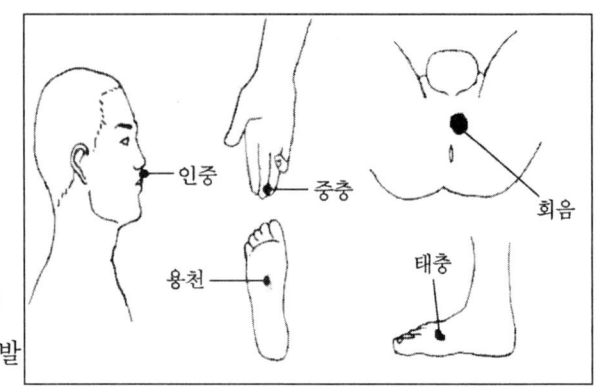

팔뚝 주위 통증에는

유효경혈

대장경: 온류(팔뚝의 옆 중앙), 편력(양계혈 위)

심포경: 곡택(팔오금 안쪽)

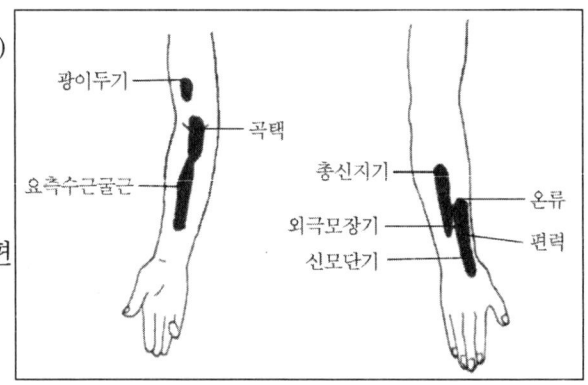

4. 소화계통의 질병치유

십이지장궤양, 위궤양

유효 경혈

임맥: 중완

방광염: 간유, 비유, 위유

위경: 양구, 양릉천(장딴지 옆)

방광경: 위창(제12흉추 아래, 위유 옆), 황문(제1요추 아래)

위경: 활육문(배꼽 위)

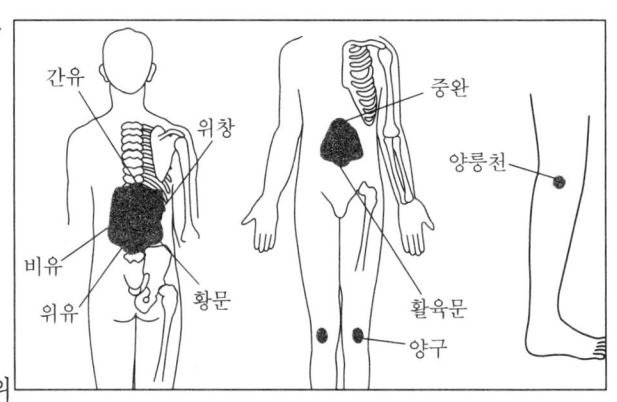

위경련 증세

유효 경혈

임맥: 상완(복부 중앙 배꼽 위, 중완 위), 중완(무릎 위, 하완 위), 하완(배꼽 위)

위경: 양문(상복부 중완 옆), 족삼리(슬개골 아래), 양구(슬개골 위 우묵한 곳)

방광경: 담유(제10흉추 아래), 비유(제11흉추 아래), 위유(제12흉추 아래)

식도 질병 증세

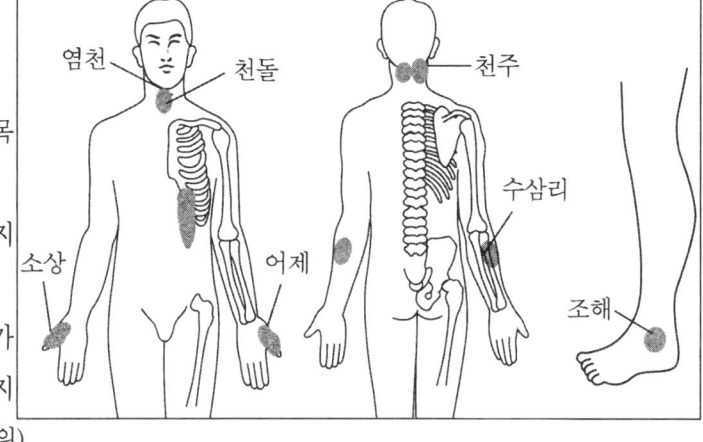

유효 경혈

임맥: 천돌, 염천(앞목 중앙)

대장경: 수삼리(곡지 아래)

폐경: 어제(엄지손가락 옆), 소상(엄지손가락 옆 손톱 위)

방광경: 천주(아문혈 외부 옆) 신경: 조해(안 복사뼈 아래)

수술 후유증

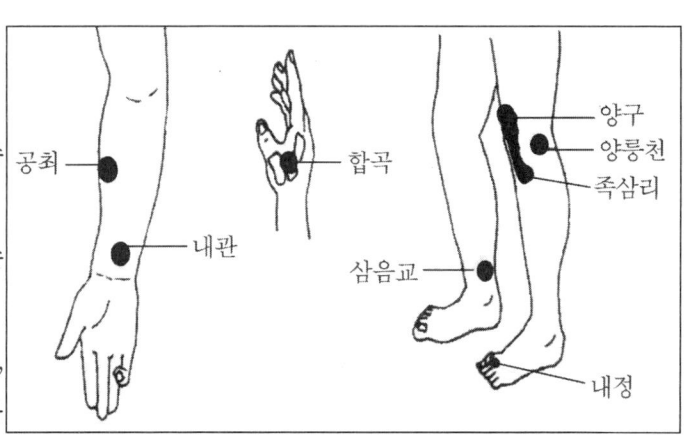

유효 경혈

심포경: 내관(손바닥 쪽 대능혈 바로 위)

대장경: 합곡(제1,제2손바닥 뼈 사이 손등)

위경: 양구(슬개골 위), 내정(제2,3발가

락 사이), 족삼리(무릎 아래)

담경: 양릉천(오금 옆 우묵한 곳)   폐경: 공최(앞발 안쪽)   삼음경: (삼음교(안 복사뼈 위)

위 확장 증세

유효 경혈

임맥: 상완, 중완, 기해

독맥: 지양(제7흉추)

방광경: 격유, 위유, 비유

위경: 족삼리

대장경: 편력(손등의 손목 위)

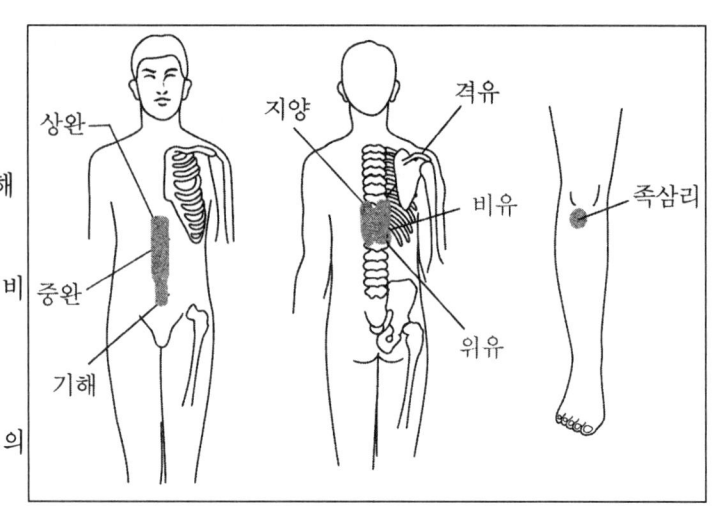

급성 위장염

유효 경혈

임맥: 중완(복부 배꼽 위), 수분(배꼽 위), 기해(하복부 배꼽 아래)

위경: 양문(상복주, 배꼽 위, 중완옆), 천추(복부 배꼽 옆), 양구(슬개골 위), 족삼리(무릎 아래)

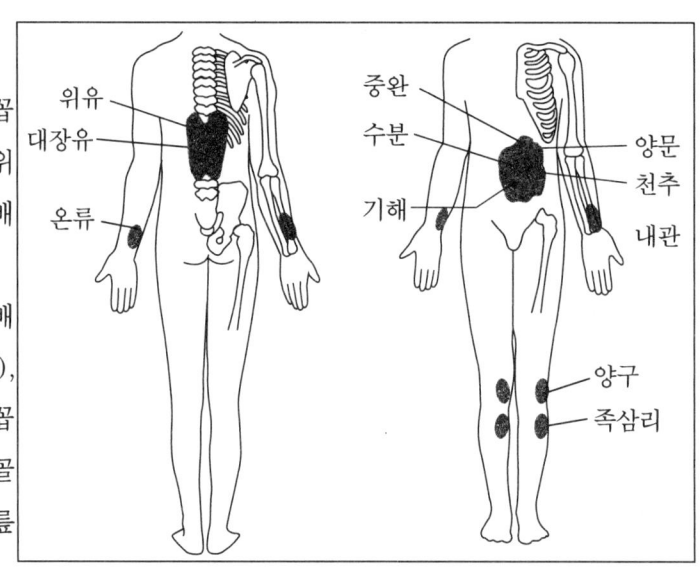

대장경: 온류(앞 팔 뒤)

심포경: 내관(손바닥 쪽 대능혈 바로 위)

방광염: 대장유(제4요추 아래), 위유(제12요추 아래)

소화불량 증세

유효 경혈

임맥: 중완(복부 중앙 배꼽 위)

위경: 천추(복주 배꼽 옆), 족
 삼리(무릎 아래)

방광염: 비유(제11흉추 아래),
 위유(제12흉추 아래)

족음경: 삼음교(안 복사뼈 위)

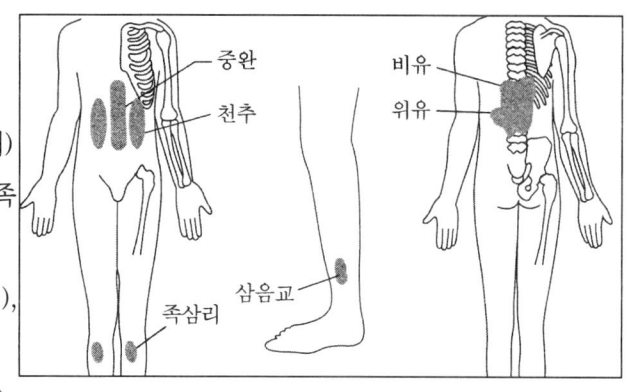

위산과다 증세

유효 경혈

임맥: 중완(복부 중앙 배꼽 위
 ), 거궐(복부 중앙 배꼽 위
 , 중완 위)

방광염: 고황(제4흉추 아래),
 격유(제7흉추 아래), 위창
 (제12흉추 아래)

위경: 불용(배꼽 위, 임맥 옆)

담경: 양릉천(슬개골 아래)

비경: 지기(장딴지 옆 위)

간경: 중봉(안쪽 복사뼈 아래)

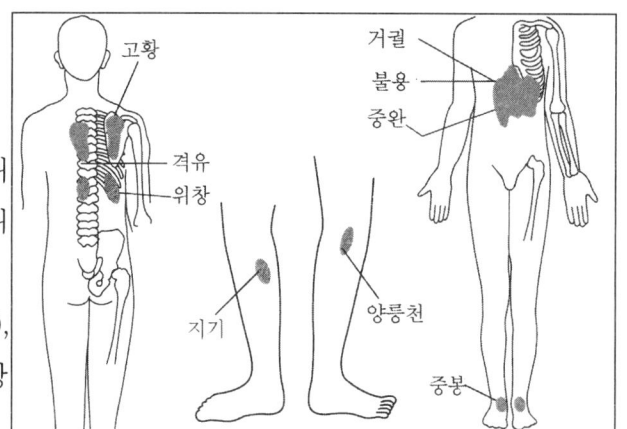

결장염 증세

유효 경혈

위경: 천추(복주 배꼽 옆), 족삼리(무릎 아래)

서각사용법

 가. 배꼽 부위: 천구혈

 나. 무릎 부위: 족삼리

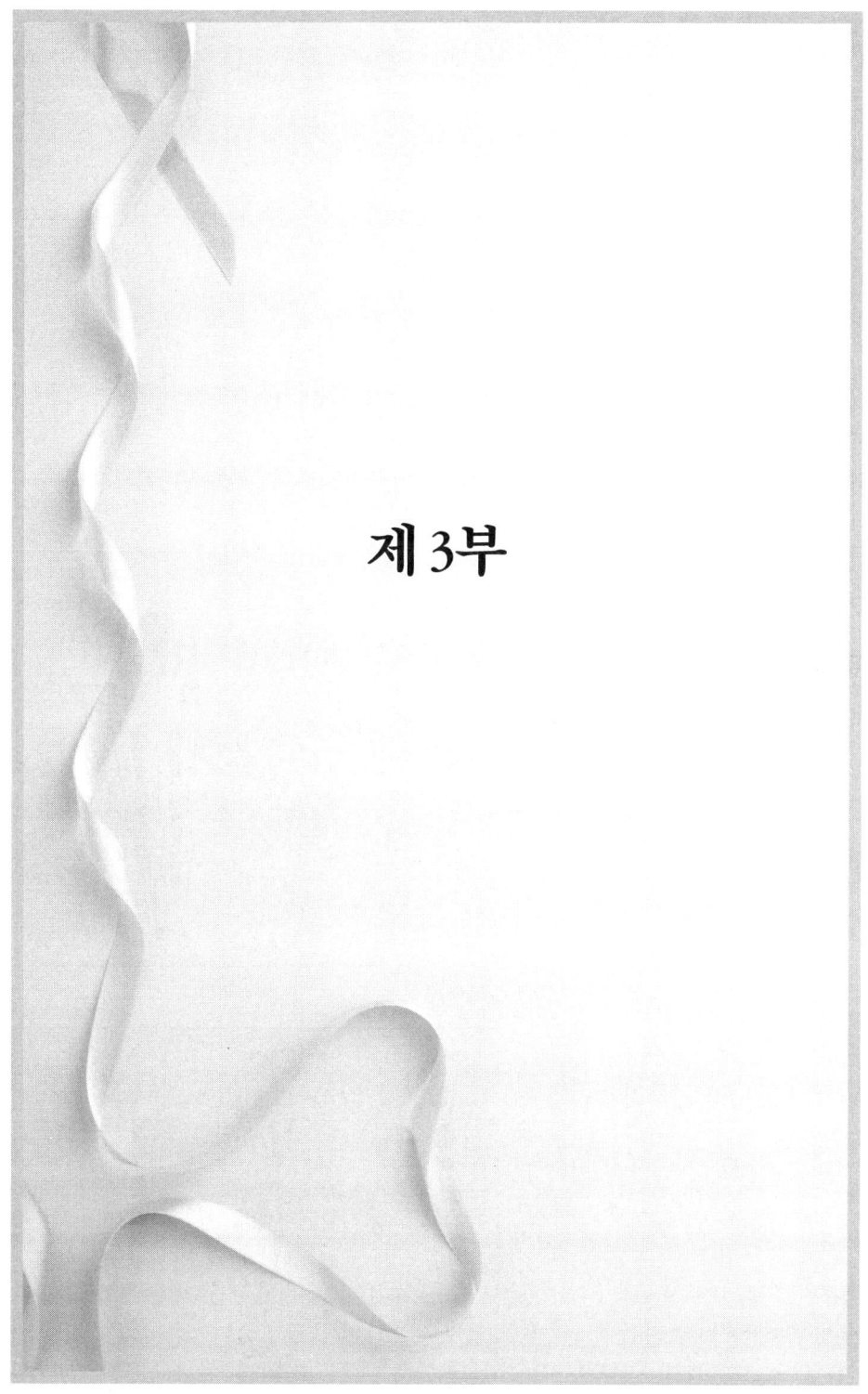

제3부

1. 족심도 운동 건강법

신, 수뇨관, 방광, 소화기 계통, 항문

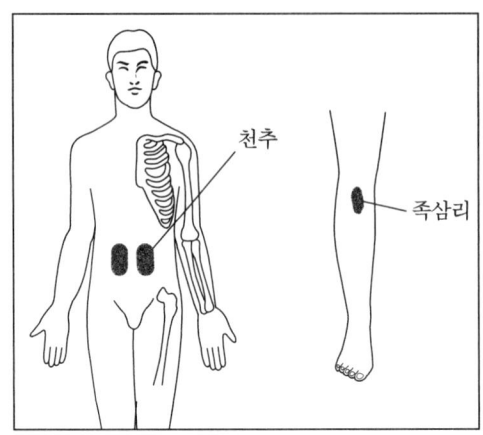

가. 좌골 신경통 증세

유효 경혈

담경: 환도(신장 부위 정강이 바깥쪽), 양릉천(오금 옆), 현종(바깥 복사뼈 위)

방광경: 은문(정강이 뒤쪽 중앙), 승산(장딴지 불룩한 곳 아래), 곤륜(바깥 복사뼈 뒤꿈치 사이), 위중(오금 중앙)

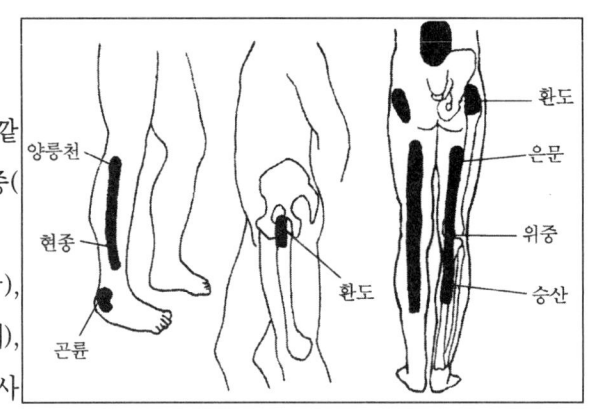

나. 하반신 마비, 근육이상 증세

유효 경혈

담경: 환도(옆 넓적다리 위)

위경: 비관(무릎 위 넓적다리), 족삼리

방광경: 은문, 위중, 승산

담경: 양릉천, 현종

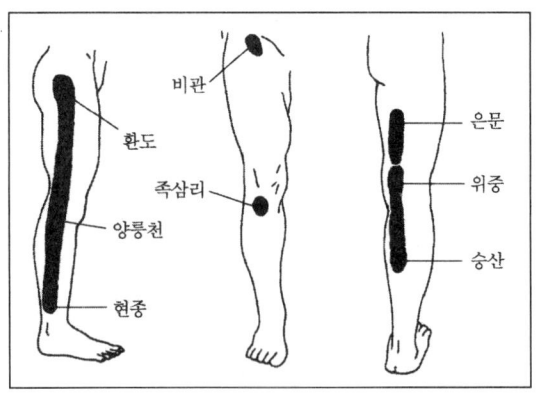

다. 삼차 신경통(三叉) 증세- 중지통

유효 경혈

담경: 청회(청궁혈 아래, 귓불 앞), 상관(얼굴 부위, 귀 앞)

소장경: 권요(얼굴 광대뼈 부위)

위경: 하관(귀 앞 광대뼈 아래)

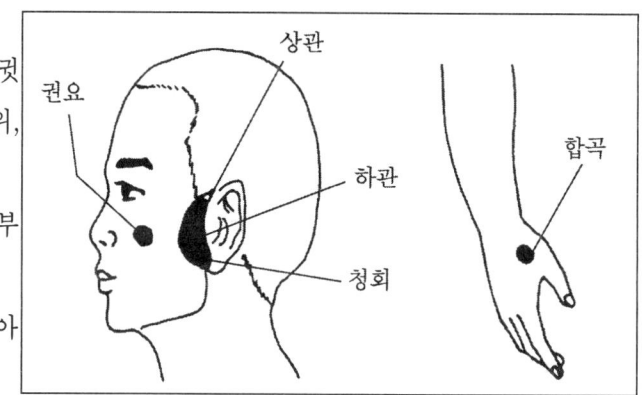

대장경: 합곡(제1,제2손바닥 뼈 사이 손등)

라. 삼차 신경통(三叉) 증세- 하지통

유효 경혈

위경: 협거(귀 아래 턱 사이), 대영(하악 옆 우묵한 곳)

삼초경: 예풍(이하선 부위)

대장경: 합곡(제1,제2손바닥 뼈 사이 손등)

담경: 협계(다리 부위 제4, 제5발가락 사이)

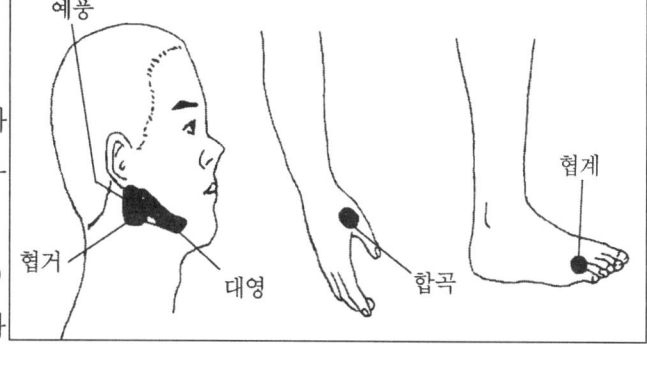

마. 등쪽의 통증

유효 경혈

독맥: 대추(제7경추와 제1흉추 사이)

방광경: 대저(제1, 제2흉추 옆), 신유(제2요추 옆)

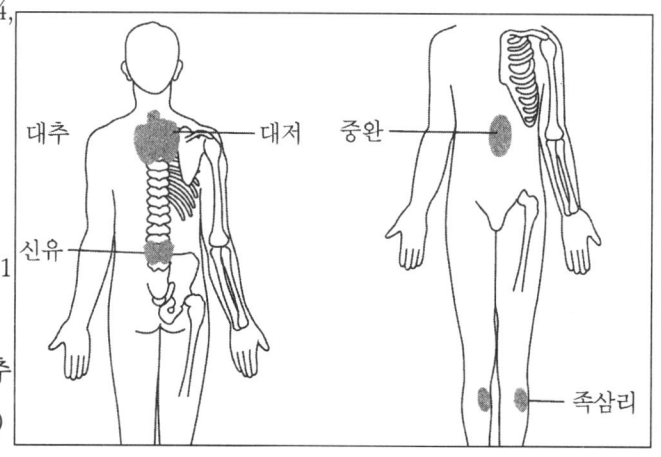

임맥: 중완(배꼽 위)

위경: 족삼리

바. 어깨 주위의 통증

유효 경혈

방광경: 천주(정수리 부위 아문혈 바깥쪽 옆), 의희(독유혈 옆), 대저(제1,제2흉추 사이), 고황(

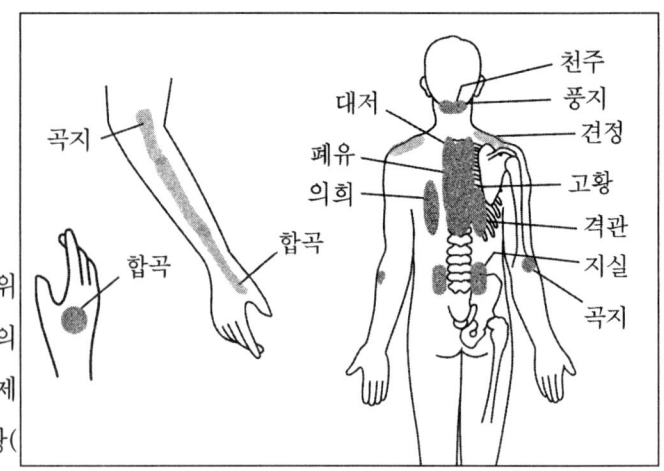

제4흉추 아래), 폐유(제3흉추 아래), 격관(제 7흉추 아래), 지실(제2요추 아래)

대장경: 곡지(팔오금 우묵한 곳), 합곡(제1,제2 손바닥 뼈 사이 손등)

사. 다발성 관절염 증세

유효 경혈

대장경: 곡지(팔 오금 우묵한 곳)

삼초경: 외관(양지혈 위 요골 사이)

위경: 족삼리(무릎 아래), 해계(제 2발가락 위 발등)

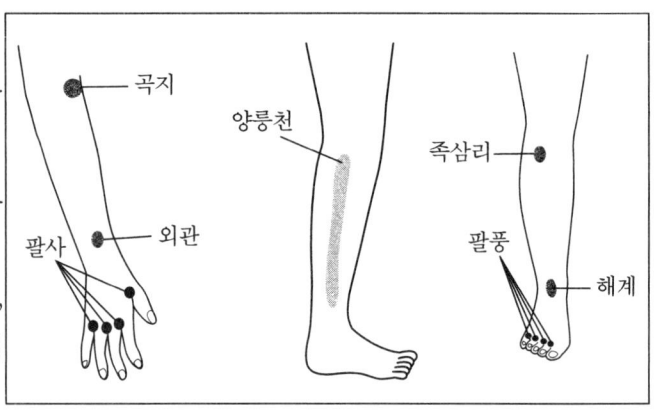

담경: 양릉천(슬개골 아래), 절골(바깥 복사뼈 위)

경외: 팔사(다섯 손가락 끝 손등), 팔풍(다섯 발가락 위 발등)

아. 아래턱 주위 통증

유효 경혈

위경: 하관(아래턱뼈 부위), 협거(귓볼 아래)

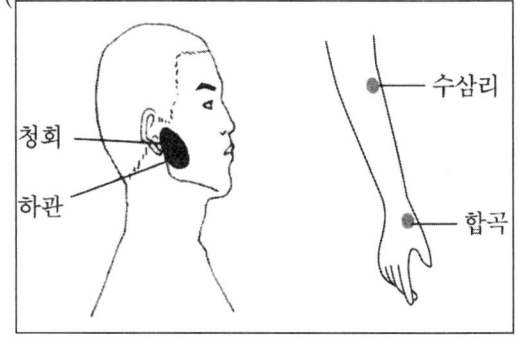

담경: 청회(청궁혈 아래)

대장경: 수삼리(곡지 아래), 합곡(제1,제2손바닥뼈 사이 손등)

자. 신경 쇠약, 과민증

유효 경혈

독맥: 백회(정수리 부위)

방광경: 천주(정수리 부위 중앙)

담경: 풍지(정수리 부위 중앙)

위경: 족삼리(무릎 아래), 삼음교(안 복사뼈 위)

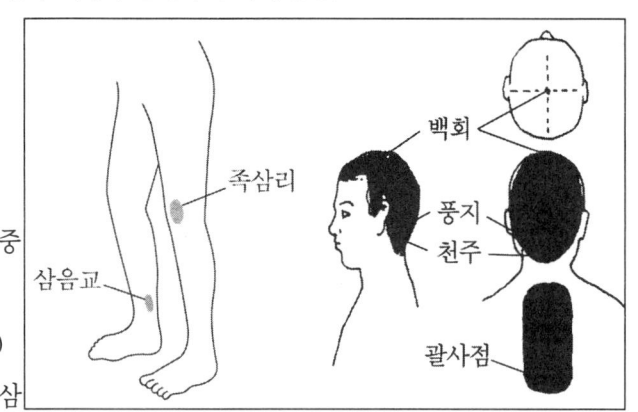

차. 안면신경 마비

유효 경혈

담경: 양백(앞이마 부위, 눈썹 중앙 뒤), 풍지(옆목 부위 위), 청회(청궁혈 아래, 귀 옆)

위경: 협거(안면, 귀 옆 아래), 내정(제2, 제3발가락 사이), 지창(입 아귀 옆)

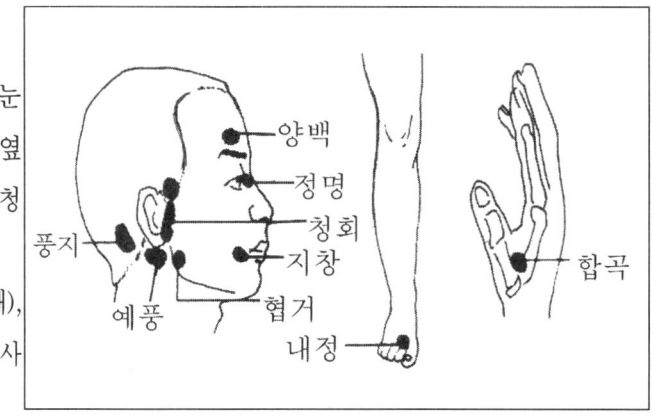

삼초경: 예풍(귓볼 아래)

대장경: 합곡(제1,2 손바닥 뼈 사이), 방광경: 정명(눈가 안쪽)

경외: 태양(눈썹 끝과 눈 가)

카. 과로 몸살이 날 때

유효 경혈

독맥: 신회(머리 중앙선 위, 백회혈 앞), 천주(목 부위, 이문혈 옆), 수구(콧대 아래), 이문(뒷머리 아래 중앙), 신도(제5,제6 흉추 사이)

방광경: 독유(제6 흉추 아래) 격유
(제7 흉추 아래)
임맥: 전중(양 유두 사이), 거궐(배
꼽 위)
담경: 견정(대추와 어깨 사이)
심장경: 견중유(제7경추 아래)
심포경: 내관(팔 위, 양 늑골 사이)

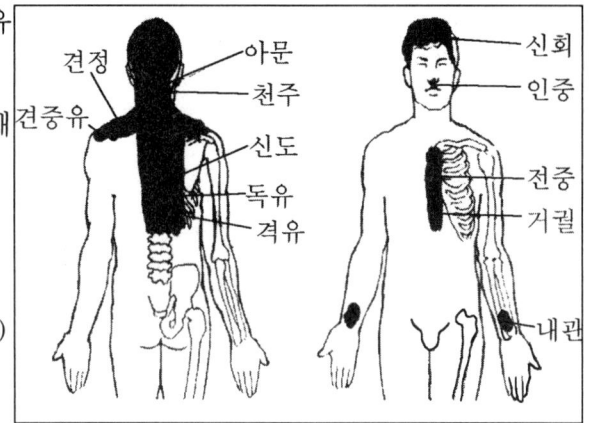

타. 코피가 날 때

유효 경혈

독맥: 대추9제7경추 아래), 상성(
앞머리 이마 사이 중앙)
대장경: 영향(콧망울 옆), 합곡(제
1,제2손바닥뼈 사이)
폐경: 소상(엄지손가락 손톱 옆)

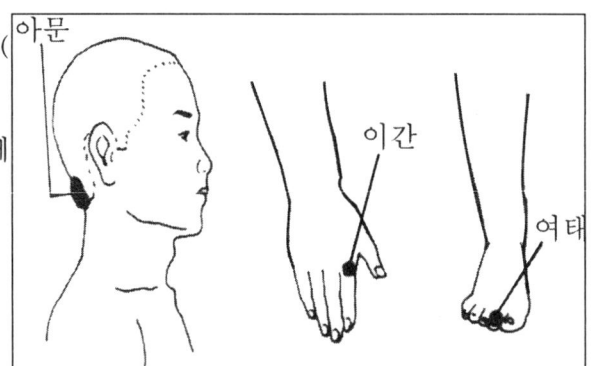

파. 방광 결석증

유효경혈

방광경: 방광유(제19척추 아래), 차요
(제2미골 뒤), 위중(오금 중앙),
비양(바깥 복사뼈 위)
위경: 수도(하복부, 관원혈 옆)
임맥: 중극(배꼽 아래)

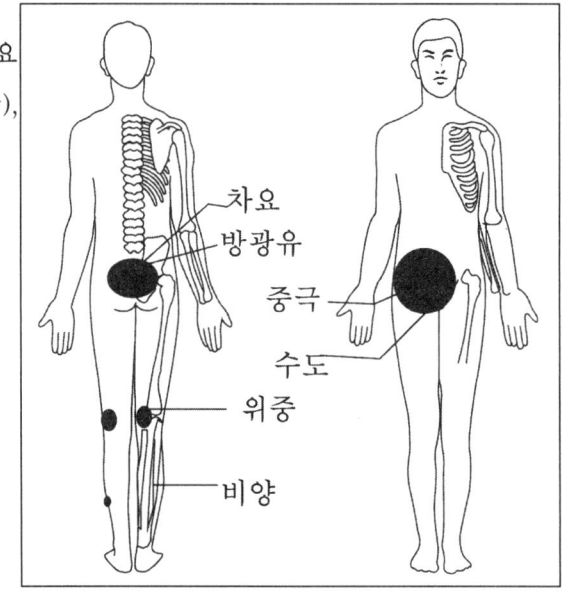

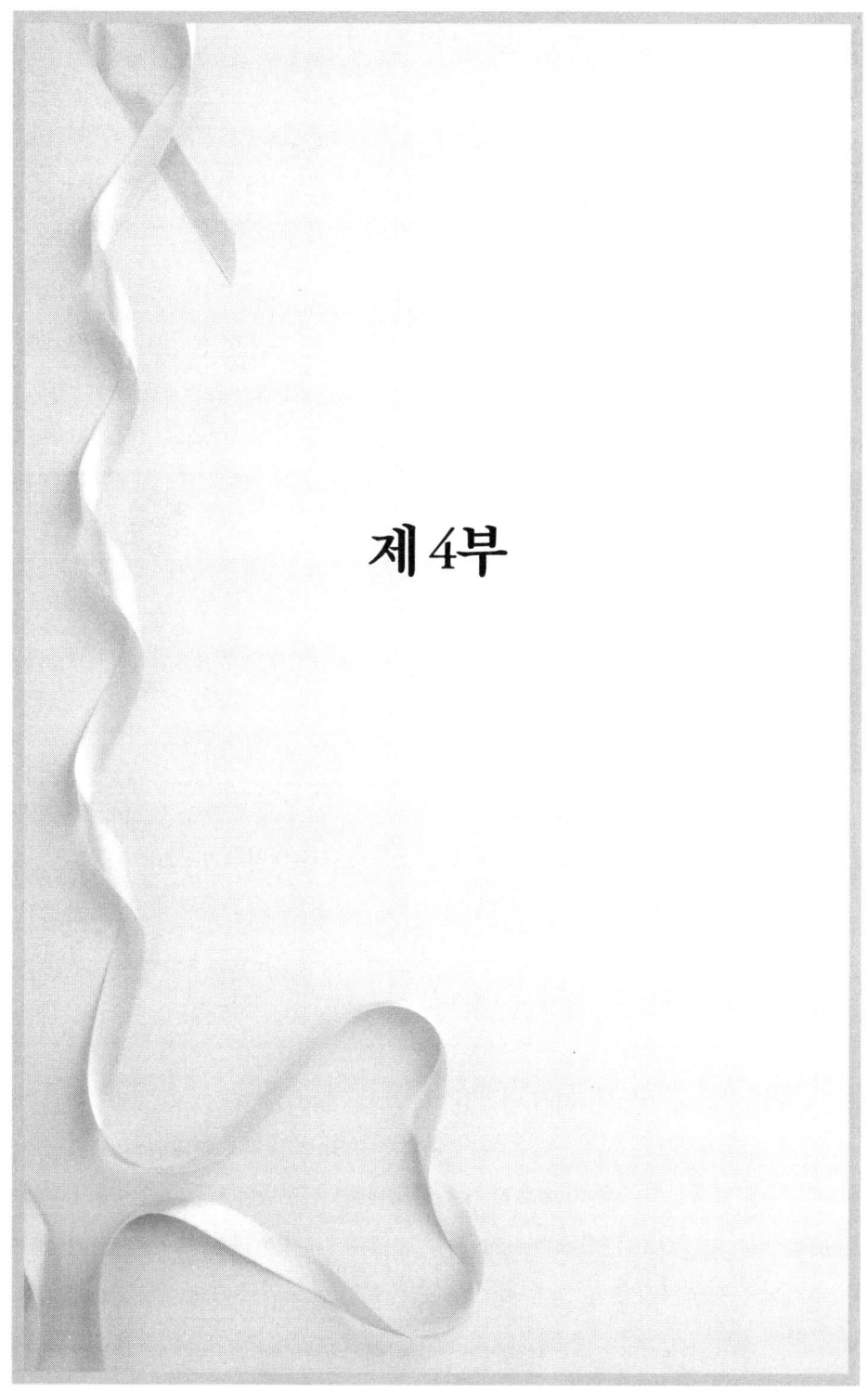

제4부

1. 가장 간단한 주요 지압 경혈

서양의학이 만병통치가 아니듯 자연 치유 건강 회복법도 좋은점과 부족한 면도 있다. 그러나 자연 치유 건강법은 부작용이 거의 없다는 점이 가장 큰 장점이다.

요통의 경우에 국한시켜 보자면 하나의 사례로서 다음의 기사를 참고할 필요가 있다.

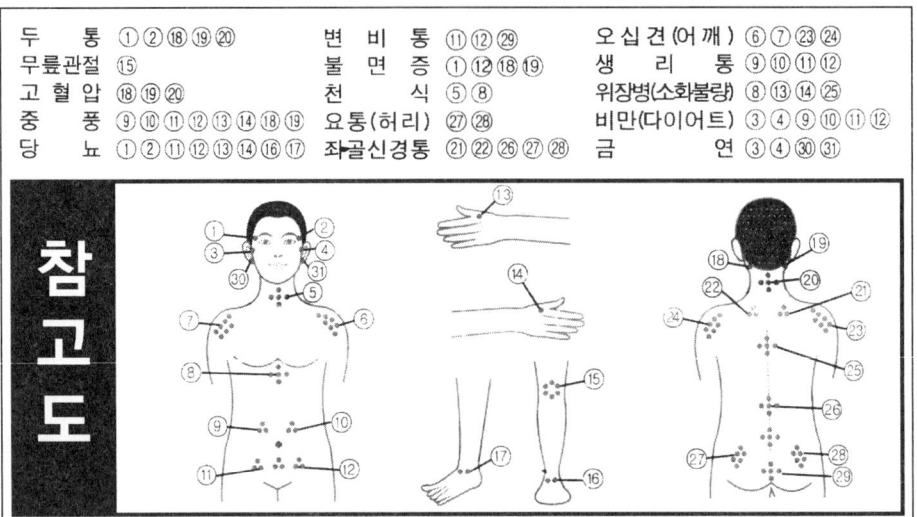

요통(腰痛)의 경우에 필요한 체조, 또는 교정자세 요통의 경우는 허리에 무리가 가거나 자세의 불균형, 또는 외부의 충격에 의해 발생하는 경우가 많다.

대부분의 경우 추간판(椎間板) 헤르니아, 또는 여러 원인에 의해 발생하는 경우가 많다. 이러한 경우 주로 대부분 허리의 가장 취약 3~4번, 또는 4번 5번 사이에서 통증이 발생되는 경우가 많다.

'세계 척추의 날' 올바른 허리 건강법

16일은 세계보건기구(WHO)가 정한 '세계 척추의 날' 이다. 현대인의 고질병인 척추 질환을 예방하고 정확히 치료하기 위해 2001년 지정됐다. 척추는 33개의 뼈가 인대와 관절, 디스크로 연결돼 마디를 이루고 있다. 그 주위에는 두꺼운 근육이 둘러싸고 있어 척추의 운동을 조절한다. 워낙 복잡한 구조이다 보니 자주 통증이 생길 수박에 없다.

● '단순 요통' 과 '병적 요통' 구분해야

허리가 아프면 일단 '디스크'를 걱정한다. 하지만 허리가 아프다고 다 심각한 건 아니다. 삼성서울병원 김은상 신경외과 교수는 "10면 중 8명은 평생 한 번 이상 허리 통증을 경험한다. 대다수가 겪는 허리 통증은 '단순 요통'이라고 했다.

이는 일상생활에서 허리에 부담이 가 생긴다. 가장 많은 허리 통증인 염좌는 뼈와 뼈를 연결하는 인대가 부분적으로 끊어진 경우다. 평소 수영이나 요가, 빠르게 걷기 등으로 허리 근육을 단련하면 단순 요통은 큰 문제가 되지 않는다.

반면 척추의 추간판 탈출증(허리디스크)이나 척추관 협착증 등 '병적 요통'은 단순히 볼 수 없다. 디스크(추간판)는 척추뼈 사이에서 쿠션 역할을 하는 말랑말랑 젤리 같은 구조물이다. 무리한 힘이 가해지면 손상을 입어 돌출하게 된다.

허리 통증보다 다리 통증이 더 심하면 디스크를 의심해야 한다. 허리디스크는 허벅지와 장딴지의 뒤쪽을 따라 발등이나 발바닥까지 통증이 내려간다. 다만 디스크는 감기처럼 특별한 치료를 하지 않아도 전체 환자의 75%가 자연 치유된다.

증상이 있다고 바로 수술하기보다 최소 한 달 이상 지켜보는 것이 좋다. 전문의들은 터져 나온 디스크가 흡수되는 경우도 있어 급하게 수술할 이유가 없다고 강조한다.

약물이나 물리치료에도 △통증을 견딜 수 없거나 △발가락이나 발목의 힘이 현저하게 약해진 경우 △대소변을 보는 힘이 약해진 경우 등은 수술을 고려해야 한다. A병원에서는 수술을, B병원에서는 비수술적 치료를 권한다면 가급적 비수술적 치료로 경과를 좀 더 지켜보는 것이 좋다.

가. 척추관 협착증이나 척추 측만증이라면?

'척추관 협착증'은 50대 이후 발생하는 퇴행성 질환이다. 척추 신경이 지나다니는 척추관이 좁아지면서 생긴다. 허리 통증만 있다면 척추관 협착증이 아닐 가능성이 높다. 척추관 협착증은 걸을 때 허리보다 엉덩이와 다리 쪽 통증이 심하다.

이 역시 약물이나 물리치료를 먼저 시도해본 뒤 보행거리가 100m 이내로 짧아지고 통증이 커 일상생활에 지장이 많다면 신경이 눌리지 않게 하는 '감압술'이나 불안정한 척추를 잡아주는 '교정술'을 시도해 볼 수 있다.

'척추 측만증'은 척추의 휘어진 상태에 문제가 생긴 질환이다. 앞에서 볼 때 척추가 일자가 아니고 옆으로 지나치게 휘어 '척추 변형'이 생긴 경우다. 누구나 약간

씩 측만 증세가 있지만 심하면 심폐 기능 저하로 이어질 수 있다.

측만 증세가 심하다면 어떤 형태의 '보조기 치료'나 휘어짐을 작게 하는 '수술적 치료'를 해야한다. 그렇다면 비수술적 치료로 간단하게 디스크나 협착증을 치료한다는 병원 광고는 얼마나 믿을 수 있을까. 칼을 대지 않고 뭔가를 넣어서 척추관을 넓혀주거나 디스크를 제거하는 시술은 일시적으로 통증을 완화시켜 줄 수는 있어도 근본적인 치료법은 아니라고 전문의들은 강조한다.

'수술을 하면 허리가 더 나빠진다'는 말도 있다. 그러나 서울아산병원 조재환 정형외과 교수는 "흔히 척추 수술은 '잘되면 본전이고 대개는 더 나빠진다'는 잘못된 선입견이 있다"며 "과학적으로 수술을 받을 만하다고 입증된 환자가 수술을 받으면 대개 결과가 좋다"고 했다.

명심해야 할 점은 수술 역시 척추 건강을 회복하는 하나의 과정이라는 것이다. 수술을 하더라도 운동을 통해 허리를 강하게 만드는 것이 가장 중요하다.

나. 척추 건강을 위한 생활습관 5계명

① 구부정한 자세로 앉기, 어정쩡한 자세로 허리를 비틀기 등 잘못된 자세 고치기
② 복식 호흡을 하듯 아랫배를 뒤쪽의 척추를 향해 최대한 안으로 넣는 운동 수시로 하기
③ 걷기를 비롯해 스트레칭과 수영, 요가 등을 낮은 강도로 매일 하기
④ 체중이 많이 나가면 척추에 무리한 힘이 가해지므로 적정 체중 유지하기
⑤ 스트레스와 우울 증세는 허리 근육의 긴장도를 높이는 만큼 줄이도록 노력하기

고대의 도인 건강술 등 지나치게 신비, 또는 현학적인 내용에서 벗어나 다음의 동작들은 요통 등에 아주 효과가 좋다. 세계적인 권위를 자랑하는 최고의 의학자들이 강력히 추천한 바 있다.

옛날의 기공동작이나 현대적 정체 운동이나 그 원형적 자세는 다르더라도 근본적인 원리는 상통한다고 본다.

참조하면서 해당자는 스스로 실행하면 좋을 것이다.

다. 요통체조

하루 5~6회로 나누어 끈기있게 조금씩이라도 3개월 이상 계속한다. 하나의 체조를 3~5

회 반복한다. 한번에 전부를 하지 않아도 좋다.

복근 운동의 기본자세 무릎을 세워서 위를 보고 반듯이 눕는다. 다음에 코로 천천히 숨을 쉬어 배를 부풀리고 천천히 숨을 내뱉는 복식호흡을 한다.

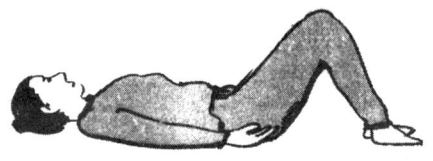

양손을 밤에 댄 기본자세

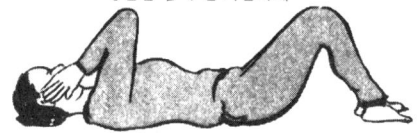

2. 몸을 일으키는 운동

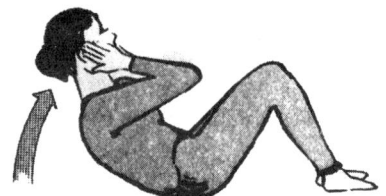

기본 자세에서, 어깨가 바닥으로부터 25cm 정도의 높이가 될 때까지 다섯을 세면서 천천히 몸을 일으킨다. 몸을 일으킨 그대로의 위치에서 다섯을 센다.

기본체조

3. 복근을 강하게 한다

기본자세에서 몸을 비틀 듯이 하여 오른손이 왼쪽 무릎에 이르도록 몸을 일으킨다. 천천히 원위치로 돌아가서 복식호흡을 한다. 좌우 교대로 되풀이 한다.

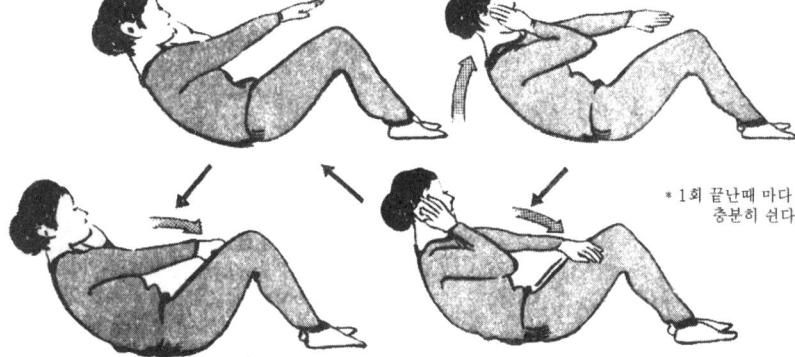

* 1회 끝난때 마다 충분히 쉰다.

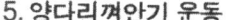

4. 배꼽들여다보기 운동

기본자세에서 양손을 배꼽이나 허리뼈 있는곳에 대고 배를 들여 보내면서 등뼈를 바닥에 밀어붙인다. 다음에 얼굴을 조금 들고, 엉덩이에 힘을 주어 허리를 조금뜨게 하면서 배꼽을 들여다본다.

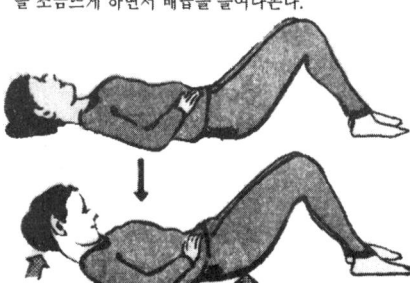

5. 양다리껴안기 운동

양손으로 각각 무릎을 잡고, 가랑이를 벌리면서 무릎이 겨드랑이 아래에 닿도록 잡아 당긴다.

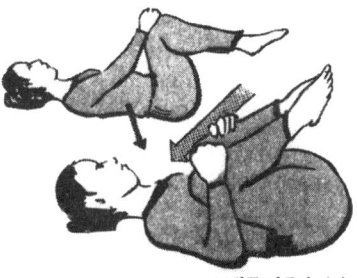

*20회쯤 되풀이 한다.

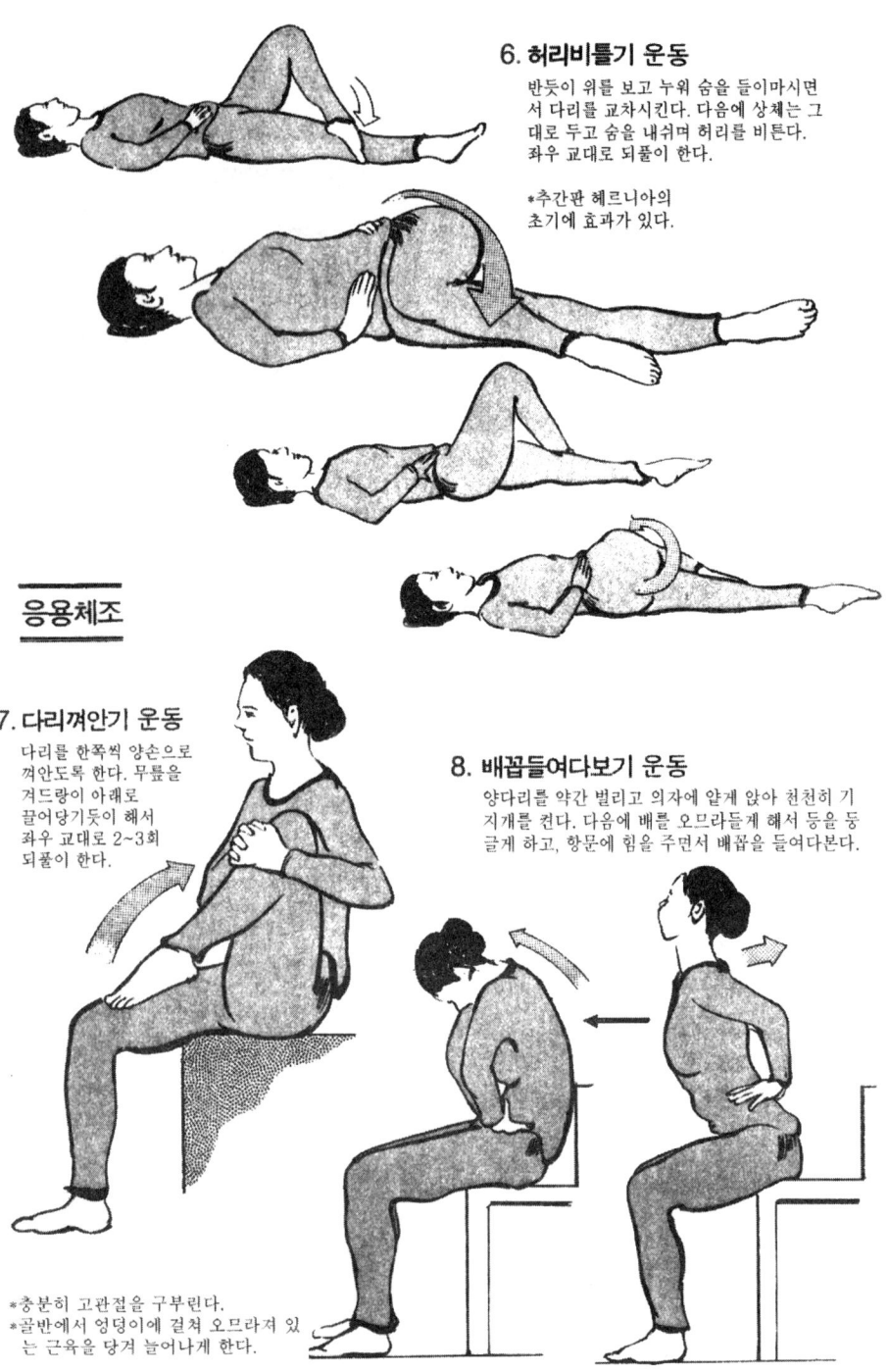

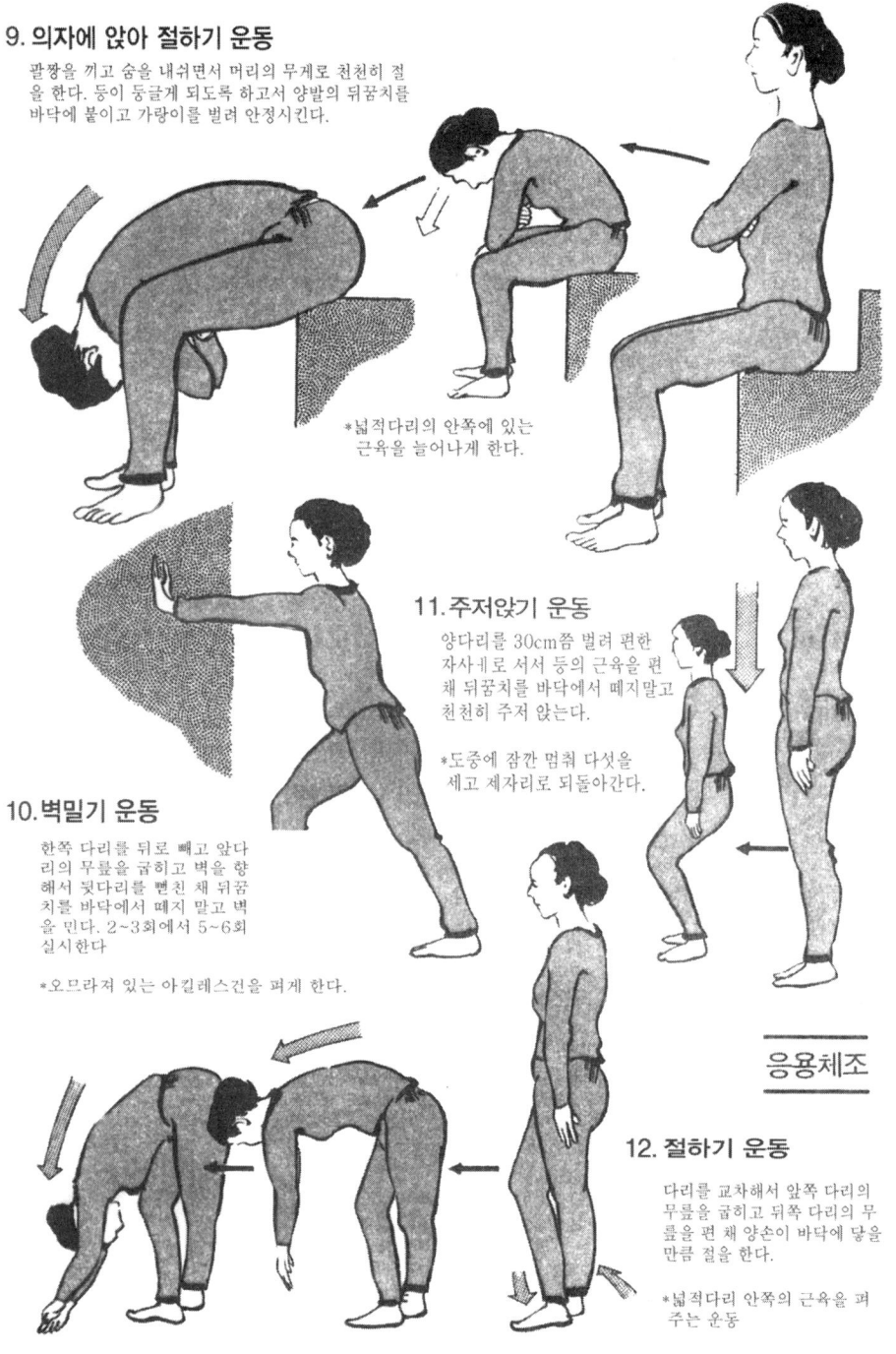

9. 의자에 앉아 절하기 운동

팔짱을 끼고 숨을 내쉬면서 머리의 무게로 천천히 절을 한다. 등이 둥글게 되도록 하고서 양발의 뒤꿈치를 바닥에 붙이고 가랑이를 벌려 안정시킨다.

*넓적다리의 안쪽에 있는 근육을 늘어나게 한다.

10. 벽밀기 운동

한쪽 다리를 뒤로 빼고 앞다리의 무릎을 굽히고 벽을 향해서 뒷다리를 뻗친 채 뒤꿈치를 바닥에서 떼지 말고 벽을 민다. 2~3회에서 5~6회 실시한다

*오므라져 있는 아킬레스건을 펴게 한다.

11. 주저앉기 운동

양다리를 30cm쯤 벌려 편한 자세로 서서 등의 근육을 편 채 뒤꿈치를 바닥에서 떼지말고 천천히 주저 앉는다.

*도중에 잠깐 멈춰 다섯을 세고 제자리로 되돌아간다.

12. 절하기 운동

다리를 교차해서 앞쪽 다리의 무릎을 굽히고 뒤쪽 다리의 무릎을 편 채 양손이 바닥에 닿을 만큼 절을 한다.

*넓적다리 안쪽의 근육을 펴주는 운동

응용체조

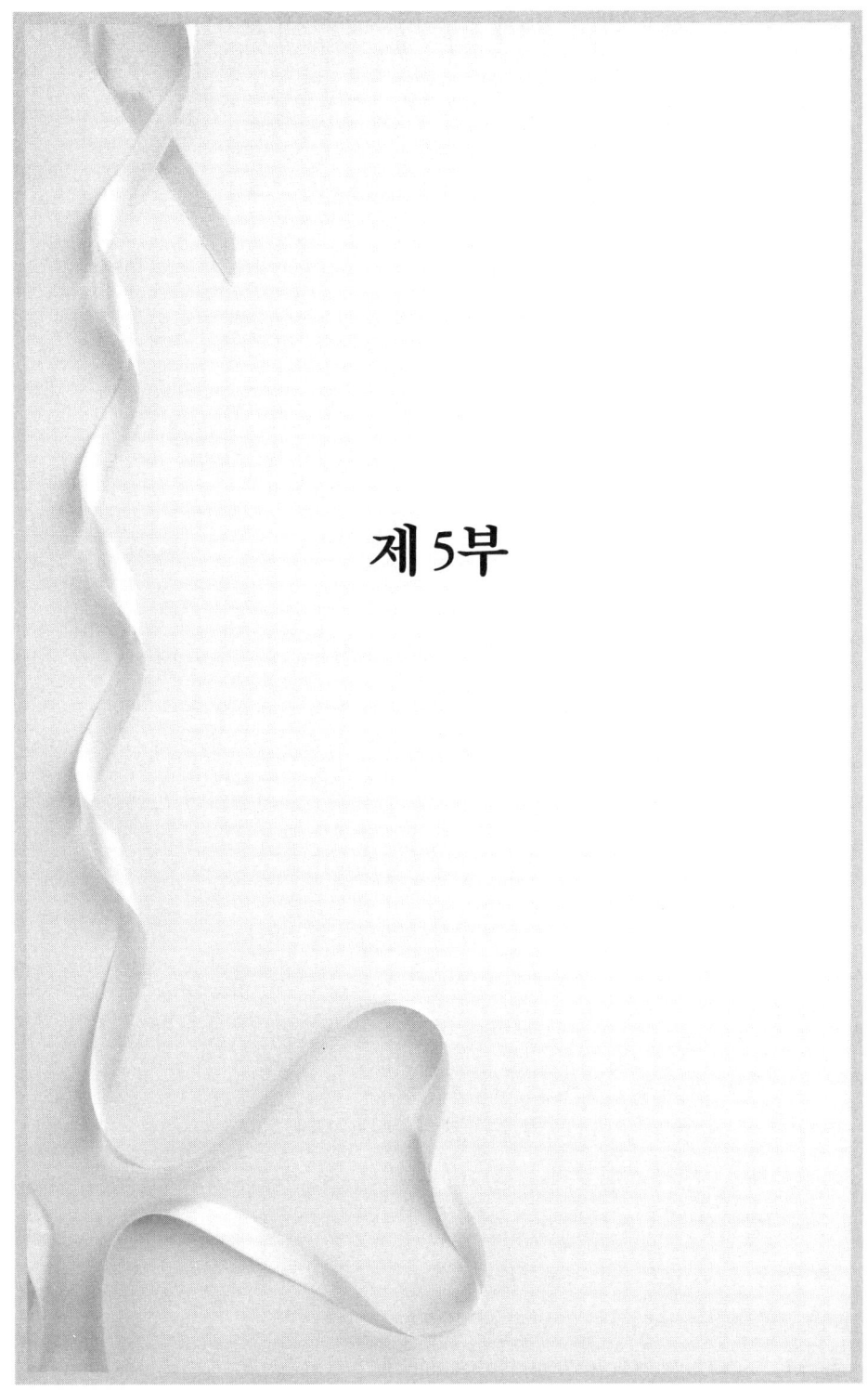

제 5부

1. 각종 증세에 대한 한약처방 및 인체에 유익한 약초

건강에 유익한 섭생(攝生) 양생(養生)에 대하여 살펴보자

의식동원(醫食同源)은 식생활과 건강의 중요성을 일깨워준다. 모든 병은 식생활과 연관된 것이다.

의무일여(醫武一如)는 무술(운동)과 건강 문제의 중요성을 논급하는 말이다.

인간에게 있어 식생활과 건강, 운동과 건강이 얼마나 중요한가를 여실히 입증하는 말이다.

건강문제는 본질적으로 예나 지금이나 가장 중요한 문제이다.

누구나 이해하기 쉽도록 별로 어렵지 않은 약재 또는 건강에 관한 자연식품(自然食品)에 대해 알아보기로 한다.

한약이나 식품들은 서로 상생(相生) 화합(和合)하는 일종의 궁합과 같은 원리가 작용한다.

전자의 경우는 그 효능을 더해주는 유익함이 따른다.

그와 반대로 서로 상극(相克)되는 약과 음식도 있다.

뒷장에서 좋고 유익한 경우를 다루기 전에 서로 상극으로 인한 유해성을 유발하는 경우도 있다. 후자의 경우에 대해 사전에 미리 알아둘 사항이 우선 순서로 필요하다.

가. 산야초(山野草), 자연식재(自然食材) 에 대하여

한방에서 사용되는 대부분의 약재들은 대부분 초목(草木) 또는 자연약재를 사용하였다. 약(藥)이란 한자를 파자(破字)하면 풀초(草)에 나무목(木)자가 들어있는 데서도 그 기원과 유래를 짐작할 수 있다.

고대의술은 일종의 샤머니즘, 주술과 관련되어 나타난다.

후대에 내려오면서 점점 분화(分化)되고 부분적으로 전문화 되었다. 그러한 바탕에서 천인합일설(天人合一說)이 생겨났다.

그러한 기원에서 음양설(陰陽說)이 생겨났고 그것은 하늘이 양이고 땅은 음이며 남자는 양, 여자는 음이라는 개념이 생겨났다.

음양설은 다시 오행설(五行說)과 이어지는데 그것이 화, 목, 금, 토, 수라는 다섯

가지 요소로 구분되어 결합이반(結合離反)의 변화를 이룬다.

그러한 사상이 음양, 다시 오행설로 발전되어 모든 우주만물, 인간관계 병인(病因)과 치유 방법에도 응용된다.

모든 문제 그러한 문제에도 관련시켜 여러 분파로 연구 발전되었고, 그 중에서 좋은 약, 건강법, 질병의 예방과 치유술에 널리 활용되었다.

유구한 역사를 지닌 중국의 한의술에는 약재에 대한 온갖 처방이 전해지고 있다.

우리나라에서도 천하의 명의들이 질병치유에 대한 한약에 대해 숱한 방법의 처방과 비전을 전한다.

여러 한의술 중에서 가장 실행에 응용하기 쉽고 약재를 구하기에 무난한 처방을 보기로 한다.

오늘날 현실에 비추어 웅담, 사향, 호신, 해구, 흑질백장, 백사 이런 약재는 현실적으로 사용하기 어렵다는 뜻에서 제외 한다.

동의보감에 나타난 처방하기 쉬운 한약재에 대하여 알아보기로 한다.

오가피

성분이 따뜻하고 맛이 맵고 독이 없고 오로(五勞)와 칠상(七傷)을 보해주며 익기(益氣)와 첨정(添精)을 하고 견근골(堅筋骨)하며 강지의(强志意)하고 남자의 陰委와 여자의 陰痒을 치료하니 허리와 瘠痛 및 양다리의 痛痹에 골절을 攣急痿躄을 낫게 하고 어린이가 3세에도 걷지 못하는데 이것을 먹으면 바로 걸어 다닌다.

위로 오차성의 정기를 응하여 자라기 때문에 잎이 5개가 나는 것이 좋고 오래 살고 늙지 않으니 선경약이라 한다.

오로(五勞): 오장이 허약해서 생기는 5가지 허로병
칠상(七傷): 남자에게서 신기가 허약하여 생기는 일곱 가지 중상, 음한, 음위, 이급, 정루, 정소, 정청, 소변삭 등이다.
익기(益氣): 기를 보해준다. 기가 허해지면 온몸이 몹시 노곤하면서 힘이 없고 목소리가 약하며 말하기 싫어하고 숨결이 약하며 얼굴이 창백하고 저절로 땀이 나며 바람을 싫어하고 입맛이 없으며 대변이 묽고 맥이 허약해진다.

견근골(堅筋骨): 근골을 튼튼히 해준다.

강지의(强志意): 의지를 강하게 해준다.

음위(陰委): 음경이 제대로 발기되지 않는 증세

음양(陰痒): 음부가 가려운 병증

척통(脊痛): 등뼈가 아픈 증세

통비(痛痹): 풍한습에 의해 뼈마디가 몹시 아픈 것

연급위벽(攣急痿躄): 힘줄이 오그라들고 뻣뻣해지고, 근맥이 이완되어 마음대로 움직이지 못하는 증상

과민성 대장 증후군

모든 변비증에는 해초류, 특히나 다시마, 미역이 좋다.

다시마에는 알긴산이란 성분과 칼슘, 요도, 철분 등이 다량 함유되어 증세를 호전시키는데 매우 좋다.

과민성 대장증후군에는 스스로 배꼽주위를 자주 마사지하거나 뜸을 자주하면 좋다.

쌀알이 길고 자색 빛이 나는 토종 찹쌀로 밥을 지어서 들기름과 채소를 섞어 복용하면 신기한 효험을 본다.

모든 기관지염 해소 등에는 도라지 은행이 좋다. 도라지 조청을 만들어 먹거나 은행알을 까서 살짝 볶아서 복용한다.

소 혓바닥을 잘게 썰어서 프라이팬에 올려놓고 호두기름을 부은 후 적당히 열을 가한 후 잘 익혀서 자주 먹으면 매우 효험이 탁월하다.

영지(靈芝)버섯/ 간장질환(肝臟疾患) 갱년기 장애에

용법

영지버섯 2.5~5g을 600cc의 물에 1/2량이 되도록 끓여서 그 물을 복용한다.

*영지버섯은 불로장수 연년신선의 약제로 심장의 기능을 도와주고 내장의 활동을 보해주며 머리를 맑게 하고 몸을 가볍게 하여 선인의 지경에 달하여 장수한다고 기록되고 있다.

추이(椎耳)버섯

영양가치가 풍부한 식물성 건강식품

성분: 단백질, 지방질, 당질, 섬유질, 회분, 칼슘, 철분, 비타민b2 등 영양적 불가결한 성분이 많고 맛과 향기도 있으며, 생것이나 건조된 것도 모두 기본적으로 같은 성분이 들어있어서 건강식품으로 먹으면 언제나 좋은 체질을 계속 유지할 수 있는 식품이다.

*특히 숙취나 어류의 독을 풀어주고 위장을 튼튼히 하는 데는 효과가 크다.

분취(粉吹)버섯은 모든 암(癌)의 치료예방에 좋다

용법

1회량으로 2~6g을 400cc의 물로 1/3량이 되도록 끓여서 맛이 너무 쓰면 약간의 설탕을 넣어서 복용해도 좋다.

*광엽수에 기생하는 버섯의 일종으로 수목에게는 암이 되어서 수목은 썩어 죽게 된다. 이것을 역으로 인간은 처음 암의 예방과 치료목적으로 사용

복령(茯苓)은 비뇨이상과 위염, 위하수 등에 좋다

용법: 복령5g, 출(朮) 4g, 인삼, 생강 진피 각 3g, 지실(枳實) 1.5g을 1일량으로 끓여서 탕으로 복용한다.

*복령은 한방에서 많이 쓰이는 약재로 단독으로 쓰지 않고 오령산, 오적산 등 여러 가지 약재로 쓰이며, 구토증, 위부정체감, 위신경증 등에 효력이 있다.

원이(猿耳) = 원숭이 버섯: 모든 암에 자연치유를 증감시킬 때

용법: 원이버섯을 잘게 썰어서 1일 량으로 5~7g을 600cc의 물로 1/2이 되도록 끓여서 3회로 나누어 복용한다.

*암 예방약으로도 계속 복용하면 효과가 있다.

채취: 산지에서 많이 볼 수 있는 침엽수나 광엽수의 고사목 등에서 기생하는 버섯류로 혁질(革質)이며, 표면은 흑백, 회색, 갈색의 변화가 있고 반원형으로 짧은 털이 있고 이면은 백색이나 회색으로 작은 구멍이 나 있다.

봄에서 가을 사이에 채취하여 벌레가 모이지 않도록 철판 위에 놓고 가열

건조하는 것이 좋다.

감귤에 대한 효능

감귤은 특히나 비타민을 많이 함유한 자연건강식품이다. 감귤은 예로부터 한방에서 여러 처방에 사용되었다. 최근에 이르러 감귤의 효능에 대해 다음과 같이 규명하고 있다.

2017. 8. 3 경향신문

"감귤 껍질 먹으면 피부가 덜 늙는다"

노밀린 성분 등 콜라겐 생성 30% 늘려 노화 방지 확인

감귤, 특히 감귤의 껍질(사진)을 먹으면 콜라겐을 약 30% 늘려줘 피부 노화를 막을 수 있다는 연구 결과가 나왔다. 피부 개선 성분이 듬뿍 들어있기 때문이다.

농촌진흥청 감귤연구소는 감귤에 들어있는 노밀린(nomilin)성분과 6, 7- 하이드록시 베르가모틴 성분에 피부의 탄력 증진과 주름 개선 효과가 있다는 사실을 제주대 화학코스메틱학과와의 공동 연구로 확인했다고 2일 발표했다.

이 두 성분은 감귤의 과육에도 들어 있지만, 껍질에 특히 많이 있다고 감귤 연구소는 밝혔다.

인간 섬유아세포를 이용한 실험에서 감귤의 노밀린 성분은 피부의 콜라겐 생성량을 33% 증대시키는 것으로 나타났다.

콜라겐은 피부의 탄력을 키우고 노화를 방지하는 등의 기능을 한다. 또 노밀린은 피부의 탄력을 유지하는 물질(엘라스틴)을 분해하는 효소(엘라스테이제)의 활성을 억제하는 기능도 갖고 있는 것으로 밝혀졌다.

6, 7-디하이드록시 베르가모틴 성분 역시 피부의 콜라겐 생성량을 29% 늘리는 것으로 나타났다. 또 이 성분은 콜라겐을 분해하는 효소(MMP-1)의 생성을 49%나 억제하는 것으로 밝혀졌다.

생쥐 세포를 이용한 실험에서는 아토피와 여드름을 일으키는 염증인자의 생성을 억제하는 것으로 나타나기도 했다.

농진청은 감귤을 식, 의약품은 물론 화장품 재료로 사용할 수 있는 범위가 커짐으로써 감귤 수요 증대로 인한 농가 소득 향상이 기대된다고 밝혔다.

김상숙 감귤연구소 농업연구사는 "피부 개선 성분이 특히 많이 들어있는 감귤

껍질을 말려놨다가 차를 끓여 먹는 것이 좋다"고 말했다. 김 연구사는 이어 "버려지는 감귤 껍질을 식용, 약용은 물론 화장품 재료로 활용하기 위한 당국과 업계의 노력이 필요할 것으로 판단된다"고 밝혔다.

감귤에 대한 효능에 대해 위의 기사를 참조하면 건강에 도움이 될 것이다. 그런데 여기에서 한마디 덧붙이자면 감귤 껍질에 농약이 잔류된 경우에 대비하여 철저히 세척하여 식용이나 약용으로 사용해야 한다는 것을 명심해야 할 것이다.

나. 각종 질병에 유익한 약재처방

전자에서 주로 침, 뜸, 지압, 안마 등의 방법에 대해서 다루었다.
본장(本章)에서는 그 치유 방법에 병행, 사용되는 약(藥)에 관하여 중점적으로 소개하겠다.
유구한 역사를 지닌 중국은 온갖 기상천외한 의술이 비전(祕傳)되었다.
중국의 중양대서전(中藥大辭典) 신농본초경(神農本草經), 본초강목(本草綱目), 우리나라의 저 유명한 동의보감(東醫寶鑑) 수당(隨唐) 시대 가장 훌륭한 명의 손사막(孫思邈)의 비급천금요방(備急千金要方) 천금익방(千金翼方) 등에 중요한 약 처방이 실려 있고 우리 해동(海東)에서도 숱한 처방 약들이 전해오고 있다.

한방의술의 약재 처방

한방의술의 약재 처방에 대해서 논하자면 중국 명나라 때 최고의 명의인 이시진이 저술했다는 본초강목이 으뜸으로 꼽히고 있다. 우리나라에서는 그와 비견되는 동의보감이 편찬되어 전한다. 편자는 주로 본초강목과 동의보감에서 비전되는 처방요법, 한약에 대해 가장 실생활에 응용하기 쉬운 방편을 간추려 소개한다.
조선조 선조 광해군 시대 우리나라 한의학의 태두이자 동의보감(東醫寶鑑)의 명저(名著)를 남긴 허준(許浚)선생에 의하면 상극된 음식을 섭취한 후 부작용이 생길 때 그 해독(解毒)에 대해서도 다루고 있다.

허준 선생에 대해서는 해동천재 허균(許筠), 그의 누님 조선조 최고의 여류시인 허난설헌의 생애를 3권의 역사소설을 통해 허준선생에 대해 필자는 상당한 분량의

지면을 할애한 바 있다.(소설 · 1, 2, 3)

참고:「허균 1, 2, 3」역사소설 김선(金仙)

허준 선생의 동의보감에 근거하여 오늘날에 이르러서도 한방의 처방은 서로 상생합일(相生合一)의 원리에 입각한 경천애인(敬天愛人) 사상이 조화를 이루는 것이 특징이다.

불교(佛敎)의 활인공덕(活人功德) 사상과도 상통하는 바 있다.

그러한 근거를 바탕으로 음식의 경우에도 서로 상극되는 음식, 궁합이 어긋나는 음식을 동시에 섭취했을 때 발생할 수 있는 부작용, 거기에 대응하는 해독(解毒)방법의 사례를 먼저 보기로 하자

〈해독법〉
돼지고기+우렁이: 두 음식을 함께 먹었을 때 눈썹이 빠질 수 있다. 이런 경우의 해독방법은 녹두를 사용할 것
굴+흑설탕, 돼지고기+감, 시금치+우유: 이러한 경우 탈이 날 때도 녹두로 해독한다.

우렁이+국수: 두 음식을 함께 먹은 후 뒤탈이 날 때 닭 똥의 흰 부분
개고기+마늘을 함께 먹을 경우: 식중독이 생기면 고수달인 물이 해독제
꿀+붕어, 뱀장어, 소의 간을 먹은 후 식중독이 생기면 콩과 감초로 해독시킨다.(감두탕)
미나리+닭고기: 두 음식을 먹은 후 배탈이 나면 녹두 즙으로 해독
뱀장어+식초를 먹고 탈나면 검은콩과 감초를 함께 달여 먹는다.
고구마와 석류를 먹고 탈나면 부추즙을 마시면 해독된다.
굴과 털게를 먹고 종기가 생기면 마늘즙으로 해독

山蔘과 人蔘에 대하여

산삼은 한약재들 중에 단연 최고의 영약(靈藥)으로 유명하다. 한방의 질병치유에 그 종류에 따라서 많이 사용된다. 산삼은 인삼에 이르기까지 여러 종류로 구분된다.

산삼에 대한 그 놀라운 효능을 한방에서는 다음과 같은 내용으로 적어 놓았다.

산삼(山蔘)

산삼은 예부터 '불로장생(不老長生)의 선약(仙藥)'으로 손꼽혀 왔다.

산삼은 인삼의 원종으로서 학명(學名)을 파낙스라고 하는데 파낙스란 그리스말로 '만병통치약' 이라는 뜻이다.

산삼은 다년생 숙근초(熟根草)로서, 잎은 대개 5개이며, 모양이 사람의 손모양과 같다고 하여 장삼엽(掌蔘葉)이라 부른다.

한쌍의 장삼엽은 산삼의 경우 수십년 동안 자라야만 잎의 줄기가 각각 5개가 되고 잎의 총수도 25개가 된다. 산삼의 줄기는 보통 하나인데 때로는 다경(茶莖)이라 하여 줄기가 2~3개인 것도 있다.

재배인삼은 보통 3년이면 꽃이 피지만 산삼은 꽃과 열매를 맺는데 10년이 걸리며, 수목(樹木)의 음지에서 자생(自生)하는 독립성이 강한 식물이다.

산삼의 특유한 향기는 황색의 액체인 파나센에서 나오는 것으로서, 산삼이 누런 황금색을 띤 것일수록 좋다는 것도 바로 이 파나센을 많이 함유하고 있기 때문이다.

꽃과 꽃봉오리에는 사포닌성분이 많이 함유되어 있는데 이 사포닌은 스트레스를 방지하고 근육의 수축작용을 도우며 중추신경을 자극하여 힘을 내게 해주는 효능이 있다.

특히 암세포(癌細胞)의 성장을 억제하는 등 산삼은 그 약효가 실로 경이적이라고 할만큼 신비한 영약(靈藥)이다.

효능

산삼은 그 신비의 약효로 '만병통치의 명약'으로 알려져 왔다.

산삼을 심신피로로 인한 피로회복에 최고이며, 폐와 늑막을 튼튼하게 하고 난치병으로 알려진 암세포를 녹이는 작용을 한다.

또한 구토를 멈추게 하고 위장의 기능을 강화하게 식욕을 증진시키며 얼굴이 상기(上氣)되는 것을 해소시킬 뿐 아니라, 가슴의 기능을 강화하여 호흡의 난조를 고치는데 탁월한 효력이 있다.

특히 산삼은 노인들의 절명위기를 넘기게 해주며, 정기(精氣)를 강화하고 혈액속의 임파액(淋巴液)을 만들어 현기증에도 약효가 뛰어난 최고의 명약이다.

산삼(山蔘)은 김부식의 「삼국사기(三國史記)」와 양나라의 학자 도홍경(陶弘景)의 「명의별록(名醫別錄)」에 백제 무령왕 12년이 되는 513년 12월에 양나라의 무제에게 우리나라 삼을 보냈다는 기록이 처음으로 나타난다. 이것으로 보아 우리나라에서 산삼은 삼국시대 이전부터 민간에 체득된 경험적 효험이 계승되어 고려인삼이 약용으로 이용되면서 널리 알려지기 시작했다고 볼 수 있다.

산삼의 종류에 대해 알아보자면

심마니들은 산삼(山蔘)을 한 20가지 정도로 분류하나 통상 4가지로 구분하는 편이다.

1. 천종산삼(天種山蔘) 산삼의 원종으로 옛날부터 산에서 자생하여 자연 상태 그대로 자란 순수종 산삼을 말한다. 요즘에는 천종산삼을 보기가 힘들다.
2. 지종산산(地種山蔘) 인삼종이 야생화 되어 원종으로 회귀되어 가며 자라는 비순수종의 산삼을 말한다.
3. 인종산삼(人種山蔘) 천종과 지종이 순수한 야생삼인데 비해 인종산삼은 인공적으로 씨를 뿌려 재배한 삼으로 산양삼과 장뇌삼(씨장뇌, 묘장뇌)가 있다.
4. 산양산삼(山養山蔘) 산삼 종자를 야생에 뿌려 자연 상태로 자라도록 내버려두어 산삼에 가깝게 자란 장뇌삼을 말한다. 산양산삼을 자연 상태에서 자랐기 때문에 산삼과 구분하기 어렵고, 전문가들도 혼동하는 경우가 드물지 않다고 한다.

요즈음 산삼 외에도 산양삼, 천종삼 등 명칭이 다른 재배용의 삼(蔘) 종류가 다양하게 재배되고 있다.

그 효능에 차이는 같을 수 없지만 어느 정도 저마다 다르게 나름대로의 그 약성을 부정할 수는 없다.

죽절인삼(竹節人蔘)

건위(健胃), 거담(去痰) 제로
용법: 죽절인삼 뿌리 3~6g을 1일량으로 해서 300cc의 물로 1/3량이 될 때까지 끓여서 3회로 나누어 복용한다.
채취: 9월에서 11월 사이에 뿌리를 채취해서 잔뿌리는 제거하고 물로 씻은 다음 햇볕에 말린다.
특징: 죽절인삼은 쓴맛이 강하고 건위제나 거담제로 쓰일 뿐 인삼(인삼)처럼 신진대사를 원활하게 하고 강정, 강장, 병후회복(病後回復)등의 기대는 할 수 없다.

기관지 천식(氣管支喘息)증후군

기관지 천식 증후군에 대해서는 아직 명확한 원인이 규명되지 않고 여러 추측성 설(說)만 무성하다. 기관지 질병은 여러 유형으로 다양한데 목에 늘 가래가 붙은 느낌이고 숨이 차거나 헛기침이 자주 발생한다.
한방에서 주로 사용하는 처방은 거의 비슷하다. 증세에 따라서 약재를 가감하여 사용한다.

간 질환에 대하여

간염(肝炎) 간질환 증후군 청간탕(淸肝湯)을 처방
백작약(白芍藥) 1돈반(5.6g), 천궁(川芎) 당귀(當歸) 각 1돈(3.7g), 시호(柴胡) 8푼(3g), 산치인(山梔仁) 목단피(牧丹皮)각 4푼(1.5g)을 약재로 사용
간암에는 세간산(洗肝散)을 처방한다.
강활(羌活) 당귀(當歸) 박하(薄荷) 방풍(防風) 대황(大黃) 천궁(川芎) 치자초(梔子炒) 감초구(甘草灸)
위 약 1돈(4g)을 물로 달여 먹되 초룡담(草龍膽) 1돈을 더하는 것이 더욱 신통하여 효험이 있다.

부인과 질환

월경불순(月經不順)

좋은 식품: 맨드라미, 박, 겨자, 버섯 등

1) 맨드라미꽃 말린 것 한줌을 물 2홉으로 반이 되게 달여서 1일 3회로 나누어 식간으로 복용하면 된다.
2) 박(동과)의 껍질과 종자를 말려 달여서 1~2주간 마시든지 요리하여 먹으면 낫는다.
3) 겨자가루 4~8g쯤을 1일 1회 2일간 식전에 복용한다. 특히 여성의 허리와 배가 아프고, 열이 날 때에 더욱 효과가 있다.
4) 버섯 2~3개와 호두알맹이 2~3개에 설탕을 약간 넣어 물 3홉으로 달여 마시면 된다.

월경불순이 계속될 때 처방약(保生湯)

백출(白朮) 향부자(香附子) 오약(烏藥) 귤홍(橘紅) 각 2돈(7.5g) 인삼(人蔘)을 주요 처방 약재로 쓴다.

위 약에 감초(甘草) 각 1돈(3.75g)을 썰어서 1첩을 하고 생강 3쪽을 넣어 물로 달여 먹는다.

생리불순으로 인해 음식을 먹지 못할 때 처방은 귀원산(歸元散)

백출(白朮) 백복령(白茯苓) 진피(陳皮) 각 1돈반(5.6g) 반하(半夏) 1돈(3.75g) 인삼(人蔘) 천궁(川芎) 당귀(當歸) 백작약(白芍藥) 정향(丁香) 감초(甘草) 각 5푼(1.8g) 길경(桔梗) 지각(枳殼) 각 2푼반(0.9g)

산후 하혈증에 처방약

보기양혈탕(補氣養血湯)은 유산(流産) 등 이상 증세로 인해 하혈(下血)이 멎지 않을 때 사용된다.

인삼(人蔘) 황기(黃芪) 당귀(當歸) 백출(白朮) 백작약주초(白芍藥酒炒) 애엽(艾葉) 아교(阿膠) 천궁(川芎) 청피(靑皮) 향부자초(香附子炒) 축사연(縮砂硏)

위 약에 감초구(甘草灸) 각 1돈(3.75g)을 썰어서 1첩을 하여 물로 달여 탕으로 먹는데 약재를 빠짐없이 넣고 끓인 탕약을 식전 30분전 복용한다.

허로(虛勞)와 양기(陽氣) 부족한 증세에는 십전대보탕(十全大補湯)

인삼(人蔘) 백출(白朮) 백복령(白茯苓) 감초(甘草) 숙지황(熟地黃) 백작약(白芍藥) 천궁(川芎) 당귀(當歸) 황기(黃芪) 육계(肉桂) 각 1돈(3.75g)을 썰어 넣는다.

생강 3쪽과 대추 2개를 넣어 물로 달여 먹는다. 일명 십보탕(十補湯) 십전산(十全散)인데 황기건중탕(黃芪建中湯) 팔물탕(八物湯)을 합해서 하나의 처방을 만든 것으로써 기혈(氣血)의 구쇠(俱衰)와 음양(陰陽)의 병약(竝弱)을 치료한다.

증세가 심한 경우

자라 한 마리를 끓는 물에 담가 1분 정도 끓인 후 꺼낸다. 배를 갈라 내장은 버리고 그 안에 마늘을 채워 넣고 충분히 끓여 탕제를 만들어 복용하면 특효, 신장염, 소변 곤란에 효험이 크다.

허약(虛弱)체질(體質) 기혈이 모두 허약할 때

보익양영탕(補益養榮湯)

허로(虛勞)에 기혈(氣血)이 모두 허한 것으로 오로(五勞)와 칠상(七傷)을 치료한다.

숙지황(熟地黃)1돈반(5.8g), 당귀신(當歸身) 1돈2푼(4.5g), 백작약(白芍藥) 백복령(白茯苓) 백출(白朮) 진피(眞皮) 각 1돈(3.75g) 천궁(川芎) 인삼(人蔘) 지모(知母) 각 8푼(3g) 황백(黃柏) 7푼(2.6g) 감초(甘草) 5푼(1.8g) 오미자(五味子) 9알

위 약을 썰어서 1첩으로 하여 생강 3쪽을 물에 넣어 달여 먹는다.

자혈백보환(滋血白補丸) - 허약체질을 자양할 때

허로(虛勞)를 치료하고 혈기(血氣)를 보하며 음(陰)을 자양(滋養)한다.

토사자(　絲子) 숙지황(熟地黃) 각 4냥(150g) 당귀(當歸) 두충주초(杜冲酒炒) 각 2냥(75g) 지모(知母) 황백(黃柏) 각 1냥(37.5g) 침향(沈香) 5돈(18g)

위의 약을 가루로 하고 술풀에 오동열매 크기의 환을 만들어 죽염과 함께 70알을 삼켜 내린다.

방광염(膀胱炎) 통증과 배뇨곤란

위의 증세에 대한 처방은 오령산(五苓散)

택사(澤瀉) 2돈반(9.4g) 적복령(赤茯苓) 백출(白朮) 저령(豬苓) 각 1돈반(5.6g) 육계(肉桂) 5푼(1.8g)

위의 증세가 심해 통증이 심하면 당귀작약산(當歸芍藥酸)에 대싸리(지부자) 고사리 등 가미(加味)

창출(蒼朮) 백출(白朮) 당귀(當歸) 백작약(白芍藥) 각 1돈반(5.6g) 황기(黃芪) 1돈(3.75g) 진피(陳皮) 숙지황(熟地黃) 각 5푼(1.8g) 감초구(甘草灸) 생지황(生地黃) 각 3푼(1.1g) 시호(柴胡) 2푼(0.75g)

탕제를 만들어 식후에 3번 정도 복용하면 놀라운 효험

신경통과 급성 류마티스 관절통증

감초부자탕(甘草附子湯)

계지(桂枝) 4돈(14.5g) 감초(甘草) 부자포(附子炮) 백출(白朮) 각 1돈(3.75g)

위의 약재에 참깨, 가지, 무씨(나복자) 등을 가감하여 사용하면 신통한 효험이 있다.

늑막염(肋膜炎)

갈비뼈 사이에 염증이 잡히고 결리고 통증을 유발시키며 심하면 배에 복수가 차오르는 복막염으로 악화되기도 한다.

1. 풀고사리(裏白) 말린 것을 적당히 달여 1일 3회 이상 2~3일 차 마시듯 하면 낫는다.
2. 마늘 200g과 소주 1되, 설탕 200g을 병에 넣고 밀봉해서 3~6개월쯤 지나서 매일 한 잔씩 장복한다.
3. 의이인(율무) 분말에 현미 적당량을 넣어 죽을 만들어 먹으면 특효가 있다.

4. 매실 풋 것을 강판에 갈아 즙을 내어 이 액즙을 넓은 그릇에 담아 햇빛이나 열로 수분을 증발시키면 매실 엑기스가 되는데, 늑막염으로 미열이 있거나 기침이 심할 때 콩알만 하게 만들어 매일 3개씩 1~2주간 복용하면 특효가 있다.
5. 피마자 한 줌과 석산초(수선과의 石蒜)의 뿌리 1~2개를 넣고 찧어서 양 발바닥에 붙여 붕대로 감고 10시간쯤 지나게 되면 물기가 소변으로 나오는 특효가 있다.

시경반하탕(柴梗反夏湯)

담열(痰熱)이 심하여 가슴이 꽉 막히고 옆구리가 아프고 기침이 날 때 처방은 다음과 같다.

시호(柴胡) 2돈(7.5g) 과루인(瓜蔞仁) 반하(反夏) 황금(黃芩) 지각(枳殼) 길경(桔梗) 각 1돈(3.75g) 청피(靑皮) 행인(杏仁) 각 8푼(3g) 감초(甘草) 4푼(1.5g) 생강 3편

위의 약을 1첩으로 하여 물에 달여 먹으면 가슴이 답답하고 옆구리 아픈 증세가 점차 나아져 간다.

각혈(咯血) 증후군

청화자음탕(淸火滋陰湯)

증세 구(嘔) 토(吐) 해(咳) 수(嗽) 각(咯) 타혈(唾血)을 치료한다.
구기자뿌리(지골피)를 진하게 달여서 차처럼 마시면 효과가 있다.
무화과 열매를 생식하면 특효
실고사리의 포자(씨)가 있는 풀을 깨끗이 말려 포자를 털어서 2g씩 달여서 식전에 마시면 특효
천문동(天門冬) 맥문동(麥門冬) 생지황(生地黃) 목단피(牧丹皮) 적작약(赤芍藥) 산치자(山梔子) 황련(黃連) 산약(山藥) 산수유(山茱萸) 택사(澤瀉) 적복령(赤茯苓) 감초(甘草) 각 7푼(2.6g)
위 약을 잘게 썰어서 1첩으로 하여 물에 달여 7세 이전의 남자아이 오줌에 넣어 복용하면 특효

각종 잡병 치유방법

피부에 발진이 돋고 기침을 할때

갈근 귤피탕
증세: 피부에 발진이 돋고 기침을 하는 때 이를 치료한다.
처방: 갈근(葛根) 귤피(橘皮) 행인(杏仁) 지모(知母) 황금(黃芩) 마황(麻黃) 감초 각 1돈(3.75g)
약 먹는 법: 위 약을 물로 달여 탕으로 먹는데 처방에 포함된 모든 약재를 빠짐없이 첨가해야 한다.

피부의 발반 증세

서각현삼탕(犀角玄蔘湯)
증세: 피부에 나타나는 발반(發斑) 증세에 효험이 있다.
처방: 서각방(犀角鎊)1돈(3.75g) 승마(升麻) 2돈(7.5g) 황금 1돈반(5.62g) 향부자(香附子) 현삼 각 1돈(3.75g) 인삼 5푼(1.87g) 감초 3푼(1.12g) 대청(大靑) 1돈(3.75g)
위 약을 더하여 물로 넣고 달여 탕으로 먹는다. 효험이 나타날 때까지 꾸준히 먹는다

각종 종기(腫氣): 뽀루지

으름덩굴, 월계수잎, 민들레잎, 박, 우엉뿌리, 연꽃잎, 인동, 치자나무, 호두알갱이, 참깨 등이 좋다.

처방 1. 목통(으름덩굴을 말린 것)을 달여서 그 즙을 종기(뽀로지)에 바르면 효과가 좋다.
2. 월계수 잎에서 짜낸 월계유를 바르면 낫는다.
3. 민들레의 잎을 으깨어 술을 넣고 달여서 마시면 특히 등창에 효과가 있

다.
4. 우엉뿌리를 갈아 즙을 내어 바르면 효과가 있는데, 특히 부인의 음부가 부어 아플 때나 부르텄을 때에 바르면 효과가 있다.
5. 연꽃잎 말린 것을 침으로 적셔 유방의 종기에 바르면 낫는다.
6. 인동꽃, 줄기, 잎 말린 것을 1일 20~30g씩 달여서 3회로 나누어 3일간 차 대신 마시면 특효가 있다.

사용법: 1. 호두알갱이 1개를 찧어서 종기 위에 종종 갈아 붙이면 낫는다.
　　　　2. 깨기름을 환부에 바르면 특효
　　　　3. 참깨 생것을 입으로 씹어서 환부에 바르면 특효가 있다. 특히 어린이 종기에 특효

종기, 피부병으로 음증 발반에는

조중탕(調中湯)
내상(內傷)과 외감(外感)으로 인하여 음증 발반(發斑)하는 증세를 치료한다.
창출(蒼朮) 1돈반(5.6g) 진피(眞皮) 1돈(3.7g) 축사(縮砂) 곽향(藿香) 백작약(白芍藥) 길경(桔梗) 반하(半夏) 백지(白芷) 강활(羌活) 지각(枳殼) 감초(甘草) 각 7푼(2.6g) 천궁(川芎) 5푼(1.8g) 마황(麻黃) 계지(桂枝) 각 3푼(1.1g)
위 약을 생강 3쪽을 넣어 물로 달여 먹는다.

종기가 나서 아픈 피부병에 옥분산(玉粉散)
열한(熱汗)이 침체해서 부스럼이 되고 종양(腫瘍) 동통(疼痛)한데 쓴다.
합분(蛤粉) 4냥 7돈반(178g) 활석(滑石) 4냥 2돈반(159g) 한수석하(寒水石蝦) 속미분(粟米粉) 각 1냥(37.5g) 정분(定粉) 5돈(18g) 석고(石膏) 백석지(白石脂) 용골(龍骨) 각 2돈반(9.4g)
위 약을 가루로 하여 환부에 자주 고루 뿌린다.

부스럼
좋은 식품: 쑥잎, 밀기울, 후추가루, 소금

피부에 나는 종기의 통칭으로써 살가죽의 세포 사이로 화농균이 들어가 염증을 일으켜서 살이 붓거나 곪아 진물이 나기도 한다. 때로는 살갗이 당겨 아프기도 하며 심할 때는 속까지 곪아 미열이 나기도 한다.

1. 쑥잎을 태워서 재를 만들어 환부에 뿌리고 붕대로 부드럽게 감아두면 낫는다. 특히 배꼽이 헐었을 때 이 처방은 효과가 좋다.
2. 밀기울을 볶아 가루를 만들어 술로 끈끈하게 반죽하여 환부에 바르면 특효가 있다. 특히 얼굴에 난 부스럼에는 특효약이다.
3. 후추가루와 소금을 같은 비율로 볶아서 헝겊에 싸서 여러 번 환부 위로 살짝 살짝 눌러주면 낫는다.

부스럼으로 가려운데 : 옥녀영(玉女英)

비창(沸瘡)이 양통(痒痛)하는 것을 치료한다.

처방: 활석(滑石) 녹두분(綠豆紛)을 주요 약재로 쓴다.

위 약을 등분 가루로 하여 탈지면(脫脂綿)에 묻혀서 두드리고 또는 황백(黃柏) 조엽(棗葉) 각 5돈(18g) 편뇌(片腦)를 조금 더하는 것이 더욱 좋다. 또는 속미분(粟米粉) 각 1냥(375g) 정분(定粉) 5돈(18g) 석고(石膏) 백석지(白石脂) 용골(龍骨) 각 2돈반(9.4g)

위 약을 가루로 하여 아픈 곳에 마른 가루로 적당량을 바른다.

사위탕(瀉胃湯): 모든 치통에 대한 처방

치통으로 어금니가 아플 때

증세: 어금니 아픈 것을 치료하는데 특히 효험이 있으며 치통의 일반적 증세에 효험이 있다.

처방: (當歸) 천궁(川芎) 적(赤)작약(芍藥) 생지황(生地黃) 황련(黃連) 목단피(牧丹皮) 치자(梔子) 방풍(防風) 형개(荊芥) 박하(薄荷) 감초 1돈(3.75g)

약 먹는법: 위 약은 물로 달여 먹는데 기본적인 약재는 누락시키지 않고 탕으로 하여 달여 먹는다.

정통산(定痛散)

증세: 벌레먹은 어금니의 아픔이 심한 것을 치료하는데 효험이 있다.

처방: 당귀(當歸) 생지황(生地黃) 세신(細辛) 건강(乾薑) 백지(백白芝) 연교(連翹) 고삼(苦蔘) 황련 천초(川椒) 오매(烏梅) 감초(甘草) 길경(桔梗) 각 1돈 (3.75g)

위 약을 물로 달여서 입안에 머금었다가 삼켜 내린다. 자꾸 반복하여 실시하여 효험이 있을 때까지 한다.

1. 차전초(질경이)의 생잎에 소금을 조금 바른 다음 아픈 이로 깨물어 문다. 자꾸 바꾸어 가면 효과가 난다.
2. 율무뿌리를 잘 씻어 말린 것을 달여서 10일 정도 차처럼 마시면 효과가 있다.
3. 오가피(땅두릅) 노근의 껍질을 벗기고 말린 다음 1일 1회량 2~3근을 달여서 10~20일 복용하면 효과가 있다.
4. 겨자가루와 마늘을 1:1비율로 개어서 통증에 있는 곳에 바르면 효과가 있다.

모든 신경쇠약(神經衰弱) 노이로제

황기익기탕(黃芪益氣湯)

인삼(人蔘) 백출(白朮) 황기(黃芪) 계피(桂皮) 백복령(白茯苓) 백작약(白芍藥) 반하(半夏) 천궁(川芎) 숙지황(熟地黃) 산약(山藥) 오미자(五味子) 목단피(牧丹皮) 맥문동(麥門冬) 석곡(石斛)

이상의 약재들을 중세에 따라 적당량 가감하여 탕제로 하루에 3번 정도 복용하면 특효

신경성 불면증(不眠症)

진주모환(眞珠母丸)을 처방

진주모(眞珠母) 7돈반(28g) 숙지황(熟地黃) 당귀(當歸) 각 1냥반(56.2g) 인삼(人蔘) 산조인초(酸棗仁炒) 백자인(栢子仁) 서각(犀角) 백복령(白茯苓) 각 1냥(37.5g) 침향(沈香) 용치(龍齒) 각 5돈(18g)

위의 약재를 가루로 하여 꿀로 오동열매 크기로 환을 지어서 주사(朱砂)로 겉

을 입혀 매 40~50알을 하루 2번 정도 복용하면 특효

모든 두통(頭痛)증세엔
반하제(半夏製) 진피(眞皮) 맥아초(麥芽炒) 각 1돈반(5.6g) 백출(白朮) 신국초(神麴炒) 각 1돈(3.7g) 창출(蒼朮) 인삼 황기(黃芪) 천마(天麻) 백복령(白茯苓) 택사(澤瀉) 각 5푼(1.8g) 건강(乾薑) 3푼(1.1g) 황백주세(黃白酒洗) 2푼(0.75g)

위의 약재를 탕제 또는 환(丸)으로 만들어 복용, 반드시 생강을 가미할 것, 탕제의 경우 하루 2번 알약일 경우 40~50알 복용

좋은 식품: 구기자, 땅두릅, 지부자, 매실, 쑥, 무

주로 담(痰)에서 오는 증세로서 머리가 무겁고 귀가 멍하며, 눈과 입과 혀가 비정상이어서 음식 맛을 알지 못하고 기지개를 하면 어지럽다. 심하면 구역질이 나고 전신의 기운이 다 빠진다. 여러 가지 원인의 병에 합병증으로 나타나게 되는 증세이다.

1. 대싸리씨(지부자)를 차 대신 달여 마시면 효과가 좋다.
2. 구기자(지골피)를 1회에 1~2근을 물 5되에 달여 마시면 좋다.
3. 오가피(땅두릅)의 생 것을 연하고 먹기 좋게 하여 매일 1/3개 정도 장기 복용하면 특효약이 된다. 생 것을 복용키 어려우면 우엉의 노근을 캐어 껍질을 벗겨 말린 다음 1일 1회 2~3냥을 달여 마시면 즉효이다.

신경과민, 건망증(健忘症) 처방

1. 오가피 40g을 물 4 l 로 달여 두고 매일 차 마시듯 여러 날 복용하면 효과가 있다.
2. 꿀 3순갈을 1컵의 뜨거운 물에 타서 아침저녁으로 10~20일 정도 마시면 유효
3. 들깨(참깨) 볶은 가루를 더운 물로 1회 2~3순갈 타서 장기간 복용하면 매우 좋다.
4. 창출(蒼朮) 10~30g을 2홉의 물로 반이 되도록 달여서 3회로 복용

허증(虛症)으로 인한 건망증에는 귀비탕(歸脾湯)

당귀(當歸) 용안육(龍眼肉) 산조인초(酸棗仁炒) 원지제(遠志製) 인삼(人蔘) 황기(黃芪) 백출 복신(茯神)을 각 1돈(3.75g) 감초(甘草) 3푼(1.1g) 목향(木香) 5푼(1.8g) 위의 약재에 생강 5편, 대추 2알을 넣고 물에 달여 하루 두차례 복용

모든 축농증(蓄膿症)에 대한 처방은 사백산(瀉白散)

황기(黃芪)1돈(3.7g) 창출(蒼朮) 강활(羌活) 독활(獨活) 방풍(防風) 승마(升麻) 갈근(葛根) 7푼(2.6g) 감초구(甘草灸) 5푼(1.8g) 마황(麻黃) 천초(川椒) 백지(白芷) 각 3푼(1.1g) 생각3편 대추2개

위의 약재를 첩으로 만든 후 물에 달여 먹고 또는 지모(知母) 패모(貝母) 길경(桔梗) 치자(梔子) 맥문동(麥門冬) 생지황(生地黃)을 더하기도 하면 효과가 크다.

백일해(百日咳),해수와 담수 치료에 이모산(二母酸)

지모(知母) 패모(貝母) 각 1냥(37.5g) 파두(巴豆) 10알을 주요 약재로 쓴다.
약 먹는법
위 약을 가루로 하여 매번 1돈씩 먹되 생강 3쪽과 같이 씹어서 백탕(白湯)으로 내리고 잠을 자면 기침이 바로 안정되고 또한 오래된 기침도 치료한다.

해수로 가슴이 아플 때 마황창출탕

증세: 가을과 겨울의 밤 기침이 안 그치고 새벽이면 약간 진정되며 입이 쓰고 가슴이 비만(痞滿)하며 갈비가 아프고 연말(涎沫)을 담타(痰唾)하고 음식을 못 먹는 증세를 치료한다. 마황(麻黃) 8돈(30g) 창출(蒼朮) 5돈(18g) 황기(黃芪) 1돈반(5.6g) 초두구(草豆蔲) 6푼(2.2g) 시호(柴胡) 강활(羌活) 각 5푼(1.8g) 당귀초(當歸梢) 방풍(防風) 생감초(生甘草) 각 4푼(1.5g) 구감초(灸甘草) 황금(黃芩) 각 3푼(1.1g) 오미자(五味子) 15알

위 약재를 하루 두 번 물에 달여 복용

편도선염(扁桃腺炎)에 좋은 식품

우엉씨, 쑥잎, 사과, 자두, 알로에, 파, 버섯, 아주까리, 도라지, 행인, 미역
　환절기 피로, 과식, 과음, 코수술 후 국소 저항력이 약해졌을 때 임파선을 따라서 생기는 경우, 또는 여성의 생리전 후에도 원인이 된다.
　처음에 갑자기 오한, 고열(39~40℃)로 시작되며 전신권태, 두통, 인두건조감, 수면장애, 사지의 쑤심, 언어장애, 귀아픔과 이명현상, 목의 임파선이 붓는 증세

1. 쑥 잎 생것을 2~3포기 찧어서 목에 붙이면 효과가 있다. 또한 쑥 즙을 내어 1회 반컵씩 마셔도 낫는다.
2. 도라지 말린 것 2~3뿌리, 행인(살구씨)4개 감초 2g을 물 1홉으로 달여서 1일 1회 1컵씩 3회로 나누어 마시면 특효가 있다.
3. 버섯(석이버섯)을 가루를 내어 목구멍에 한푼씩 삼키든지 불어 넣으면 매우 효과가 있다.
4. 우엉씨 반 홉, 감초 반 홉을 물 3~4홉으로 달여 두고 소주잔으로 한잔씩 복용하면 특효
5. 미역 말린 것 볶아서 가루를 만들어 놓고 1일 차 한 숟갈씩 물 한잔으로 복용하면 특효

목이 붓고 아프며 목이 쉬는 데 용뇌천궁환

목구멍의 모든 병을 치료하니 칠규(七竅)를 통리(通利)하면 기(氣)가 협쾌(夾快)하여 신(神)이 맑고 열을 물리치고 담(痰)을 없애주고 바람을 쫓고 체를 트이게 한다.

박하엽(薄荷葉) 5냥 3돈(198.5g) 길경(桔梗) 1냥 반(56g) 천궁(川芎) 방풍(防風) 감초(甘草) 각 1냥(37.5g) 백두구(白荳蔲) 5돈(18g) 편뇌(片腦) 3돈(11g) 축사인(縮砂仁) 2돈(7.5g)
　위 약을 가루로 하여 꿀에 섞어서 매량에 20알로 만들어 매 1알을 고루 씹어 맑은 차로 녹여서 삼켜 버리면 특효하다.

목안이 풍열로 벌겋게 붓고 아플 때: 청인이격산(淸咽利膈散)

유아(乳蛾)와 후폐(喉閉)의 증세를 모두 치료한다.

길경(桔梗) 연교(連翹) 각 1돈(3.75g) 대황(大黃) 망초(芒硝) 악실(惡實) 형개(荊芥) 각 7푼(2.62g) 편금(片芩) 치자(梔子) 박하(薄荷) 방풍(防風) 현삼(玄蔘) 황련(黃連) 금은화(金銀花) 감초(甘草) 각 5푼

위 약에서 대황(大黃) 영련(芩連) 치자(梔子)는 보통 술로 볶으고 물에 달여서 식사 후에 복용하면 특효

각기병(脚氣病)에 좋은 식품

율무, 우렁이, 질경이, 피마자, 팥, 박, 인동, 무

만성화된 비타민 B1의 결핍증으로만 믿었던 원인이 최근에 와서는 말초신경 실조증세에 의한 것으로 밝혀졌다. 일반적으로 다리가 붓거나 힘이 없으며 숨이 차서 괴롭다.

1. 율무 2홉 현미 1홉으로 죽을 끓여 매일 조석으로 1~2주일 먹으면 특효가 있다.
2. 팥을 생 가루로 만들어 분겨 가루와 2:1비율로 섞어 볶아서 1일 3회 끓인 물에 한숟가락씩 타서 10일간 복용하면 특효가 있다.
3. 인동풀을 포대에 넣어 목욕물에 우려내 입욕하면 효과가 있다.
4. 박(동과)의 껍질을 말려 달여서 마시거나 요리해서 1일 2회 1주일 정도 복용하면 낫는다.
5. 피마자 100~200알과 석산(수선과 石蒜)의 뿌리 2개를 넣고 찧어서 헝겊에 깔고 두 발바닥에 붕대를 감아 10시간쯤 지나면 물기가 대소변으로 나오는 특효가 있다. 시간이 지나도 효과가 없으면 중지하도록 한다.
6. 질경이(차전초)만을 매일 달여 차 대신 마시면 특효가 있다.
7. 우렁이를 삶거나 태워서 장시간 복용하면 효과가 있다.
8. 무를 달여서 1일 2회로 한 그릇씩 장기 복용하면 특효, 또한 무즙을 마셔도 좋다.

각기병에 통증일 때: 당귀점통탕

습열(濕熱) 각기(脚氣)가 부어서 아픈 것을 치료한다.

강활(羌活) 인진주초(茵蔯酒炒) 황금초(黃芩炒) 감초구(甘草灸) 각 1돈(3.75g) 지모(知母) 택사(澤瀉) 적복령(赤茯苓) 저령(豬苓) 백출(白朮) 방기(防己) 각 6푼(2.2g) 인삼(人蔘) 고삼(苦蔘) 건갈(乾葛) 당귀(當歸) 창출(蒼朮) 각 4푼(1.5g)

위 약을 썰어서 1첩을 물 2잔에 담가서 약간 지난 뒤에 자주 먹는다.

각기병에 숨이 괴로울 때: 수풍환(授風丸)

각기(脚氣)의 종통(腫通)을 치료한다.

처방: 흑견우자생(黑牽牛子生) 취두말(取頭末) 2냥(75g) 대황(大黃) 빈랑(檳榔) 지실(枳實) 각 5돈(18g)

위 약을 가루로 하여 풀로 오동 열매 크기로 환을 하여 미음(米飮)으로 30~50알을 복용

인후염(咽喉炎) 열이 심할 때: 가미사물탕(加味四物湯)

찬 공기나 가스 등이 자극하여 인두 부분에 염증을 일으키기 때문에 목이 쉰 소리가 나고 아프며, 목 점막이 붉게 부어오른다. 또 가래가 많아지면서 열통을 느끼기도 한다.

길경(桔梗) 감초(甘草) 각 1돈반(5.6g) 숙지황(熟地黃) 백작약(白芍藥) 각 7푼(2.6g) 당귀(當歸) 천궁(川芎) 황백밀수초(黃白蜜水炒) 지모(知母) 천화분(天花粉) 각 5푼(1.8g)

위 약을 물로 달여 죽력(竹瀝) 1종기를 넣어서 먹으면 특효

콧병에 관하여

비염(鼻炎)에 좋은 식품: 보리차, 대추, 아주까리, 곶감, 연뿌리, 차전초, 감초

주로 감기로 인하여 세균이 코 점막에 들어가 염증을 일으켜 짙은 분비물이 흐르고 코가 막히며 재채기와 함께 콧물이 자주 흐르게 된다. 만성비후성은 위축성이

있다. 특히 머리가 아프고 기억이 혼돈되며, 호흡이 곤란해지고 잠을 잘 때는 코를 잘 골게 된다.

1. 평소에 보리차 물을 따끈하게 하여 차 대신 마시듯 하면 매우 이롭다.
2. 대추씨(산조인)와 약간의 감초를 넣고 졸여서 가끔 마시면 효과가 좋다. 특히 코가 막힐 때도 특효가 있다.
3. 아주까리 속알 흰 부위를 찧어서 솜에 잘 싸서 콧속에 넣어 3~4분 정도씩 가끔 갈아주면 효과가 좋다.
4. 곶감 5개를 현미 1홉으로 죽을 만들어 먹으면 효과가 좋다.
5. 연뿌리의 생 것을 강판에 갈아 즙을 내어 1일 2~3잔씩 1~2주일 복용하면 특효가 있다.
6. 차전초(질경이) 50g에 물 4홉을 넣고 달여서 차 대신 마시면 특효

콧물이 흐르면서 자주 재채기 할 때: 천초산(川椒散)

증세: 자주 재채기가 나오고 콧물이 흐르는 증세를 치료한다.

처방: 홍초초(紅椒炒) 가자육(訶子肉) 백강(白薑) 생계심(生桂心) 천궁(川芎) 세신(細辛) 백출(白朮) 등이 주요처방 약재가 된다.

약 먹는법

위 약을 각 등분 가루로 하여 매 2돈(7.5g)을 더운 물로 고루 내리면 재채기와 콧물이 없어진다.

콧물이 흐르면서 코가 막힐 때: 세신고(細辛膏)

증세: 코가 막히고 뇌가 차고 맑은 물이 안그치는 것을 치료한다.

처방: 세신(細辛) 천초(川椒) 건강(乾薑) 천궁(川芎) 오수유(吳茱萸) 부자 각 7돈 반(28.1g) 조각설(皂角屑) 5돈(18g) 계심(桂心) 1냥(37.5g) 저유(猪油) 6냥(225g)

약 사용법

저유(猪油)를 끓여 고약을 만들어서 하룻밤 지나서 쓴 술에 앞의 약을 담가서 돼지기름에 끓이되 부자가 누런색이 되거든 중지하고 솜으로 싸서 콧구멍을 막는다.

기관지염(氣管支炎)

좋은식품
감자, 마늘, 연뿌리, 구기자, 무

중세
감기나 유행성 감기가 원인이 되어 기관지에 염증에 생겨 헛기침이 나오고 가래가 끓며 식욕부진, 두통 등이 있다.

처방
1. 감자 5개, 양파 1개와 홍당무, 마늘을 약간 썰어 넣고 물 3홉에 중간 불로 서서히 끓여서 감자 마음을 만든다. 이것을 하루 1~2회씩 장기간 복용하면 특효가 있다.
2. 마늘에 월계수 잎을 덮어 냄새를 없앤 뒤 매일 2~3개씩 10~15일간 복용하면 치료에 효과가 있으며 예방에 특효가 있다.
3. 연뿌리를 달여서 1일 2회로 한 공기씩 마시면 우선 기관지 기침을 멎게 하는데 효과가 있다.

처방
1. 구기자 잎을 달여 10~15일간을 차 마시듯 따끈하게 마시면 효과가 좋다.
2. 무를 얇게 썰어 엿(수수엿)을 넣어 두어 물엿이 되면 끓는물 1홉에 물엿 1~2순갈을 타서 마시면 특효가 있다.
3. 감자를 썰어 넣어 된장국을 끓여 식기 전에 먹으면 효과가 좋다.

기관지염으로 오한이 있을 때: 신출산

중세: 상한(傷寒)과 상풍(傷風)으로 인하여 머리가 아프고 몸이 아프며 몹시 차고 땀이 없는 것을 치료한다.

처방: 창출(蒼朮) 2돈(7.5g) 형개(荊芥) 고본(藁本) 건갈(乾葛) 마황(麻黃) 감초(甘草灸) 각 1돈(7.5g)을 주재료로 쓴다.

약 먹는 법
위 약을 썰어서 1첩으로 하여 생강 3쪽과 파 1뿌리를 넣어 물로 달여 먹는데 효험이 있을 때까지 꾸준히 먹어야 한다.

백일해로 목에 통증이 있을 때: 길경탕(桔梗湯)

증세: 목구멍이 부어올라 아프고 소리가 거북해서 말하기가 심히 어려울 때 이를 치료하는데 효험이 있다.

처방: 길경(桔梗) 감초(甘草) 각 1돈반(5.6g) 당귀(當歸) 마발(馬勃) 각 1돈(3.75g) 마황(麻黃) 5푼(1.8g) 백강잠(白彊蠶) 황금(黃芩) 각 3푼(1.1g) 계지(桂枝)

약 먹는 법

위 약을 조금 넣어 물로 달여 탕으로 먹는데 처방 약초를 빠짐없이 첨가한다.

고혈압에 좋은 식품: 솔잎

증세: 머리가 맑지 않고 손발이 저릴 때, 귀가 어두운 증상이 있을 때 고혈압으로 혈액순환이 되지 않을 때 이를 치료한다.

처방: 솔잎 날 것을 즙이나 차를 만들어서 먹으면 효험이 있다. 고혈압 등에도 효험이 있으며 피부미용에도 좋다.

단, 이때 열이 많이 나는 음식은 삼가야 되는데 닭고기, 돼지고기, 술, 국수 종류를 피하는 것이 좋다.

싱싱한 솔잎을 깨끗이 씻어 적당량을 즙을 내어 먹거나 솔잎에 물을 넣고 진하게 끓여 마시면 향기롭고 개운한 맛이 난다.

구토에 좋은 식품: 사철쑥 질경이

증세: 무더운 날에 더위 먹고 구역질이 난다. 또한 토한 이 물질이 시큼한 냄새를 풍긴다. 심한 구토나 설사를 치료한다.

처방: 1. 사철쑥 20g을 물 60㎖를 넣고 반으로 줄어들 때까지 달여서 한 번에 마신다.

2. 질경이 뿌리를 생즙 내어 먹으면 상당한 효험을 볼 수 있다.

먹는 법

1. 사철쑥 달인 물을 하루에 세 번씩 50㎖ 정도 마시면 효험을 본다.

2. 질경이 뿌리 즙도 한 번에 40㎖씩 복용하면 효험을 본다.

폐질환에 대하여

결핵(結核): 좋은 식품/ 다시마, 느티나무, 벽오동, 쑥, 마늘, 두릅나무, 양파, 솔잎

처방: 다시마를 깨끗이 씻어 날 것으로 먹어도 효과가 있지만, 말린 다시마와 찹쌀을 섞어 만든 가루로 꿀을 혼합하여 콩알만 하게 만들어 두었다가 1회에 3~4알씩 1일 2회 복용하면 특효가 있다.

먹는 법
어린 솔잎을 깨끗이 씻은 것을 하루에 50~100개씩 1~2년간 씹어 먹으면 특효가 있으나 솔잎을 1cm 정도 잘라서 물 5홉과 설탕 300g을 넣고 20일 정도 양지바른 곳에 두고 발효시킨 액체를 베로 걸러낸 송엽주를 장기 복용하면 특효약이 된다.

결핵으로 담이 막힌 증세에: 가미사칠탕(加味四七湯)

처방: 반하(半夏) 진피(眞皮) 적복령(赤茯苓) 각 1돈(3.75g) 신국(神麴炒) 지실(枳實) 남성포(南星炮) 각 7푼(2.6g) 청피(靑皮) 후박(厚朴) 자소엽(紫蘇葉) 빈랑(檳榔) 축사(縮砂) 각5푼(1.8g) 백두구(白荳蔲) 익지인(益智仁) 각 3푼(1g)

위 약에 생강 5편을 물로 달여 마신다.

결핵으로 막힌 담을 제거할 때: 윤하환(潤下丸)

증세: 담이 쌓여 체한 것을 낮게 하고 담수(痰嗽)와 강담(降痰)에 특히 신효하다.
처방: 진피(眞皮) 1근(600g) 거백(去白)한 것을 염(鹽) 2냥(75g)과 같이 물에 녹여서 달인 것을 불에 쬐어 말린 것

약 먹는 법
위 약에 감초(甘草) 2냥(75g)을 구워서 같이 가루로 하여 탕에 적셔 떡처럼 쪄서 오동열매 크기로 환을 만들어 백탕(白湯)으로 30~50알을 삼켜 내린다.

감기에 좋은 식품

무, 양파, 매실, 파, 연뿌리, 생강, 대추, 호박, 칡뿌리, 표고버섯, 우엉, 다시마, 귤

처방

1. 칡뿌리로 탕을 만들어 1~2일 따끈할 때 차 대신 마시면 낫는다. 특히 심한 독감이나 설사가 날 때 더욱 좋다.
2. 호박 1/2쪽을 태워서 2회로 나누어 따끈할 때 먹으면 특효가 있다.
3. 표고버섯을 1회에 2~3개씩 물 2홉으로 달여서 설탕(흑설탕) 3순갈을 넣고 매일 식사 전에 2~3일 마시면 특효가 있다.

감기로 통한을 느끼고 기침할 때: 행자탕(杏子湯)

증세: 풍한(風寒)을 느껴서 담이 성하고 기침이 심한데 좋고 냉소(冷嗽)에는 더욱 좋다. 감기로 인한 증세에 효험이 있다.

처방

인삼 반하(半夏) 적복령(赤茯苓) 소자(蘇子) 진피(眞皮) 상백피(桑白皮) 행인(杏仁) 오미자(五味子) 각 1돈(3.7g)

약 먹는 법

위의 약에 감초(甘草) 5푼(1.8g)을 썰어서 1첩을 하여 생각 5쪽 매(梅) 1개를 넣어 물로 달여 먹는데 마황(麻黃)을 더하는 것이 더욱 좋다. 효험이 있을 때까지 꾸준히 복용한다.

감기가 심할 때: 이강원(飴薑元)

증세: 風寒에 상하여 냉소(冷嗽)가 심한데 특히 효험이 있다.

처방

흑당(黑糖) 1근(600g) 건강세말(乾薑細末) 4냥(150g) 이 주요 처방 약제가 된다.

약 먹는 법

위의 약을 먼저 흑당을 녹이고 그다음 생강가루를 넣어서 고루 섞고 엉겨서 덩이가 되거든 편 쪽을 만들어서 자주 먹는다.

간질병에 좋은 식품: 파초, 작약, 감초, 수꿩, 감람나무

증세: 갑자기 고성을 지르며 의식을 잃고 쓰러져 발작증을 일으킨다. 회복 후에는 머리에 통증이 있거나, 피로감을 느끼지만 기억을 전혀 하지 못한다. 발작증을 일으킬 우려가 있을 때는 목, 등뼈 양쪽 복부에 딱딱한 부분을 손으로 문질러 풀어 주면 미연에 방지된다. 또한 변비 발작을 초래하므로 통변이 잘 되도록 해야 한다.

처방:
1. 파초의 줄기에 칼자국을 내어 두면 즙이 흐른다. 이 즙을 받아 마시면 발작을 방지하는데 특효가 있다.
2. 작약뿌리 말린 것 3~4돈에 감초를 조금 넣어 물 4홉 정도로 반이 되게 달여서 1일 3회로 나누어 마시고, 또 2~3일 간격으로 복용하되 장기간 계속하면 효과가 있다.

먹는 법
1. 웅담을 물에 개어 1회에 2~3방울 콧구멍에 떨어뜨리면 효과가 있다. 특히 발작하려고 할 때 특효가 있다.
2. 범의 귀(호이초) 잎에 소금을 뿌려서 잘 찧어 즙을 내어 두었다가 발작증을 일으킬 때 먹으면 특효가 있다.
3. 수꿩(장끼)를 태워서 분말을 만들어 1일 1회에 한 숟갈씩 물 1홉으로 마시면 효과가 좋다.

간질병에는: 청심온담탕(淸心溫膽湯)

각종 간질(癎疾)병을 주로 치료하고 울화를 해소시키고 담을 없애며 심혈을 더해 준다.

처방
진피(眞皮) 반하(半夏) 복령(茯苓) 지실(枳實) 죽여(竹茹) 백출(白朮) 석창포(石菖蒲) 황련강즙초(黃連薑汁炒) 향부자(香附子) 당귀(當歸) 백작약(白芍藥) 각 1돈(3.75g) 맥문동(麥門冬) 8푼(3g) 천궁(川芎) 원지(遠志) 인삼(人蔘) 각 6푼(2.2g)

약 먹는 법

위 약에 감초(甘草) 4푼(1.5g), 생강 3쪽을 썰어서 3첩으로 하여 물로 달여 먹는다.

5가지 간질병에는 육진단(六珍丹)

증세: 5가지 간질병에 고함을 지르고 풍간으로 졸도하여 거품을 토하고 사지가 뒤틀어지는데 쓴다.

처방: 수은(水銀) 1냥반(55.5g)과 흑연(黑鉛) 1냥(37g)을 볶아서 가루로 만들고 웅황(雄黃) 자황(雌黃) 진주(眞珠) 각 1냥(37.5g)

약 먹는 법

위의 약에 단사수비(丹砂水飛) 5돈(18g)을 가루로 하고 꿀을 넣어 수만번 찧어서 오동열매 크기의 환을 만들어 강조탕(薑棗湯)에 5알씩 삼켜 내린다.

중이염에 좋은 식품: 행인(살구씨) 꿀, 무즙, 토란즙

고막외상, 감기, 폐렴, 콧병, 목병 등에 화농성 구균 및 포도상구균이 침입하여 중이(귓속)에 염증을 일으켜 높은 열과 통증 및 귓속이 멍멍하고 농이 흐른다. 또한 식욕부진, 불면, 두통, 메시꺼움 등도 있다.

1. 행인(살구씨)을 찧어 탈지면으로 잘 싸서 1일 3~4회 귓구멍에 갈아 넣으면 특효가 있다.
2. 꿀을 1일 1~2회 귓속에 바르는데 바를 때는 솜(탈지면)으로 깨끗이 닦아 낸 다음 3~4일 발라주면 특효가 있다.
3. 무즙을 솜에 적셔 귓속에 넣고 1일 2~3회 깨끗이 3~4일 갈아주면 특효가 있다.
4. 토란 즙에 밀가루를 적당히 섞고 다시 생강즙으로 끈끈하게 혼합하여 하루 두 번씩 귓속에 넣고 1~2일 갈아주면 낫는다.

위의 처방에 관한 주의를 요함에 있어 무리하게 귓구멍에 압박을 가해서는 안 되며, 반드시 약솜을 사용하고 항상 청결을 유지해야 한다.

귀앓이로 진물이 흐를 때: 시호총이탕(柴胡聰耳湯)

증세: 귀와 귓속의 건결(乾結)과 귀 울음으로 인하여 귀머거리가 되는 증세를 치료하며 조기에 치료하면 특히 효험이 있다.

연교(連翹) 3돈(11g) 시호(柴胡) 2돈(7.5g) 인삼(人蔘) 당귀(當歸) 감초(甘草) 각 1돈(3.7g)을 주요 약재로 쓴다.

약 먹는 법

위의 약을 썰어서 1첩으로 하여 생강 3편을 물 2주발에 넣어 1주발이 되도록 달인 다음 찌꺼기는 버리고 수질말(水蛭末) 5푼(1.8g) 맹충(盲蟲) 3개를 사향말(麝香末) 1푼에 넣고 끓여 식사 후에 먹는다.

귀앓이로 귀고름이 나올 때 : 저성산(抵聖散)

귀앓이로 인하여 귀속에 농즙(膿汁)이 흐르고 해가 지나도록 낫지 않는 증세를 치료하며 귀가 몹시 아픈 증세가 나타난다.

오적골(烏賊骨) 3돈(11g) 유향(乳香) 2돈(7.5g) 고백반(枯白礬) 건연지(乾嚥脂) 경분(輕粉) 각 1돈(3.7g) 사향(麝香) 5푼(1.8g)

위의 약을 가루로 하여 귀속에 깨끗한 종이에다 싸라기 크기로 환을 만든 것을 넣는다. 넣을 때 귓속이 다치지 않도록 특히 유의하여 세심하게 치료해야 한다.

탈모

원인: 남성의 경우 유전적 요인으로 탈모가 많다. 갑상선 호르몬이 지나치게 적을 때도 모발이 줄어들면서 동시에 탈모가 심해진다. 현대에는 스트레스 과다 또는 원인을 모르는 경우도 있다. 신허, 혈허로 머리칼이 빠지는 증세로써 중병이후, 해산이후, 영양이 나쁜 사람 혹은 풍사나 습열이 기부에 침습하여 발생한다. 머리칼이 빠져 성글어지면서 마르고 윤기가 없으며 가늘어지고 누르스름해 진다.

스트레스 해소

식생활 개선과 함께 두피를 청결하게 유지하고, 두피 마사지와 브러싱으로 혈행을 좋게 하고 보온과 함께 청결하게 한다.

음혈을 보하는 방법으로 사물탕, 육미지황탕, 수오연수단 등을 쓴다.

자주 클로버즙을 내어 환부에 바른다.

눈병에 좋은 식품:
찹쌀, 구기자 열매, 콩줄기, 냉이, 식염, 홍차

증세: 눈의 흰자위가 빨갛게 충혈 되고 눈곱이 끼며 피로가 빨리 온다. 때로는 눈알이 아프기도(삼눈)하다.

찹쌀 5홉을 생지황 삶은 물에 3~4일 불렸다가 말려 죽을 쑤어서 하루에 한 그릇씩 먹으면 특효가 있다. 특히 충혈된 눈병에 좋다.

구기열매를 찧어서 즙을 짜내어 눈에 한 방울씩 1일 3회로 떨어뜨리면 낫는다.

콩을 줄기와 깍지를 삶은 물로 눈을 씻어내면 낫는다. 특히 눈알이 아플 때는 삶을 때 올라오는 김에 눈을 쏘이면 특효가 있다.

냉이를 달여서 차처럼 2~3일 마시면 낫는다. 특히 눈알이 아플 때 흔히 이용하는 방법이다. 또한 냉이 즙으로 씻어 내도 좋다.

홍차를 진하게 달여서 식염을 약간 넣고 따뜻할 때 눈거플 주위를 씻으면 효과가 있다. 이는 눈곱이 낄 때나 결막염에도 특효

신장으로 인한 눈병을 치료할 때: 자신명목탕(滋腎明目湯)

혈소(血少) 신로(神勞) 신허(腎虛)로 눈병의 만성적인 치료에 특히 효험

당귀(當歸) 천궁(川芎) 백작약(白芍藥) 생지황(生地黃) 숙지황(熟地黃) 각 1돈 (3.7g) 인삼(人蔘) 길경(桔梗) 치자(梔子) 황련(黃連) 백지(白芝) 만형자(蔓荊子) 감국(甘菊) 감초(甘草) 각 5푼(1.8g)을 주 약재로 쓴다.

위의 약을 가루로 된 차 한 줌과 등심(燈心) 한 줌을 넣어 물에 달여 식사 후에 먹는다.

충혈된 눈을 치료할 때: 양간환(養肝丸)

간장(肝臟)이 모자라기 때문에 눈이 희미하고 눈곱이 끼고 눈물이 나며, 부인의

혈허(血虛) 때문인 안질(眼疾)을 낫게 한다.

　당귀(當歸) 천궁(川芎) 백작약(白芍藥) 숙지황(熟地黃) 각 1냥(37.5g) 방풍(防風) 저실자초(楮實子炒) 차전자주초(車前子酒炒) 몽인탕침거피(曚仁湯浸去皮) 각 5돈(18g)

　위 약을 가루로 하여 오동열매 크기로 환을 하여 白湯으로 공복에 70알을 한 동안 복용

소아경기(小兒驚起) 좋은 식품:
얼음 베개, 얼음주머니, 오리의 혀, 범의 귀

　눈을 치뜨며 이를 다물고서 주먹을 쥐고 떨거나 아래위로 움직이거나 하며, 얼굴과 입술의 색깔은 보라색으로 변한다. 맥박은 가늘고 일정치 않으며 비교적 늦게 뛸 뿐 아니라 숨쉬기가 고르지 못하다.

　열이 높은 환자에게 빙침, 빙낭(얼음주머니)으로 머리를 식히는 것은 중대한 일이라 하겠다.

　숨이 막힐 때는 젖은 손수건으로 앞가슴 부분을 가볍게 두들기면 다시 숨을 쉬게 될 때도 있다. 만일 숨을 쉬지 않을 때는 인공호흡을 실시해야 한다.

　경풍이 일어날 때 환자의 목덜미 옴팍한 곳을 세게 누르면 낫게 된다. 이것은 목덜미에 뜸을 뜨는 곳이다.

　범의귀(虎耳草)의 잎 10장을 소금을 넣고 으깨어서 그 즙을 내어 잎에 넣어 준다. 이 풀은 우물가나 돌담벽, 못가, 습지 등에 나며 잎은 크고 두꺼우며 표면에 털이 나 있다.

　오리 혀 2~3개에 참기름 한 스푼 가량을 넣고 달달 볶은 다음 물 한 컵 정도를 다시 더 붓고 2~3숟갈 되도록 달여서 먹인다. 3~4회 하는 동안 낫게 된다.

경기가 심하여 경풍이 될 때: 우황세심탕(牛黃細心湯)
　모든 간병(癎病) 전간(癲癇) 및 심경의 사열로 광란과 정신이 불쾌하여 나타나는 여러 가지 증세를 치료한다.

대황생(大黃生) 1냥(37.5g) 용뇌(龍腦) 주사수비(朱砂水飛) 우황(牛黃) 각 1돈(3.75g)이 주요처방이 된다.

위의 약을 가루로 해서 매번 3돈(11g)을 생강즙에 꿀을 타서 같이 먹으면 효험이 나는데 끝까지 꾸준히 복용한다.

편복산(蝙蝠傘)

어린아이의 간병(癎病) 즉 경풍을 치료하는데 효험이 있다.

박쥐 한 마리를 잡아 배를 갈라서 내장을 모두 버리고 주사(朱砂) 3돈(11g)을 넣어 기와장위에 구우면 젖처럼 녹는다.

위의 약을 식힌 다음 이것을 가루로 하여 어른은 4등분 어린이는 5등분을 하여 끓인 물로 공복에 마신다.

여드름에 좋은 식품: 봉선화의 흰꽃, 삼백초

증세: 대개 호르몬 분비장애. 성기의 이상, 위장의 이상으로 분비액이 많아서 피지로 제대로 빠져 나올 수 없을 때 응어리가 되어 가슴, 등, 얼굴 등에 붉게 또는 누런빛으로 모이게 된다. 주로 피지에 땀 또는 먼지 등이 끼어서 깨끗하지 않을 때는 더욱 심하게 된다. 언제나 청결하게 관리하는 게 중요하다.

1. 봉선화 흰 꽃과 박(동과)씨를 같은 양으로 찧은 것을 붙이면 특효가 있다.
2. 삼백초를 달여 두고 차(茶)처럼 10일 정도 마시면 효과가 있다.

얼굴에 열창과 반점을 없앨 때: 옥용산(玉容散)

증세 : 얼굴의 기미 또는 소창(小瘡)과 좌불(挫弗) 그리고 분자(粉刺)의 종류를 겸하여 피부의 소양(瘙痒)을 낫게 하고 때를 베껴준다.

조각(皂角) 1근(600g) 승마(升麻) 2냥 6돈반(99.3g), 저실자(楮實子) 1냥 6돈반(61.8g) 백지(白芷) 천화분(天花粉) 녹두분(綠豆粉) 각 3돈 3푼반(12.3g) 감송(甘松) 축사(縮砂) 백정향(白丁香) 각 1돈 6푼 반(6.1g) 찹쌀 3홉반(99.3g)

약 먹는 법

위의 약을 가루로 하여 얼굴을 씻는다.

얼굴에 열이 있는 여드름에는 승마황련탕(升麻黃連湯)

얼굴의 열을 낮게 한다.

승마(升麻) 건갈(乾葛) 각 1돈 백지(白芷) 7푼(2.6g) 백작약(白芍藥) 감초(甘草) 각 5푼 황련주초(黃連酒炒) 4푼(1.5g) 서각설(犀角屑) 형개수(荊芥穗) 박하(薄荷) 3푼(1.1g)

위의 약을 썰어서 먼저 물 반잔에 천궁(川芎) 형개(荊芥) 박하(薄荷)를 담그고 나머지는 모두 한꺼번에 물 2잔으로 달여서 한잔쯤 되거든 위의 세 가지를 넣고 다시 달여 7푼(2.6g)쯤 된 후에 찌꺼기는 버리고 식사 뒤 따끈하게 데워 먹되 주면(酒麵)과 오신(五辛)은 피한다.

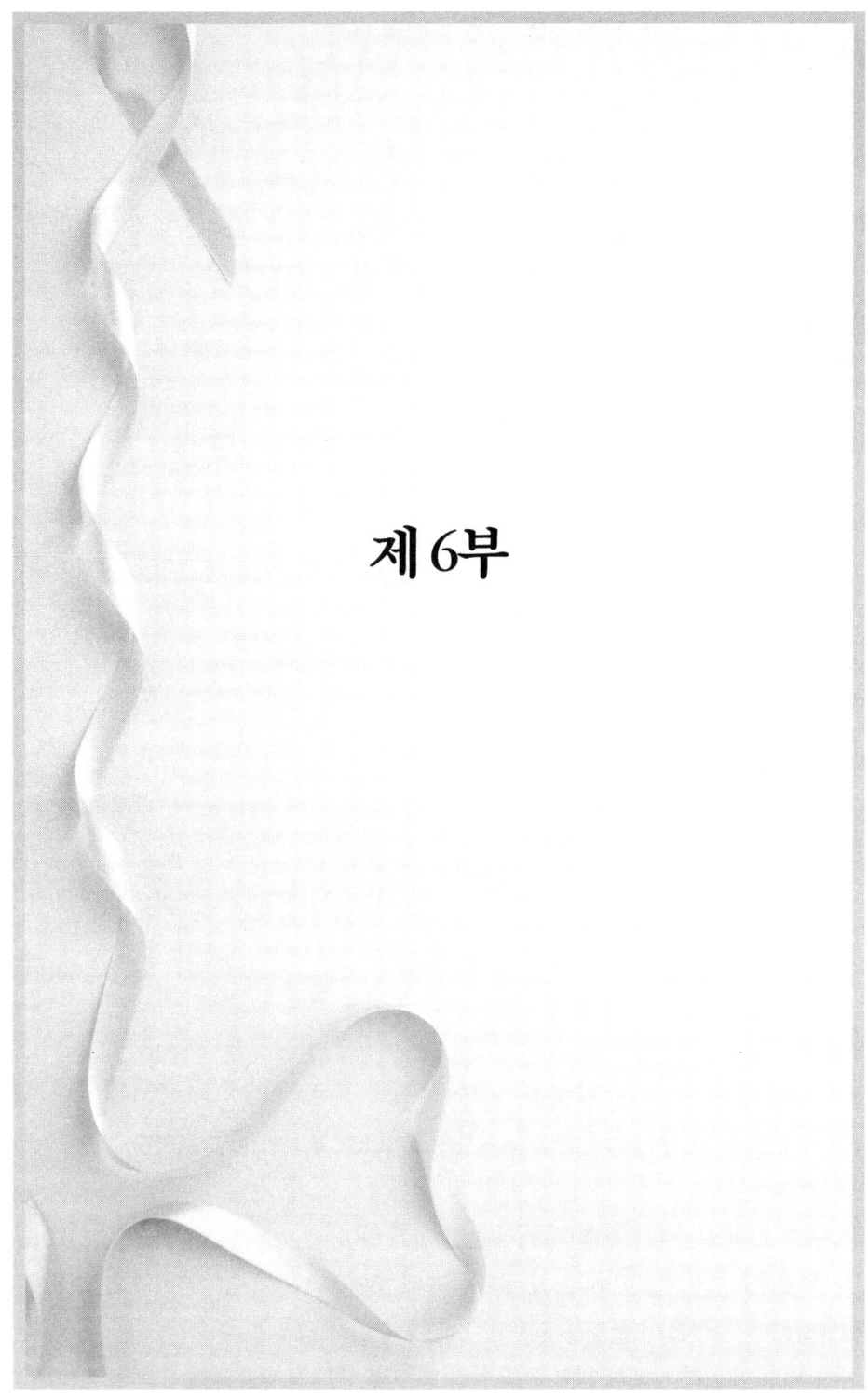

제6부

1. 자연식, 혹은 생식에 대하여

자연식 건강, 생식 또는 단식이 건강에 좋다지만 주의할 사항도 있다. 체내의 독소를 배출하는 단식의 경우 전문가의 조언에 따라야 한다.

성경에 "장님이 길을 인도하면…" 이러한 구절이 나온다. 건강을 위한다는 명목으로 잘못하면 오히려 건강을 해칠 수도 있으니 반드시 부정적 사례를 예방하고 주의해야 한다.

생식(生食)의 경우 변질, 특히나 여름철 어패류, 상한 채소, 고기 등은 먹지 말아야 한다.

조개 등 어패류의 경우는 더욱 그러하다. 가급적이면 농약을 사용하지 않은 자연친화적인 유기농을 식재료로 택해야 한다.

그렇지 못하면 적당량의 식초에 불순물이 제거되도록 담갔다가 여러 번 씻어내어 복용하도록 한다.

반드시 신선한 식재료를 사용해야만 뒤탈을 예방할 수 있다.

有益한 自然藥材 모든 攝生에 대하여

신선, 즉 도인들은 특수한 호흡술(呼吸術)을 통하여 몸속의 독소를 배출하고 우주자연의 정기를 받아들이는 일종의 비전이다.

도인들 중에서는 태극권경(太極拳經)의 연마를 통해 다양한 건강법을 터득하였다.

그것을 바탕으로 침구혈위(針灸血位)가 비롯되고 여러 건강법이 발전 계승되었다.

여러 건강법이 발전 계승되었다.

그 과정에서 나름대로의 섭생을 병행하여 무병장수를 추구했던 것이다.

양생(養生)과 자연식(自然食)과 생식(生食)에 대하여

양생(養生)이란 기혈(氣血)을 모아서 몸속에 쌓인 노폐물을 토(吐)해내고 우주의 생기(生氣)를 받아들여 건강을 유지하는 데 그 효험이 매우 크다.

양생법과 아울러 인체에 이로운 자연식 또는 생식을 섭생하는 그것은 참으로 건강에 유익한 섭생 방법이다.

그러한 방법 과정에서 한방의술이 비전되었다.

유구한 역사를 지닌 거대한 대륙, 중국에서는 예로부터 커다란 두 종류의 사상이 엄청난 영향력을 끼쳤고 지금도 면면이 직접 간접적으로 전래되고 있다.

하나는 공자(孔子)를 중심으로 삼는 유가사상(儒家思想)이고 또 하나는 노자(老子-老聃)의 사상을 근본으로 도가사상(道家思想)이다.

유가사상은 학문과 인류도덕을 중시하였고 노자의 무위자연(無爲自然)에서 파생된 신선사상, 거기에 따른 특별한 섭생에 따른 불로장생, 즉 건강하게 오래 사는 비전(秘傳)들이 전해진다.

그 중에서 가장 신빙성이 높은 서책의 내용은 서진말(西晉末) 갈홍(284~363)이 써낸 포박자(抱朴子)라는 책에 실려 있다. 포박자는 갈홍의 호이다. 그가 남긴 4권의 금단(金丹) 제11권의 선약(仙藥)에 대해 명확하게 다루고 있다. 그 중에서 중요한 부문, 오늘날에 와서도 일반인도 접하기 쉬운 자연식을 소개한다.

갈홍, 그는 주로 오염되지 않은 산야초(山野草)에 대해 많은 비중은 두고 있다.

불로장생(不老長生)과 관련된 건강 문제를 중점적으로 소개한다. 불로장생(不老長生)에 관하여 논하자면 신선사상(神仙思想)과 활인술(活人術) 도인건강법(道人健康法) 단학(丹學) 모든 건강과 연관된 섭생의 문제를 살펴보아야 한다.

신선(神仙)들은 음양오행설(陰陽五行說)에 근거한 특수한 수련 과정을 거친 후 일반인의 경지를 초월한 능력을 지닌다고 믿었다.

음양오행설은 전국 시대에 추연(鄒衍)이 그 이론을 세웠다고 전한다. 그러한 근원에서 신선들은 별유천지비인간(別有天地非人間)으로서 크게 7종의 놀라운 신안통(神眼通) 신족통(神足通) 신안력(神眼力) 치교(治矯力) 탈일력(脫逸力) 섭복력(攝伏力)을 지녔다고 믿었다. 그래서 그들은 세간의 속인들과 다른 특별한 약초와 음식을 섭취하며 오랜 수련을 거쳐 불로장생을 누린다고 한다. 신선에 대한 기록을 상고하자면 춘추전국(春秋戰國) 시대까지 소급된다.

신화적인 이야기지만 신선사상(神仙思想)의 배경도 결국 불로장생의 문제와 관련된다.

옛 도인들의 생성에 대해 살펴보면 산야에서 자생하는 약초(藥草)와 산야초(山野草) 그밖에도 생성에 관하여 생식(生食)을 했다는 기록이 자주 나 온다.

편자도 지난날 심마니(산삼전문 채취꾼) 땅꾼(희귀종의 전문 뱀잡이) 양봉업(養蜂業) 산승(山僧) 또는 산중은자(山中隱者) 수도인(修道人) 들과 어울려 생활한 적이 있다.

그들이 자연에서 채취한 야생초, 또는 생콩을 불리거나 미숫가루 등으로 생활하는 경우를 드물지 않게 보고 직접 체험하였다.

예컨대 생 솔잎을 따서 오래 씹거나 버섯 또는 산열매로 화식(火食)이 아닌 생식을 위주로 생활하는 분들을 자주 접했는데 의외로 아주 건강한 상태였다.

현대에 와서도 생식과 초식과 화식(火食)의 경우 건강에 얼마나 유익한지 그 내용이 점차적으로 나타나고 입증되는 경우를 자주 대한다. 굳이 옛날의 도인들이 아니더라도 생식과 화식(火食)에 대해 연구하는 분들이 있다.

1991년 세종대 윤옥현님의 '생식 및 채식인의 영향 상태와 생식인의 주식에 관한 연구' 라는 논문에는 생식하는 분들이 훨씬 건강하다고 한다. 또 아래의 「화식과 생식의 영향 손실 비교」에서 다음과 같은 도표로 내놓고 있다.

화식과 생식의 영양 손실 비교

구분 / 분류	화식 및 가공식	생 식
비타민	수용성 비타민이 주로파괴 지용성 비타민은 고온에서 파괴	거의 파괴되지 않음
미네랄	가열에 의한 손실	거의 유지
효 소	열에 의한 파괴	효소가 살아있음
단백질	단백질 변성	적당한 식물성 단백질 섭취
지 방	지방 산패	신선한 식물성 지방 섭취
엽록소	조리시 일부 파괴	거의 파괴되지 않음
씨 눈	가공으로 제거	그대로 유지
섬유질	가공으로 제거	그대로 유지

도인들의 섭생
자연식품, 산야초 등에는 이러한 명칭이 자주 나온다.

간단한 자연약초, 자연식품을 바탕으로 한 보양약(補陽藥): 해구신, 해마, 익지인, 음양곽
보혈(補血) 약(藥)은 혈기가 부족할 때 : 백하수오, 작약, 지황

보음약은 여성을 위주로 기본적으로 사용되는 약재이다.
구기자, 맥문동, 백합, 별갑, 더덕, 석곡, 천문동, 황정

보기약재는 주로 기(氣)가 부족한 증세를 다스린다.
궤양치료, 기침가래, 해독약, 위 및 십이지장궤양, 급성 및 만성기관지염, 마른기침, 목이 마르고 아픈데, 급성 및 만성편도선염, 배앓이, 냉증, 만성간염을 비롯한 간질병, 에디슨병에도 쓴다. 또한 독성을 낮추며 탕약의 맛을 좋게 할 목적으로 널리 쓰인다.
감초: 모든 처방에 거의 사용되며 콩과에 속하는 다년생초로 약으로는 그 뿌리를 쓴다.

대두(大豆): 콩은 식물성 단백질이 풍부하고 비타민C가 매우 많이 함유되어 있다. 콩은 약 1200여종이 있다. 보간(補肝) 양위(養胃) 효과가 있고 인체의 쌓인 독성을 없애주며 잉어와 곁들여 먹으면 수종(水腫)도 치유된다고 한다.

파: 파는 일찍이 지혈(止血)에 사용되기도 하고 냉증을 다스린다. 「본초비요(本草備要)」에는 자연식품에 대해 이렇게 그 약성(藥性)을 적어 놓았다.
"파는 뭉친 근육을 잘 이완시키고 감기에 효험이 있고 혈액 순환에 아주 좋다"

연(蓮): 연은 열매 줄기, 잎, 뿌리 모두가 사람에게 이로움을 준다. 연꽃은 악혈(惡血)을 없애주고 여성의 생리불순 치유에 아주 효험이 크다.

송이버섯: 송이버섯은 그 맛과 향도 일품이거니와 항암효과도 아주 좋다. 흰 자작나무껍질과 배합시켜 술은 담가 먹으면 더욱 효험이 절묘하다.

목이버섯: 부인병(婦人病, 월경불순 등)에 좋고 치질에도 아주 효험이 크다.

미나리: 미나리는 해독제로서 탁월한 효능이 있고, 숙취, 식중독에도 아주 좋은 야채이다.

1) 겨우살이나무

부인과 산후요통(産後腰痛) 처방
잘게 썰어서 말린 잎과 줄기 5~10g을 1일분 량으로 해서 300cc의 물로 1/2의 용량이 될 때까지 끓여서 1일 3회로 나누어서 복용한다. 필요할 때 잎과 줄기를 채취해서 건조하기 쉽도록 썰어서 햇볕에 말려서 쓰면 된다.
*상 기생은 소상록수로 낙엽수 등에 기생하는 식물로서 새들의 분(糞)으로 번식이 되는 식물로 알려져 있다.

동백나무 겨우살이
신경성 통증과 타박상 진통에는 건조된 줄기와 잎을 1일량으로 5~10g에 600cc의 물로 1/2의 용량이 되도록 끓여서 복용한다. 이 방법은 중국의 민간요법이다.
채취: 봄에서 가을까지 줄기나 잎을 채취해서 깨끗이 씻은 다음 햇볕에 말려 쓴다.
붉은 겨우살이: 산후회복(産後回復)에는 건조된 열매를 1일량으로 10g을 400cc의 물로 1/2의 양이 되도록 끓여서 복용한다.
노인중풍(老人中風)에는 건조된 줄기나 잎을 1일 량으로 5~10g을 400~600cc의 물로 1/2의 양으로 끓여서 복용한다.

2) 모과(木瓜)

해수(咳嗽) 기침에 처방

건조된 모과 1일량 5~10g에 200cc의 물로 약간의 설탕을 넣고 1/2량이 되도록 끓인 다음 3회로 나누어 복용한다.

피로회복(疲勞回復) 처방

모과주(木瓜酒) 1kg을 여러 쪽으로 썰어서 용기에 넣고 400g의 설탕과 1.8 l 의 소주를 부어 넣은 뒤 밀봉하여 냉암에서 반년에서 1년 정도를 둔 다음 1회에 20cc씩을 1일 2~3회로 복용한다.

더위를 먹고 근육경련이 생길 때 처방

건조된 모과 5~10g 정도의 몇 쪽을 물로 달여서 1일 량으로 하여 3회로 나누어 복용한다.

약주용은 초가을 황색으로 익기 전 녹색일 때 쓴다.

3) 산뽕나무(상백피:桑白皮)

산뽕나무는 뿌리, 줄기, 잎사귀 어느 것이나 다 사용된다. 당뇨치유에 효험이 크고 대사증후군에 좋으며 특히나 순환기 질환에도 널리 사용된다.

고혈압(高血壓) 예방(豫防)에 처방

상백주(桑白酒)

건조된 상백피(桑白皮) 100g에 흑설탕 200g을 넣고 소주 1 l 에 넣어 밀봉한 후 6개월 뒤에 포면에 걸러서 취침전에 15cc씩 복용한다.

피로회복(疲勞回復)과 강장(强壯)에 처방

상백실주(桑白實酒)

잘 익은 열매 500g에 흑설탕 150g을 넣고 소주 1.8 l 에 약 1개월 정도 밀봉해 두었다가 그것을 그대로 1일 3회 정도로 복용한다.

4) 작약(炸藥)

작약은 모든 산부인과 질환에 특효가 있다.
월경(月經)불순(不順) 냉증(冷症), 위(胃) 근육(筋肉) 경련(痙攣)
작약감초탕(芍藥甘草湯) 작약(芍藥) 감초(甘草) 각 3g을 1일량으로 탕을 끓여서 3회로 나누어 복용하고 복통(腹痛) 신경통(神經痛) 담석(膽石) 등은 1일량을 1회로 복용하고 소아는 1/2로 줄여서 복용한다.

5) 맥문동(麥門冬)

자양(滋養) 강장(强壯) 강정(强精)에 처방
건조된 맥문동 뿌리를 5~10g에 벌꿀 5~10g을 넣어서 복용한다.

해수(咳嗽) 기침에 처방
맥문동 10g에 반하(半夏) 갱미(粳米) 각 5g 인삼(人蔘) 감초(甘草) 각 2g 대추(大棗) 3g을 넣고 탕으로 끓여서 복용한다.

6) 감탕나무

고혈압(高血壓)에 처방
건조된 수피(樹皮) 5~10g을 600cc의 물로 1/2의 용량이 될 때까지 끓여서 1일 몇 회로 나누어서 복용한다. 고혈압 예방에도 권하고 싶은 약이다. 여름에 감탕나무의 껍질을 벗겨서 물로 씻은 다음 잘게 부셔서 햇볕에 말린다.

7) 갓(개자/ 芥子)

신경통(神經痛) 류마티즘에 처방
개자 분말을 탕물로 반죽해서 얇은 수건에 진하게 칠하여 통증이 있는 곳에 붙인다.

폐염과 기관지염에는 처방

개자 분말을 물로 반죽을 해서 얇은 수건이나 유지에 두껍게 바른 다음 이것을 가슴부위에 붙이고 5~10분 뒤에 붙인 부위에 통증의 감이 생기면 떼어 낸다.

8) 모란(牡丹)

월경불순(月經不順) 치질(痔疾)

여자들의 월경주기가 일정치 않고 불규칙하게 나오거나 도중에 끊어지는 경우, 또한 자궁의 발육부진 등으로 아랫배와 허리가 아프면서 요통이 심한 경우에 이 약을 쓴다.

용법: 목단피(牡丹皮) 도인(桃仁) 망초(芒硝) 각 4g 동과자(冬瓜子) 6g 대황(大黃) 2g을 1일량 1첩으로 끓여서 3번으로 나누어 복용한다.

9) 차전초(車前草)

부종(浮腫)으로 인한 이뇨에 사용

건조된 차전초를 1일 량으로 5~10g에 300cc의 물로 1/2량이 될 때까지 끓여서 1일 3회로 나누어 식후에 복용한다.

감기(感氣) 몸살 예방

건조된 차전자(씨)를 1일량 5~10g을 200cc의 물로 1/2량이 될 때까지 끓여서 식후에 복용한다.

종기나 부스럼에는

생잎을 씻어서 불에 약간 먼저 숨을 죽인 뒤 환부에 붙이고 붕대로
가볍게 동여맨다.

10) 홍화(紅花): 잇 꽃

산전(産前) 산후복통(産後腹痛) 처방

잘 건조된 홍화(紅花) 3~5 g을 1일 량으로 해서 적당한 물로 끓여서 복용한다.

부인의 어혈과 통경: 잘 건조된 꽃과 씨를 5~6g을 1일 량으로 해서 400cc의 물로 1/2량이 될 때까지 끓여서 1일 3회로 나누어서 복용한다.

홍화의 종자속의 지방유는 리놀산이 70%가 들어있어 식용유로 이용할 뿐 아니라 혈액 속에 콜레스톨의 농도를 저하시키거나 동맥경화 예방에도 쓰이고 있다. 모든 뼈 치료, 골절상에 특효

11) 무궁화(목근/木槿)

개선(疥癬)과 수충(水蟲)에는 건조된 목근나무 껍질을 잘게 썰어서 10g을 45°의 소주 200cc와 같이 용기에 넣어 밀봉한 뒤 3~6개월이 지난 뒤에 그 즙액으로 환부에 칠해준다.

채취: 여러 종류의 꽃 중에서도 흰색꽃 종류가 약용으로 쓰이니 꽃받침과 같이 따서 햇볕에 말리고 나무껍질은 될 수 있으면 한여름에 채취해서 햇볕에 말려서 쓴다.

12) 익모초(益母草)

산후지혈(産後止血)에 처방
건조된 익모초(益母草) 전초를 6~10g을 1일 량으로 하여 400cc의 물로 1/2량이 되도록 끓여서 복용한다.

월경(月經)불순(不順) 복통(腹痛)에는 익모초는 약용으로 종자는 쓰이지 않고 꽃이 피는 8월경에 꽃이 있는 지상부위의 전초를 채취하여 햇볕에 말려서 쓴다. 더위 먹은 증세에도 특효

13) 은행(銀杏)

해수천식의 진해에 특효
은행열매의 껍질을 벗기고 속알을 1회량으로 5~10g 정도를 삶거나 불에 구워 먹는다.

가을에 떨어지는 열매를 주워서 땅속에 묻거나 물속에 넣어두면 열매의 겉이 썩어서 흰 종자가 남게되나 그대로 햇볕에 말려서 사용, 겉껍질을 깨고 속 알 만을 쓴다.

최근에는 은행잎에서 고혈압증 치료약으로 쓰인다. 또한 독일의 제약회사에서 은행잎을 수입해서 혈관 조정제를 제품화 했다.

14) 측백 엽(側柏葉)

강장(强壯) 강정(强精)에 처방

측백열매(栢子仁)씨를 분쇄하여 그 가루를 1일량 5~12g을 3회로 나누어 그대로 물에 복용하거나 또는 술로 갈아 복용

장출혈(腸出血) 하리(下痢)에는 건조된 잎을 1회량 5g으로 하여 탕을 끓여서 복용한다.

15) 산수유(山茱萸)

피로회복(疲勞回復) 강장(强壯)에는 산수유(山茱萸)주(酒)를 복용

건조된 산수유 200g을 흑설탕 200g과 같이 소주 1.8 l 에 넣어 밀봉하여 2~3개월 후에 천에 걸러서 1일 20~30cc를 3회로 나누어 복용한다.

신기(腎氣) 양허(陽虛)와 식욕부진에 팔미환(八味丸)

숙지황 8냥, 산수유 4냥, 목단피 백복령 택사 각 3냥, 육계 6냥 부자포 1냥을 가루로 하여 꿀로 오동열매 크기의 환을 만들어 공복 시에 더운 술이나 염탕으로 복용한다.

16) 옥수수 수염

당뇨병, 고혈압, 혈압강하에 처방

옥수수수염 30g 돼지의 췌장 1개에 물 3사발을 붓고 약한 불로 1/3량이 되도록 끓여서 그 스프를 계속 복용하면 소변 속의 당분을 없애는 신비성과 튜인턴의 효과

도 있다.

신장병 간염 각기 황달 등에

옥촉서털 8g을 1일 량으로 300cc의 물에 1/2량이 되도록 끓여서 3회로 나누어 복용한다.

채취: 종자를 수확한 뒤에 보통 버리는 털(암꽃의 꽃 기둥과 기둥머리)을 모아서 햇볕에 건조하여 보관한다.

옥수수수염을 한방용어로는 남만모(南蠻毛)라고 한다. 옥수수수염을 잘 말려서 차처럼 수시로 마신다.

급성신염(急性腎炎)과 임신시의 부종에도 사용되고, 소변불리 오줌소태에도 효능이 탁월하다. 옛날부터 이뇨약으로 사용되었는데 비만 치료에도 효능이 있다고 한다.

17) 나팔꽃씨(견우자/牽牛子)

건조된 나팔 꽃씨를 분말로 해서 0.5~1.5g을 물로 복용하는데 가능하면 공복 시가 좋다.

강력한 하제의 작용뿐 아니라 부종(浮腫) 치료에도 많이 사용된다.

9~10월에 종자를 채취하여 햇볕에 말린다. 과피가 마른 것을 골라서 속 종자만을 수집하여 말리는데 겉이 흰색은 백견우자이고 겉이 검은 것을 흑견우자로 구분하는데 약효는 같다.

18) 우슬(牛膝)

월경통(月經痛) 월경곤란(月經困難)

우슬산(牛膝散)

우슬(牛膝) 계지(桂枝) 작약(芍藥) 도인(桃仁) 당귀(當歸) 목단피(牧丹皮) 연호색(延胡索) 각 3g, 목향(木香) 1g을 1일 분량으로 하여 400g의 물로 1/2의 분량이 되도록 끓여서 3회로 나누어 매번 공복 시에 복용한다.

본 처방은 비교적 체력이 있어 비대한 체질인 사람의 월경불순 월경통 등에 좋다.

19) 해당화(海棠花)

월경과다(月經過多) 하리(下痢)에 특효

잘 건조된 꽃잎만을 모아서 1회량 2~5g을 주전자에 넣고 끓는물을 부어서 완전히 식기전에 복용한다.

피로회복(疲勞回復)에 해당화(海棠花)열매 약 5~6개를 흑설탕 150g을 넣고 720㎖의 소주를 부어 밀봉한 후 반년이상 지난뒤 1회에 30cc정도씩을 복용한다.

해당화의 열매는 황적색으로 익는데 그 속에는 비타민C의 함량이 많아서 피로회복이 잘된다.

20) 독활(獨活)

발한(發汗) 해열(解熱) 두통에 처방

잘 건조된 독활(獨活)뿌리 20g을 1일량으로 하여 탕으로 끓여서 3회로 나누어 복용한다. 류마티스 신경통 냉증에 잘 건조된 독활(獨活)뿌리 300g을 면포대에 넣고 포대가 잠길 정도로 물을 부어 끓여서 탕에 부어넣고 그 약물에 전신을 잠기도록 입욕한다.

21) 야산(野蒜)=산달래

독충에 물리거나 종기에 뿌리를 갈아서 그 즙을 환부에 칠하면 좋다.

종기가 헐고 통증이 있을 때 뿌리와 줄기가 달린 전초를 강판위에 놓고 검게 태워서 가루로 하여 그 가루에 참기름을 넣고 섞어서 반죽된 연고를 환부에 칠한다.

봄부터 여름 사이에 전초를 채취해서 그대로 물로 씻어서 쓴다.

이른 봄이며 밭이나 들에서 약용 보다는 식용으로 하여 구미를 돋군다.

22) 계관자(鷄冠子) =맨드라미

자궁(子宮)출혈(出血)에 건조된 맨드라미씨(鷄冠子) 3~5g을 1회량으로 하여 그대로 식후 약 30분경에 물로 복용한다.

동상(凍傷)이 짓무르고 피가 날 때

건조된 맨드라미꽃 10~5g을 잘게 부수어서 400cc의 물에 끓인 즙액으로 환부를 씻는다.

하리(下痢)를 멎게 할 때

건조된 맨드라미꽃을 분말로 하여 4~8g을 1회량으로 하여 그대로 공복 시에 물로 복용한다.

개화의 최성기에 화경의 선단과 화수의 부분을 가위로 잘라서 햇볕에 말린다. 또한 종자를 채취할 때는 늦은 가을에 화수의 부분을 잘라 신문지 위에 두들겨서 털어 수집하여 햇볕에 말린다.

23) 백목련(白木蓮) = 신이

축농중(蓄膿症)과 비염(鼻炎)에 건조된 목련의 꽃 봉우리(신이)를 15g 창이자(蒼耳子) 9g 백지(白芷) 30g 박하잎 15g을 같이 잘게 썰어서 믹서기에 갈아 분말을 만들어 1회에 6g씩 매번 식후에 복용한다.

신이(辛夷)

콧속에 군살이 질색(窒塞)한데

신이고(辛夷膏)

신이(辛夷) 2냥, 세신(細辛) 목통(木桶) 목향(木香) 백지(白芷) 행인(杏仁) 각 5돈 양수(羊髓) 저지(豬脂) 2냥을 모두 섞어서 돌 그릇에서 연한 불로 조려 고약을 만들어 적황색이 되거든 용뇌(龍腦)와 사향(麝香) 각 1돈을 넣어 환으로 만들어 솜에 싸서 콧속에 넣어 두면 며칠만에 군살이 없어지고 바로 낫는다.

어린아이가 콧물을 많이 흘리는데 이것을 신문(神門)에 붙이고 또 콧속에 바로 바르면 낫는다.

24) 전도고(剪刀股)

부비공염증(副鼻控炎症) 처방
건조된 전도고(剪刀股)를 대인 기준으로 1회량 3~5g으로 300cc의 물에 1/2량이 될 때까지 끓여서 복용한다.

건위(健胃) 강정(强精) 처방
건조된 전도고의 전초를 5~10g을 1회량으로 해서 400cc의 물로 1/2량이 될 때까지 끓여서 1일 3회로 나누어 복용한다.

25) 마취목(馬醉木)

농작물(農作物)의 살충제(殺蟲劑)로
잘 건조된 마취목의 잎과 가지를 10배의 물로 삶아서 그 삶은 물의 10배량의 물을 부어 식은 다음에 농작물에 뿌려준다.

필요할 때 잎과 가지를 채취해서 햇볕에 말려 보존한다.

마취목의 잎을 많이 먹게되면 취한다 하여 마취목이라 하고 옛날부터 이 잎은 독이 있어 사람들은 이 점을 응용하여 동물 살상에 이용해 왔다.

26) 소구수(小構樹)

부종(浮腫)시의 이뇨(利尿) 처방
가지와 잎을 건조해서 1일 량으로 10~15g 을 300~400cc의 물로 1/3량이 될 때까지 끓여서 3회로 나누어 매 식전에 복용한다.

자양(滋養) 강장(强壯)에 소구수주(小構樹酒)
소구수의 열매 약 400g, 레몬 2개를 둥글게 몇 쪽으로 썰어 넣고 설탕 100g, 35°의 소주 1.8*l* 를 적절한 용기에 넣고 밀봉한 다음 3~5개월 뒤에 면포에 걸러내어 1회량 20cc씩을 1일 2~3회를 복용한다. 또한 취침 전 40~60cc를 한 번에 복용해도 좋다.

27) 연실(蓮實)

자양(滋養) 강장(强壯) 하리(下痢)

잘 건조된 종자(연실)를 1일량 15~20알 정도를 프라이팬에 적당히 볶아서 3회로 나누어 매일 계속 복용하면 효과가 있다.

부인병(婦人病)과 야뇨증(夜尿症)

연잎을 삶아서 그 즙을 복용하면 야뇨증에 효험이 있다. 각종 부인병에는 연실을 1일 20알 정도를 적당량의 물로 달여서 3회로 그 즙을

차 대신 복용하면 효과가 있다.

연모근(蔦毛根)

식체(食滯)와 식토(食吐)에 연모근을 가루로 하여 1회량으로 1~4g을 물로 복용한다.

하제(下劑)로 쓸 때

마른 연모뿌리를 가루로 만들어서 1회량을 대인의 경우 4g을 물로 복용한다.

여름에 연모 잎이 황색으로 변할 무렵이나 초가을에 뿌리를 채취해서 깨끗이 씻은 다음 잘 마르도록 종으로 갈라서 햇볕에 말린다.

28) 방풍(防風)

감기몸살로 열이 있을 때

건조된 방풍의 뿌리 5~8g을 1일 량으로 해서 400~600cc의 물로 1/2량이 될 때까지 끓여서 따뜻할 때 복용한다.

감기몸살로 열이 없을 때

건조된 방풍의 뿌리 20~30g에 쑥잎 20g을 섞어서 면포대 속에 넣어 욕조 물에 넣고 그 속에 들어가서 따끈하게 목욕을 한다.

여름에서 가을까지 뿌리를 채취해서 깨끗이 씻은 다음 그늘에 말려서 보존한다.

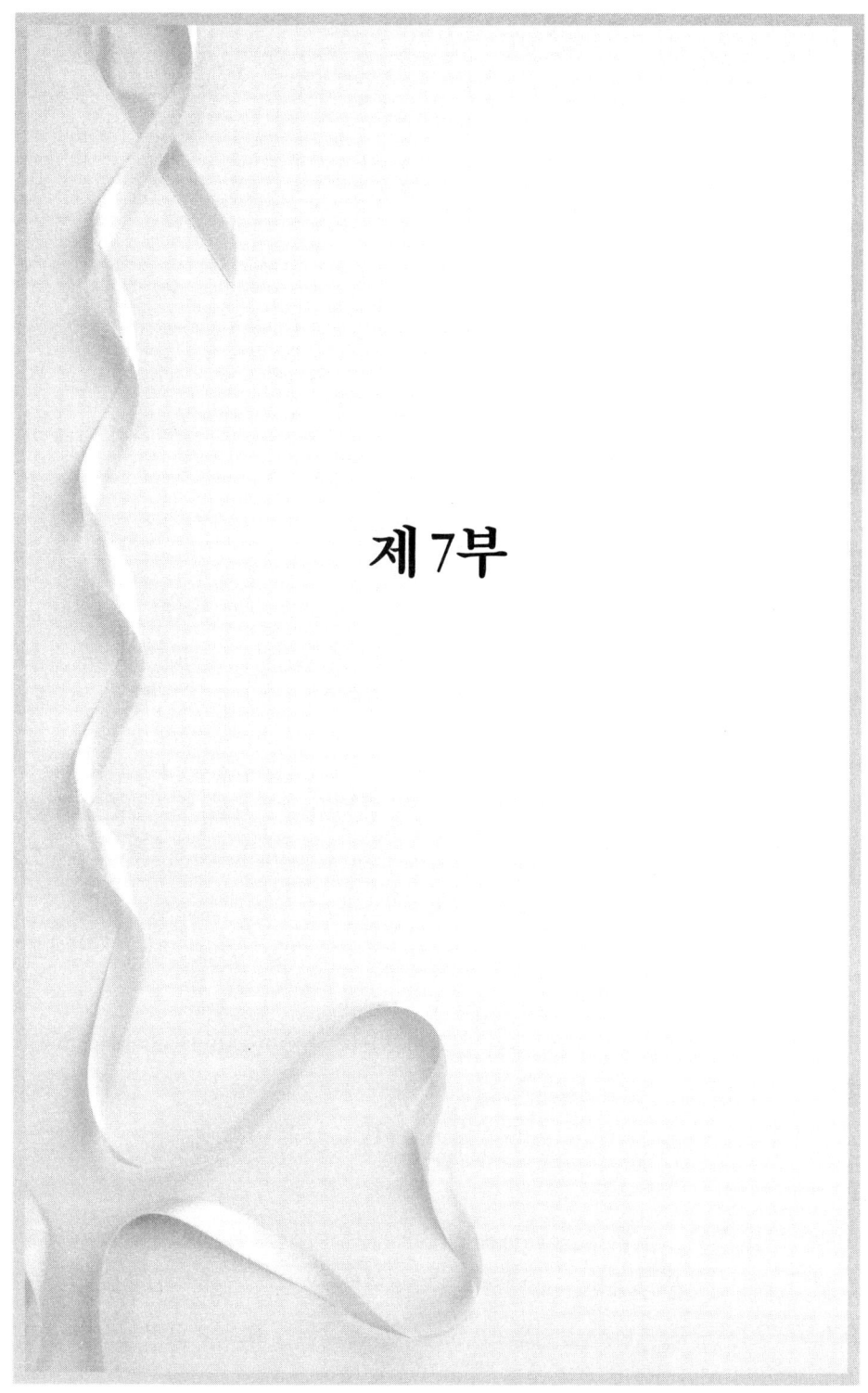

제 7 부

무술(武術)과 기공(氣功),
각종 수기술(手技術) 心理的 건강법

武와 기공(氣功), 호흡법, 다양한 건강법에 대하여

예로부터 동양에서는 의무일여(醫武一如)라는 개념이 고래로부터 지금까지 전해지고 있다.

무인(武人)은 거의가 남보다 월등히 건강하고 그것은 너무나 타당한 보편적 개념으로 인식된다. 그들이 남다른 용력과 건강을 지니고 수호하는 데 있어서 다른 문제는 제외, 그 건강 비술의 일부인 기(氣), 단(丹), 호흡법 등에 대해서 간략히 소개한다.

각 종파나 문파(門派)에 따라서 그 방식이 각각 다르기에 다만 원론적으로 간략히 소개하기로 한다.

1. 무술과 기공의 관계

정적인 명상 수련법과 다른 동적인 수련법과 관련시켜 보자면 기공에 관한 수련법, 질병예방, 치유술은 태극권((太極拳)이나 여러 문파들에 따라서 백가쟁명식으로 수련동작은 저마다 유형이 다르다. 그래서 일일이 소개하기에 한계가 있다.

동(動)과 정(淨) 수련법과 깊은 관련이 있는 기공(氣功)과 기(氣)에 대하여 과학적으로 명징하게 규명하기란 여러 난제가 있다.

기공은 인간의 정신과 육체를 조화시켜 건강을 도모하고 나아가 타인에게도 내공을 방사(放謝)시켜 치유하는 방법의 하나이다.

옛날의 무(巫)는 천(天)과 인(人))에 관련된 사람으로서 병을 치유하기도 했다고 전한다.

지금 치료한다는 의(醫)도 원래는 무인(武人)의 뜻이 담겨있는데 옛날 무는 천지간에 하늘과 인간을 교통하는 영매자(靈媒者) 역할을 했다. 그들은 일종의 주술적 요소도 지닌 특수한 치유의 능력도 지녔다고 한다. 그러한 요소의 일면이 오늘날의 기공(氣功)과 연관이 있다고 추론할 수 있다고 본다.

기공(氣功) 등 자연 치유 능력자들의 모임에 대한 글 소개

「우주 초능력보존회 창립」 행사 취지문

국내외적으로 서울과 평양, 워싱턴의 평화시대 구축이 세계사적으로 중대한 쟁점으로 부각되는 시대흐름을 만나면서 새로운 세계평화 질서를 더욱 뜨겁게 갈망하는 국민들의 열정이 강한 탓인지, 한반도는 지독한 염천의 계절을 보냈습니다.

그러나 지금 전개되고 있는 한반도의 시대적 상황은 국내외 언론보도만 보더라도 그 열기가 식지 않을 것 같습니다. 이런 현실 인식의 바탕위에서 우리들은 국민의 도리로 가만히 있을 수 없다는 어떤 전율을 온몸으로 느낍니다. 그래서 우리들에게 주어진 소명을 실천해야 한다는 하늘의 뜻을 받들어, 이제 불어오는 가을 바람에 실려, 2018년 대한민국의 청정 가을 기운을 앞세워 『우주 초능력 보존회 창립 총회』를 개최하게 되었습니다.

지난 90년대 초부터 나라안에서는 영적 에너지 교류와 신과학에 기반을 둔 우주 에너지 나눔을 실천해 온 정신세계 운동에 과학계, 문화예술계, 종교계와 다양한 강호의 인사들이 참여했습니다. 이들 중에서 오늘날까지 활동을 하고 있는 강호인들이 행사를 이끌게 됩니다.

우리들이 추구하는 행복한 삶의 세계는 상생의 소통기운이 충만한 가운데 평등, 평화 세상에서만 이룩된다고 알고 있습니다. 또한 우리들은 이런 생활태도를 실천하고 유지하는 사람들, 곧 홍익인간(弘益人間)들의 세상이 되어야 한다는 믿음을 세상에 전하는 사명을 갖고 있습니다. 그래서 우리들은 상고 이래로 우리민족과 그 후손인 대한민국 국민들이 하늘로부터 받은 소명을 반드시 받들어 성사시켜야 한다는 이런 자각을 항상 품고 있습니다.

이 믿음의 사명, 목적을 갖고 하는 이번 2018년 가을의 이 행사가 국민들과 함께 흥겹게 펼쳐지기 바랍니다. 무엇보다도 이 행사가 열리는 장소인 고령의 영적 에너지에 관해 우리들은 주목하고 있습니다.

고령(高靈)은 이미 천오백년 전부터 인류문명지 가운데 강력한 영적 에너지로 가득 찬 대길지(大吉地)로 찬란한 금속문화 시대를 꽃피웠던 대가야(大伽倻)국 이었습니다.

우리들은 이 고도(古都)가 품고 있는 영적 에너지가 이번 행사에 강력한 파동을 불러와서, 우리들이 염원하는 국운융창 세계평화의 시대를 앞당기는 지구사적 경사로 드러날 것을 믿고 있습니다.

오늘 강호의 뜻있는 의인(義人)들에 의해 창립되는 우주초능력 보존회의 역할과 활동에 많은 국민적 관심과 동참이 있기를 기대합니다.

2018. 11. 17(당회 창립일)
〈우주초능력보존회 무아 회장〉 창립 위원회 일동

2. 이시형 박사의 자연의학관에 대하여

저명한 신경정신과 의사 이시형 박사(2018 현재 84세)는 지신의 건강법에 대해 이렇게 강조하고 있다.
50대에 접어들면서부터 "약물치료 한계 체감"에 대해 이렇게 토로하고 있다.
모든이들의 건강 도움에 참조가 되리라 여겨져 기사 내용의 요점을 발췌하여 독자들에게 소개하기로 한다.

이 박사 "약물 치료 한계체감, 50대 들어 자연의학에 관심"

두 종류의 의학이 있다. 하나는 응급환자에게 첨단 의료를 제공하는 '병원의학', 다른 하나는 인체의 자연 치유력을 존중하는 '자연의학', 병원의학으로 의사 생활을 시작한 이시형 박사는 50대 들어서면서 자연의학에 관심을 가지게 됐다고 한다.

살아온 생활패턴 돌아보고
몸이 보내는 경고 알아차려
화나는 마음 다스려야 건강

명상은 자연의학의 일종이지만 점차 병원의학으로 그 영역을 확장해가고 있다. 뇌과학의 발달이 그 배경이다. 이 박사는 우리 사회에서 병원의학과 자연의학의 융합을 시도한 1세대 정신과 전문의이자 뇌과학자로 볼 수 있다. 불면증이나 우울증 환자가 병원에 왔을 때 그 역시 수면제·신경안정제·항울제 등을 처방하곤 했다. 한 환자에 3분 정도면 끝났다고 한다. 어느 날 그 같은 진료 행위에 회의가 들기 시작했다. 약물 치료에 한계가 있다는 것을 느끼기 시작한 것이다. 자연의학을 공부하게 된 계기다. 자연의학 중에서 그가 가장 중시하는 것은 생활습관이다. 큰돈 들이지 않고 발병하기 전에 미리 병을 예방하자는 것이다. 식사습관, 운동습관, 마음습관, 생활리듬습관 등 4대 생활습관을 이야기한다.

이 중에서도 가장 중요한 것은 마음습관이다. 감정을 다스리는 마음습관은 명상을 통해 조절할 수 있다. 마음을 어떻게 먹느냐에 따라 건강이 달라진다. 그에 따르면, 습관적으로 성을 내는 사람은 건강을 유지할 수 없다. 병은 하루아침에 갑자기 발생하지 않는다. 스트레스와 피로의 누적이 고혈압·당뇨·암 등을 유발한다. 예방과 치료는 마음가짐을 바꾸는 데서부터 시작한다. 우선 자신이 살아온 생활패턴을 돌아봐야 한다. 지나치게 과로하고 있지 않은가. 지나가 버린 과거에 대한 후회와 분노, 오지도 않은 미래의 걱정에 휩싸여 있지는 않은가. "화가 날 때 심호흡을 세 번만 해보세요, 천천히 호흡하면 자율신경이 조절되고 교감 신경이 가라앉아요. 누구든지 해보면 압니다." 어느 누구도 24시간 긴장 상태로 살 수는 없다. 몸에서 보내주는 멈춤과 휴식의 경고를 알아차릴 수 있어야 한다. 몸살은 그만 좀 쉬라는 신호다. 우리 몸의 자연적 면역 기능이 아직은 작동하고 있다는 증거다. 지금 잠시 하던 일을 멈추고 부드럽게 눈을 감은 후 자신의 호흡을 가만히 한 번 지켜보자.

(2018. 9. 15 중앙일보)

2017. 7. 12일 중앙일보에는 다음과 같은 기사가 나와있다.
♦ 최동훈 교수=연세대 의대 졸업, 연세대 의대 교수, 세브란스 심장혈관병원 원장, 한국생체재료학회 임상의학분과 전문이사, 대한심혈관중재학회 혈관중재시술연구회 회장, 대한심장학회 기초과학연구회 회장

최동훈 교수는 "한 자세로 오래 있으면 혈전(피 찌꺼기)이 쌓인다. 1시간마다 5분 이상 움직이라"고 조언한다. 신진대사에 관한 운동의 기능이 운동에 의해 상승

정맥 부종 환자수 (단위: 명)

- 2012년: 17만8691
- 2013년: 18만6407
- 2014년: 19만8782
- 2015년: 19만7986
- 2016년: 21만605

자료: 건강보험심사평가원

되고 거기에 관련된 질병을 예방할 수 있다고 한다.

최동훈 교수는 정맥 부종 환자 수에 대해서도 이러한 통계 도표를 내놓고 있다.

편자는 무술과 기공을 연구, 체험하고자 여러 나라, 특히 중국, 일본의 무술가, 최고 기공사들을 만나보고 놀라운 사례를 많이 보았다.

광활한 대륙에는 약 56개의 민족들이 저마다 독특한 문화 속에서 살아간다.

그런데 태극권, 기공수련을 꾸준히 계속하는 사람들은 비수련자들보다 대체적으로 건강하고 수명이 늘어난다는 놀라운 추세를 경험하였다.

의무일여(醫武一如), 오늘날에 이르러 운동, 다시 말해서 스포츠와도 크게 다르지 않고 서로 상통하는 바 있다.

현대의학의 전공자들도 신체의 움직임, 즉 운동과 건강에 대해 이러한 중요성을 제시하는 데서도 모든 건강의 중요성을, 입증해 준다.

매우 놀라운 사실은 기공을 통하여 중국에서는 최근 병원에서도 치유하지 못한 난치병, 암 환자들이 병세가 호전되거나 완치되었다는 사례가 여러차례 보고되고 있다.

3. 각종 암에 대한 예방

요즈음 악화된 환경 변화, 알게 모르게 접하게 되는 여러 화공약품, 여러 원인으로 인해 암(癌) 발생 율이 증가하는 추세이다.

세계 보건기구의 보고에 의하면 대부분의 암은 적당한 운동, 몸에 유익한 자연식이요법, 과도한 스트레스, 지나친 음주나 흡연을 삼가면 거의 예방할 수 있다고 한다. 참고로 「대한 암협회」에서 권고하는 사항을 소개한다.

대한암협회의 암 예방 14개 권고사항
- 편식하지 말고 영양분을 골고루 균형 있게 섭취.
- 황록색 채소를 위주로 과일 및 곡물 등 섬유질을 많이 섭취.
- 우유와 된장의 섭취를 늘린다.
- 비타민 A, C, E를 적당량 섭취한다.
- 과식하지 말고 지방분을 적게 먹어 이상 체중을 유지.
- 너무 짜고 매운 음식과 너무 뜨거운 음식은 피한다.
- 불에 직접 태우거나 훈제한 생선, 고기는 피한다.
- 곰팡이가 생기거나 부패한 음식은 피한다.
- 술은 과음하거나 자주 마시지 않는다.
- 담배는 금한다.
- 태양광선, 특히 자외선에 과다하게 노출하지 않는다.
- 땀이 날 정도의 적당한 운동을 하되 과로는 피한다.
- 스트레스를 피하고 기쁜 마음으로 생활한다.
- 목욕이나 샤워를 자주 하여 몸을 청결하게 할 것.

암에 대한 치료방법은 여러 가지다.
한방에서는 항암 성분이 강력한 천연약재를 추출하여 장기간 복용하며 심신(心身)의 평상심(平常心)을 지니고 꾸준히 적당한 운동을 권장한다. 과격한 운동보다 깊은 호흡법과 기공수련(氣功修鍊)을 병행하면 좋은 효험을 보고 병세가 호전되고 완쾌된다.

각종 암의 성향에 따라 기공 동작을 소개하기엔 지면, 등 여러모로 어려움이 따르기에 생략하기로 한다.

전자에 소개된 기공자세를 보고 자신에게 맞는 동작을 꾸준히 수련해야 한다.

난치병 치유의 경우에는 반드시 기공 치유의 권위자에게서 기(氣)를 발공(發功) 받는 방법도 있다.

2017. 8. 12일 중앙일보에는 암과 관련된 기사가 실려있다.

암환자에게 심리적인 안정감, 투병하는 과정에서의 심리요법이 상당한 효과를 나타낸다고 한다.

전자의 기공요법과 명상요법도 신체 반응이 좋도록 호전되는 장점을 지니고 있다.

참조로 다음의 기사를 보기로 하자.

신문-2017.8.12 중앙일보/정종훈 · 박정렬 기자

sakehoon@joongang.co.kr

폐암 4기 황옥순(76 · 여)씨는 6년 전 서울의 한 대형병원에서 '시한부 6개월' 판정을 받았다. 그는 이듬해 폐 · 복강의 암 덩어리를 떼는 수술을 받았다. 그는 언제 죽을지 모르는 상황에서도 평소처럼 즐겁게 생활했다. 병원 검진도 빼먹지 않았다. 그 덕분이었을까 지난해 기적처럼 완치 판정을 받았다. 그는 "긍정적인 마음가짐을 갖고 죽음에 대한 두려움을 내려놓고 살았다. 그게 병을 이겨내는 데 도움이 된 것 같다"고 말했다.

국내 암 환자는 해마다 20만 명 이상 발생한다. 암을 경험한 사람도 146만 여명(2015년 초)으로 전체 인구의 2.9%다. 사실상 '완치'를 의미하는 5년 생존율은 꾸준히 높아지고 있다. 2010~2014년 평균치는 70.3%, 암 환자 10명 중 일곱은 병을 극복한다는 의미다. 이처럼 암이 우리 삶에 가까워지고, 완치율이 높아질수록 그 비결에 대한 관심도 점차 커지고 있다.

◆ 완치 암 환자 들여다보니=황씨 사례처럼 '마음가짐'이 병을 이기는 데 영향을 미칠까. 이와 관련해 암 완치 환자들의 공통적인 특징이 '정신적 안정'이라는 연구 결과가 나왔다. 박지숭 사회복지학 박사는 50~60대 암 완치 환자 6명의 심층 인터뷰를 토대로 한 논문을 보건사회연구원 학술지에 게재했다고 3일 밝혔다. 그동

안 통계 위주의 연구는 많았지만, 환자 경험을 구체적으로 다룬 연구는 드물다.

박지웅 박사가 인터뷰한 이들은 췌장암과 후두암 등 2기 이상의 암을 앓아 치료가 쉽지 않던 환자였다. 그런데도 완치에 성공한 데는 ▶항암 치료를 충실히 받으면서 본인 스스로 치유 노력을 했고 ▶과도한 욕심을 버리고 ▶병의 원인을 자신에게서 찾았으며 ▶운동·합창 등 좋아하는 일에 몰두하고 ▶암에 걸렸다는 사실을 자연스레 받아들였다는 공통점이 있었다. 유방암 3기였던 주부 56세 A씨는 치료를 받으러 다니던 병원의 합창단에 참여하면서 암에 대한 공포를 극복했다. 암에 걸린 뒤 남을 탓하기보다는 다른 사람에게 고마움을 가지면서 평온을 찾았다.

박지웅 박사는 "암에 걸리면 그 전과 많은 점이 달라져 스트레스를 더 받게 된다. 암 환자들에겐 의학적 치료 못지않게 심적 안정을 가져다주는 게 중요하다는 의미"라고 말했다.

실제로 암 환자들은 큰 불안감에 노출되곤 한다. 일산병원이 2002~2010년 환자 100만 명을 분석한 결과, 남성 암환자(27%)의 두 배에 가까웠다. 여성도 비슷했다.

◆ 암 환자 심적 안정은 어떻게=지난 3일 서울아산병원 암교육정보센터에서 은은한 음악이 흘러 나왔다. 암 환자 10여명이 평온한 표정으로 가부좌를 틀고 앉았다. "내 몸의 상태는 내 마음의 상태입니다." 명상 수업 강사가 차분한 어조로 조언을 이어갔다. 50대 여성 환자는 "엉덩이 쪽이 많이 아팠는데 명상 후에 몸도, 마음도 많이 편해졌다"고 말했다.

암 극복을 위한 마음가짐
① '암=죽음' 이라 여기지 않는다.
② 암에 걸렸다고 자책하지 않는다.
③ 문제 해결에 성공한 경험을 떠 올린다.
④ 긍정적이지 않다고 죄책감을 느끼지 않는다.
⑤ 할 수 있는 일을 차근차근 수행 한다.
⑥ 고통을 혼자 감당하지 말고 주변에 알린다.
⑦ 정신건강 상담을 부끄러워하지 않는다.
⑧ 자신에게 맞는 방법으로 감정을 조절 한다.
⑨ 의사와 동반자적 관계를 맺는다.

⑩ 치료와 병행해도 안전한 보완대체요법을 쓴다.
⑪ 영적・종교적 믿음으로 투병의 의미를 찾는다.

도움말: 김종흔 국립암센터 지원진료 센터장

4. 무술과 건강, 기공에 대하여

「東醫寶鑑」은 조선 광해 임금 때의 유명한 허준(許浚)선생의 고래(古來)로 중국과 우리나라에 전해오는 의학을 체계적으로 옥석을 가려 재편집한 의학 명저(名著)이다.

그런데 일반적으로 한약처방만 다룬 내용이 아니고 도인수련법(道人手練法), 기공수련(氣功修鍊)에 관한 내용이 상당한 비중을 차지한다.

중국 고서, 또는 자기 나름대로 터득한 기공(氣功)에 대해 자세히 기록되어 있다. 정좌하고 깊은 호흡을 거듭한 후 36번 치아를 소리 나게 마주치고

一. 호흡을 가다듬고 침을 9번 삼킨다.
一. 두손으로 머리를 깍지 끼고 가운데 손가락으로 정수리 주위 백회혈과 뒤통수 주위를 두드린다.
一. 목을 뒤로 젖히고 좌우로 36번 흔들고 양손을 펴서 엇갈리게 하고 양 어깨를 여러번 두드린다.
一. 혀로 입안 곳곳을 자극한 후 침이 나면 자주 삼킨다.
一. 심호흡을 크게 여러번 하기를 36번 반복한다.

이밖에도 여러 방법이 있지만 생략한다.

간단한 몸동작을 여러날 습관적으로 반복하면 심신이 맑아지고 근육통 신경통이 없어지고 신진대사가 원활하여 건강에 큰 효험이 따른다.

一. 武道와 氣功의 최고수

태극권, 기공, 등 국제적인 권위자인 중국의 손아동(孫亞東) 선생은 각국에 수많은 문하생들을 두었다.

그분은 천지인(天地人), 그 합일사상(合一思想)에 바탕을 둔 삼라만상, 모든 우주만물과의 소통을 통한 자연치유 건강에 크나큰 공헌을 쌓았다.

중국의 추나요법(推拿療法), 한국 일본 등의 지압(指壓) 인도 태국, 등 동양 뿐만 아니라 서양에서도 카이로프락틱 등 양손을 이용하여 병세를 치유하는 여러 술기(術技)들이 응용되는데 그것은 결국 맨손으로 시술한다는 점에서 대동소이(大同小異) 크게 다를 바 없다.

안마술(按摩術)도 역시 그러한데 안마는 누르고 문지른다는 방법으로 인해 누를 안(按) 문지를 마(摩)로 호칭된다.

고대 중국에서도 안마에 대한 도해(圖解)가 전래되고 있다.

기공과 자연 건강용법을 체계적으로 이 글을 쌓은 손아동 선생의 건강비법 일부를 간추려 소개한다.

기공(氣功)은 자신의 건강을 위하는 분, 자신에게 쌓인 내공(內攻)을 바탕으로 시술대상에게 기를 방사(放謝), 타인에게 활인공덕(活人功德)을 베푸는 분, 스스로의 건강을 위한 수련 시행법, 등 여러방법이 있다.

그중에서 간단한 몇몇 사례를 보자.

자신을 위한 건강기공

간단한 복(服) 배(背) 건강법

동양의 건강법 중에서 여러방법이 사용된다.

단전호흡, 타복공(打腹功:배를 두드려서 오장 육부를 자극하는 방법), 마복공, 찰소복공, 안복 도인술 등 많은 종류의 수련법들이 있고 그 효과 또한 매우 우수하다.

어떠한 종류의 질병도 배를 단련하여 기가 잘 흐르면 면역성이 강화되고 건강상태가 증진된다.

남녀 누구에게나 엄청난 효험이 따르게 된다.

전문적인 경맥, 경락을 제대로 몰라도 누구나 쉽게 이행할 수 있는 간단한 건강법을 소개한다.

간단한 자가요법

오장육부의 냉습을 제거하고 면역성을 강화시키는 방법이 있다.

굵은 소금 3kg~7kg을 잘 볶은 후 삼베자루에 넣고 다시 비닐주머니에 담아 자주 배주위를 고루고루 맛사지한다. 이때 심호흡을 하면 금상첨화이다. 여자나 남자,

노소의 체력에 따라서 볶은 소금 주머니를 적당량 조절하여 유용하게 사용한다. 화상을 입지 않도록 주의하고, 따뜻할수록 효험이 크다.

특히 여자의 경우 모든 산부인과 질환에 더욱 좋다. 내용 방법 중에 소금이 아닌 오래된 기왓장을 불순물을 제거한 후 적당히 달구어 삼베 주머니에 넣거나 같은 방법으로 사용한다. 예컨대 옛날 절터나 성터에서 나오는 기왓장은 오랜 세월에 걸쳐 생성된 천연 세라믹 등 여러모로 유익한 약성으로 인해 인체에 유익한 면역력을 증강시킨다.

주의: 물건의 무게는 처음에는 가볍게 하여 부담이 가지 않는 정도까지 서서히 늘린다.
효능: 내장 하수, 위, 장 무력증, 설사, 변비, 치질, 전립선염, 양기 부족, 여성의 자궁 질환, 디스크 등의 요통 등 특히 기공 수련을 하는 사람은 큰 효과를 볼 수 있다.

등 쪽에도 같은 방법은 대동소이하다. 그러나 등쪽은 혼자서는 이행하기 어려운 점이 있다.
옆에서 도와주는 상대가 있으면 가능하다.
그렇지 못한 경우 등쪽에는 기다란 막대기로 등을 적당히 두드려 자극을 준다.
밖에서는 오래된 나무, 기둥에 적당히 부딪쳐 자극을 주는 방법도 있다.

기공(氣功) 수련에 유의할 사항
기공은 참으로 그 수련 방법이 다양하고 형태도 다양하다.
중국이나 인도, 각 곳마다 호흡법에 있어서도 형태나 방법이 다르다.
무술의 경우도 그 문파(門派)와 종파(宗派)에 따라서 다르게 나타난다.
그래서 본장에서는 참조로 몇몇 사례를 간략히 소개하면서 그 본보기로서 저마다의 적성에 맞게 변형, 활용하여도 무방하다. 뒷장에 소개하는 모형 품새에 대해 자세히 알고 싶은 분은 연락 바란다.
호흡법을 통한 건강법에 대하여 살펴보자면 인도, 또는 일본 남부, 더운 지역에서는 들숨과 날숨에서 날숨에 대한 점이 중심요소이다.
추운 지방에서는 들숨을 중시하는 편이다.

단전(丹田) 호흡은 우리 민족에 맞도록 전래되는 수련법이다.

약재(藥材)에 의한 건강 처방법에도 신토불이(身土不二)의 원리가 적용되는 원리와 같다.

정형(定形)으로 받아들이지 말고 하나의 유형(類形)으로 참고하면 좋을 것이다.

기공 수련자는 화공약품, 또는 수술 등 방법의 즉각적인 결과를 기대하는 것은 금물이다.

꾸준히 심신을 단련, 수련하면 심신의 건강, 놀라운 효험을 체험할 수 있다. 꾸준히 성실하게 기공연마에서 얻어지는 그 진수를 깨우치게 된다.

간단한 하나의 사례를 참조하기 바란다.

기공동작, 침이나 뜸 등의 방법을 유효적절히 응용하기 바란다.

광조간담공(光照肝膽功)

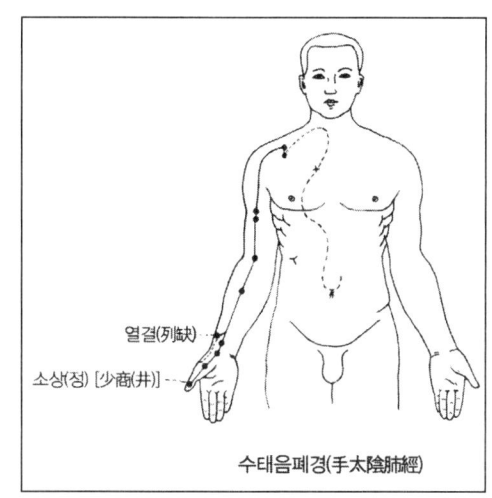

천연성 간염(遷延性肝炎), 만성간염

온몸을 늦춘다. 두 팔을 옆으로 벌리고 앞 위(前上)로 원을 그리면서 가슴 앞에 이르러 두 손바닥을 합친다. 다음 두 손바닥이 접촉된 부분을 5분 동안 의념(意念)한다. 두 손바닥을 뗀 다음 왼쪽 손바닥을 오른쪽 가슴 윗부분과 10㎝ 사이를 두고 마주하게 한 후 두 무릎을 약간 굽힌다. 이때 손바닥의 두 갈래 열흐름(熱流)이 간장으로 흘러들고 간장의 푸른 기운이 아래로 순환하다가 용천혈(湧泉穴)을 거쳐 지하로 스며든다고 의념해야 한다.

의념시간은 10분이면 된다.

두 손바닥을 마주 문질러 뜨거워지게 한 다음 두 손바닥의 내로궁(內勞宮)을 등 뒤의 담유혈(膽兪穴)에 5분 동안 바싹 붙인다.

담유혈: 제10 흉추 극상돌기 아래에서 옆으로 2~3㎝ 떨어진 지짐.

좌우에 각각 하나씩 있다.

조기중혈공(照氣中穴功)

여성 빈혈증, 기관지 천식

입식2자세로 온몸을 늦춘 다음 두 손바닥을 합쳐서 가슴 앞에 마주 세운다. 이어 두 다리를 약간 굽히면서 눈으로 두 손의 중간 손가락 끝을 10분 동안 응시한다.

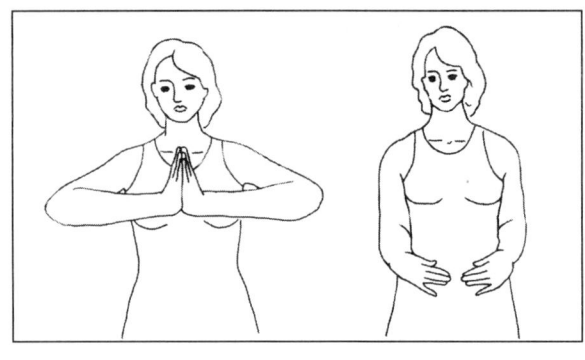

다음 손바닥을 떼고 두 손바닥의 노궁(勞宮)을 각각 같은 쪽 기중혈(氣中穴)에 10㎝ 거리를 띄워 마주 세우고 10~20분 동안 기중혈(氣中穴)을 비춘다(照)

이 두 가지 기공을 매일 아침 저녁으로 각각 한번씩 연마하면 뚜렷한 치료 효과를 볼 수 있다.

기중혈: 단전(기해혈)에서 옆으로 2㎝ 정도 떨어진 지점. 좌우에 각각 하나가 있다.

구관의혈공(灸關儀穴功)

여성 아랫배 모든 통증, 여성 음부 통증(女性陰部痛)

침대나 방바닥에 엎드린 후 담배처럼 말아 만든 뜸쑥 말이에 불을 붙여 관의혈(關儀穴)에 10분 동안 온화법뜸(溫和灸)을 뜬다. 매일 아침저녁으로 각각 한 번씩 떠야 한다.

해산 후 여성산후 통증

이 기공은 서서 하거나 앉아 해도 다 된다. 역시 뜸쑥말이에 불을 붙여 석관혈(石關穴)에 10분 동안 온화법뜸(溫和灸)을 뜨는데 뜸자리가 불그스름할 정도면 된다. 일반적으로 한두 번 뜨면 통증이 멎는다.

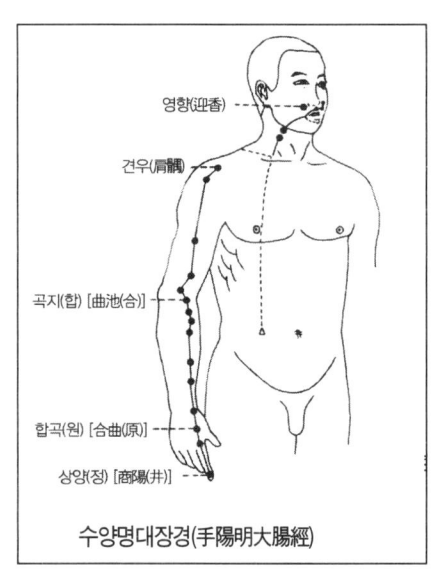

수양명대장경(手陽明大腸經)

노궁관상공(勞宮觀想功)

심장질병, 두통

온몸을 늦추어 두 손바닥의 노궁혈(엄지 손가락외의 네 손가락으로 주먹을 쥐었을 때 중간 손가락 끝이 닿는 지점)을 20분 동안 의념하고 관상한다. 노궁혈을 장기간 의념하고 관상하면 상지(上肢)와 구간(軀干)의 생리적 작용을 개선할 수 있고 손가락의 여러 가지 기능도 추진할 수 있다.

손가락에는 허다한 경락이 분포되어 있는데 수삼음(手三陰), 수삼양(手三陽) 경맥이 다 손가락을 통한다. '열마디 손가락이 다 심장과 연계 된다' 는 말은 바로 이를 두고 하는 말이다. 그러므로 노궁혈을 의념관상하면 심장질환이나 두통 등을 치료할 수 있는 것이다.

기해관상공(氣海觀想功)

기공계에서는 기해혈(배꼽 밑으로 2㎝ 정도 떨어진 지점)을 단전(丹田)이라고 부른다.

대장, 소장, 방광 등의 질환

온몸을 이완시켜 기해혈(氣海穴)을 20분 동안 의념하고 관상한다. 아침저녁으로 각각 한번씩 의념관상하면 신통한 치료효과를 볼 수 있다.

①노궁관상공(勞宮觀想功)

다음은 누구나 간단히 스스로 시행할 수 있는 경혈이다.

모든 심장질환, 두통, 어지럼중에 유효한 경혈이다.

〈적응중〉

심장질병, 두통

〈기공요령〉

입식 2를 한 다음 온몸을 늦추어 두 손바닥의 노궁혈(엄지 손가락 외에 네 손가락으로 주먹을 쥐었을 때 중간 손가락 끝이 닿는 지점)을 20분 동안 의념하고 관상한다. 노궁혈을 장기간 의념하고 관상하면 상지(上肢)와 구간(軀干)의 생리적 작용을 개선할 수 있고 손가락의 여러 가지 기능도 추진할 수 있다.

손가락에는 허다한 경락이 분포되어 있는데 수삼음(手三陰), 수삼양(手三陽) 경맥이 다 손가락을 통한다. '열마디 손가락이 다 심장과 연계된다' 는 말은 바로 이

를 두고 하는 말이다. 그러므로 노궁혈을 의념관상
하면 심장질병이나 두통 등을 치료할 수 있는 것이
다.

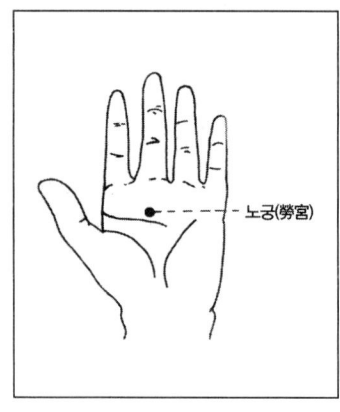

② 안천심혈공(按天心穴功)
간단한 경혈 자극으로 탁월한 효과를 얻을 수 있
는 방법
〈적응증〉
고열(高熱), 혼미
〈기공요령〉
엄지손가락으로 양손바닥의 소천심
혈(小天心穴)을 힘주어 문지른다. 매
번 36차씩 하루에 여러번 문지르면 고
열을 내리게 할 수 있다

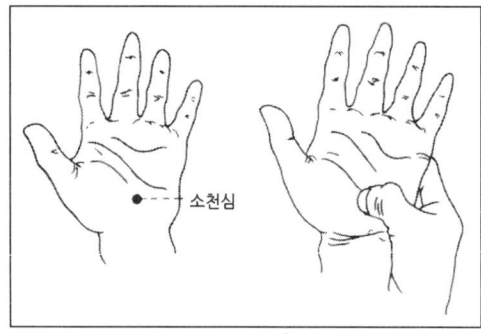

소천심혈: 손바닥에서 대어제(大魚
際)와 소어제(小魚際)가 사귀는 복판점, 좌우 손에 각각 하나가 있다.

③ 용천관상공(湧泉觀想功)
고혈압, 신장질환, 소변이 자주 마려운 증세 등에
두루 적용되는 경혈이다. 거의 어느 장소에서나 시행
이 가능한 경혈이다.
간단한 발에 관한 특효 경혈, 효능이 탁월하다.
〈적응증〉
고혈압, 신허증(腎虛症)
〈기공요령〉
입식 2를 한 다음 온몸을 느슨히 하여 두 발의 용천

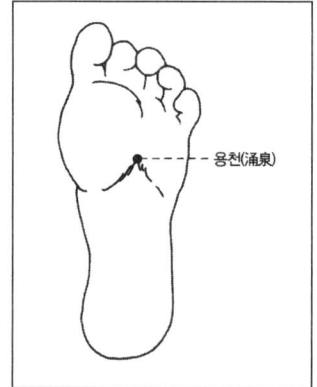

혈(발바닥을 세등분할 때 앞으로 $\frac{1}{3}$ 되는 지점)을 20분 동안 의념하고 관상한다. 용
천혈(湧泉穴)은 지기(地氣)의 원천으로서 인체 모든 기(氣)순환에서 출발점으로 된
다.

그러므로 정상적으로 용천혈을 의념하고 관상하면 음기(陰氣)가 고정되어 기혈의 상하 유통(流通)을 강화시킴으로써 인체내의 병기운을 배제할 수 있고 인체의 건강과 장수(長壽)에도 크게 도움이 된다.

④ 각부보춘공(脚部葆春功)

간단한 경혈 자극으로 놀라운 효능이 있는 경혈이다.

〈적응증〉

복부창만(腹部脹滿), 식탈

〈기공요령〉

이 기공은 소파나 걸상에 앉아 해도 다 된다. 먼저 왼손으로 자

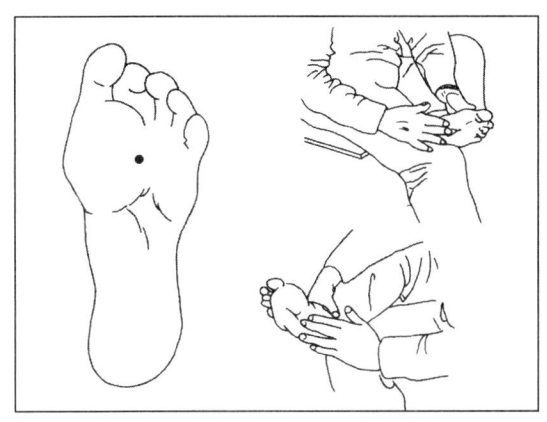

신의 왼쪽발을 오른쪽 다리 위에 올려 놓고 오른쪽 손바닥으로 왼쪽 발바닥 상반부를 힘을 주어 108회 문지른다. 다음 발을 바꾸어 오른쪽 발바닥 상반부를 힘을 주어 108회 문지른다.

⑤ 슬과방송공(膝踝放松功)

관절염, 하지통증, 쥐가 자주 날 때 다음 그림을 참조 시행하면 특효

〈적응증〉

관절염, 풍습성 관절염, 발목 관절통, 하지 저림증

〈기공요령〉

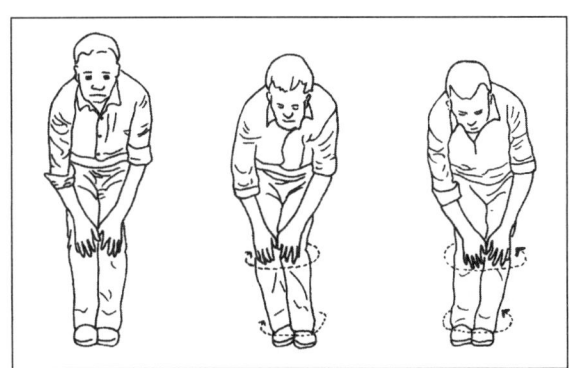

입식 1 자세를 취하고 무릎과 몸을 굽히면서 두 손의 내로궁을 같은 쪽 무릎 위에 단단히 붙인다(아래 그림). 이 때 무릎관절이 오른쪽 엄지 발가락, 오른쪽 새끼발가락, 왼쪽 엄지발가락을 따라 원을 그리는데 시계바늘 도는 방향으로 36회 돌고 또 시계 바늘 도는 반대 방향으로 36회 돈다고 의념해야 한다.

지금 몇몇 기공건강 응용 방법은 혈행과 많은 연관성이 있다.

전자의 사례는 자연치유에 의거한 방법들이다. 여기에 관련시켜 관절염에 대한 건강 상식에 관한 칼럼을 다음에 소개하니 참조하시기 바란다.

2018년 6월 관악 소식지에 실린 내용이다.

혈류와 건강, 특히나 종아리와 관련된 부분에 대해 모든 분에게 참조, 도움이 되리라 여겨져 발췌, 소개한다.

2018. 5. 12일 중앙일보의 기사 내용 중 일부이다.

허리 굵고 종아리 가늘수록 동맥경화 위험

종아리는 혈액순환 기능과 함께 만성질환의 건강 지표 역할도 한다. 종아리는 심장에서 멀리 떨어져 있어 혈액 공급량에 민감하게 반응한다. 혈관은 하나로 연결돼 있기 때문에 종아리에 문제가 있으면 심장·
복부·경동맥 등 주요 혈관이 손상됐을 가능성이 있다.

국제 학술지 '당뇨병 치료'에 실린 연구결과에 따르면 당뇨병 환자의 경우 종아리가 가늘수록 동맥경화의 위험이 컸다. 한국인 당뇨병(2형) 환자 3694명을 대상으로 허리·종아리 둘레를 측정했더니 허리가 두꺼울수록, 종아리가 얇을수록 동맥경화의 발생빈도가 높은 것으로 나타났다. 허리 둘레와 종아리 둘레의 차이가 클수록 동맥경화의 빈도는 더 증가했다. 연구진은 "내장지방 때문에 상복부가 비만하고 종아리가 얇을수록 동맥경화에 걸릴 확률이 높아진다"고 설명했다. 이 연구는 당뇨병 환자를 대상으로 했지만 일반인에게 적용해도 무방하다. 식습관 관리와 운동으로 뱃살을 관리하고 종아리를 튼튼하게 만들면 동맥경화·지방간 등 만성질환을 예방할 수 있다.

종아리 둘레는 펌프 기능과 대체로 비례한다. 근육량을 늘리고 근육을 활발히 움직여야 기능이 활성화한다. 전문가들은 종아리 근육의 기능을 강화하려면 걷기·등산·자전거 타기 등 운동을 생활화하는게 좋다고 조언한다. 걷기는 심장 박동과도 같다. 하루에 최소 7000보 이상 걸어야 하지에 혈류가 정체되는 현상을 막을 수 있다. 분당서울대병원 내분비내과 임수 교수는 "외부 활동을 하기 어려운 고령자는 고정식 자전거를 타면 부상의 위험 없이 종아리 근육을 단련하는데 효과적"이라고 말했다.

자세도 종아리 기능에 영향을 줄 수 있다. 같은 자세로 지나치게 오래 서있거나 앉아 있으면 종아리 근육 속 정맥 흐름이 정체된다. 종아리 근육의 부종이나 염증을 악화하는 요인이 될 수 있어 주의해야 한다. 앉아서 일을 하거나 쉴 때는 발목 운동을 하면 좋다. 발목을 전후 좌우로 회전시키면 종아리가 덩달아 움직여 근육이 자극을 받는다.

지금 몇몇 사례는 참조 사항으로 간략히 소개한 것이다.

다음은 위급한 돌발상황의 경우 우선 응급에 필요한 심폐소생술 동작에 대해 참조하기로 하자

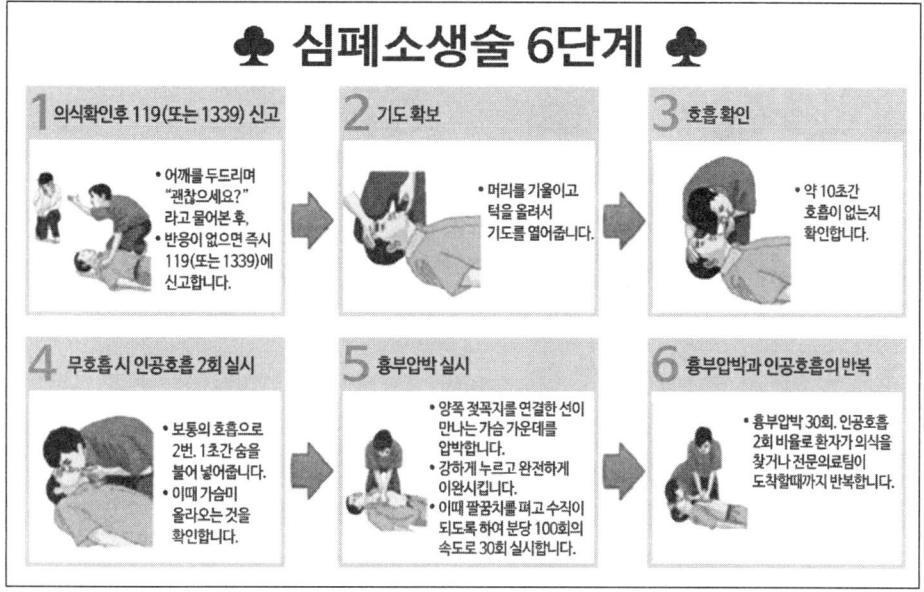

기공(氣功) 자세는 유형별로 그 종파에 따라서 동작이 다르고 수련법이 다르다.
중국의 경우를 보자면 불가(佛家) 유가(儒家) 권가(券家-武術家) 의가(醫家) 도가(道家) 이렇게 크게 5파로 구분된다. 그러기에 어느 특정 유파마다 다르다는 점이 여기에 소개하기 어려운 점이다.

5. 대체의학계의 명인들(무순)

가. 세계 족심도 협회 이영일(李榮一) 회장

인체의 기중기 역할, 이동 역할의 중심축 발과 관련된 건강을 연구 시술하는 대표적인 권위자를 소개한다.

◆ 족심도(足心道) 건강법의 개요

족심도는 오천년 전의 중국 고대의서인 중의경전의 황제내경 관지법이 기원이다.

족심도 건강법은 중국의학의 역사변천과 더불어 침구술과 지압 요법 등이 민속 전례 건강법으로 중국의 발로 질병을 치료하는 족료(足遼)가 선진국가에서 관심 있게 연구되어 미국 크리스텐 리셀(Christine Lessel)여사가 반사구요법(Reflexlogy_Art Science and History 1990)의 과학적이고 물리적인 효과의 연구결과를 발표하면서 선진 각국의 의학자들에게 알려졌다고 한다.

현재는 미국 로스앤젤레스여행 알차게 다녀와 (Los Angeles Western)병원 허준(許俊)원장이 세계반사학협회(The World Reflexlogy Association)창립회장, 세계족심도협회 이영일 회장이 활동하고 있다.

족심도 건강법은 발 바닥, 발의 안쪽, 발의 바깥쪽, 발등에 위치한 반사구의 반사점을 수기 또는 건강기구를 이용하여 자극하여 질병을 예방하고 치료하는 자연물리요법으로 인체해부학과 치료원리에 입각하여 근본적으로 질병예방과 치료하는 건강법이 족심도 건강법이며 그 효과가 탁월하다.

족심도 건강법은 세계족심협회 이영일 회장의 족심도 반사점과 기법의 임상연구를 통하여 창립하였으며 이를 위해 본서를 영문판으로 발간하여 세계 모든 국가에 족심도 건강법을 전파하여 세계제일의 족심도 건강법으로 발전시키는 것을 목표로 열심히 임상연구를 계속 실시하고 있다.

◆ 족심도(足心道) 반사점(反射点)은 무엇인가?

족심도 반사점은 좌, 우측 발 바닥, 발의 내측과 외측, 발등에 분포되어 있으며 인체의 각 기관과 신경이 밀집되어 있는 반사점을 신체부위에 발생된 인체의 각종 질병의 반사점을 족심도 건강관리의 원칙 데로 실행하여 질병을 치료하는 반사점이다.

신체부위의 어느 기관에 병이 발생했을 때 그 기관의 반사점을 다스리면 신경은 전기와 같이 급속도로 전달되어 통증을 멈추게 하고 기능이 정상으로 회복하여 건강한 생활을 영위한다.

◈ 족심도(足心道) 건강관리 기능

족심도 건강법은 반드시 족심도 건강요법의 원칙에 따라 시술하여야 하며 수기요법 또는 레이저 조사요법으로 왼쪽발의 반사점을 먼저 시술하고 오른쪽 발의 반사점을 먼저 시술하고 오른쪽 발의 반사점을 시술하여 신경반사작용으로 인한 인체내의 조절작용과 순환작용의 평형을 유지하도록 하며 혈액순환작용·정혈작용·진통작용·기혈조절작용, 세포영양작용·내분비선 기능조절·면역력증강·안면신경이완, 노화 방지 및 물리적 치료효과를 볼 수 있다.

◈ 족심도(足心道) 반사점 질병 검사법

인체의 조직은 발의 반사점과 밀접한 관계가 있다. 즉 인체부위에 질병이 발생되면 즉각 발의 해당부위의 반사점에 변화가 나타나며 반사점을 검사하면 그 질병의 상태를 정확하게 알 수 있고 수술한 장부의 반사점 부위는 깊은 현상이 나타난다.

인체의 질병검사는 정확한 반사점을 수기요법으로 경압 중압으로 검사할 때 통증의 반응에 따라 질병의 진행을 판단할 수 있으며 확실한 원인과 정확한 질병상태를 검사할 수 있다.

특수검사 방법으로 L-Lode 검사방법이 있다. 이 검사방법은 정확한 검사를 할 수 있어야 하고 절대로 흉내를 내어 오진을 하면 불행이 초래된다.

1. 족심도 반사점 검사순서
검사는 먼저 왼쪽 발의 반사점을 먼저 검사하고 오른쪽 발을 검사한다.

★ 발의 모양을 관찰한다.
① 평발은 아닌가?
② 발가락이 변형되지 않았는가?
③ 티눈, 무좀, 굳은 살은 없는가?
④ 발 모양은 변형되지 않았는가?
⑤ 발의 색상은?

☞ 다음 발 전체를 검사하고 질병발생시기, 원인, 직업, 치료병력 등을 문진하여 참고한다.

2. 반사점 가압 검사방법

반사점 가압은 경압, 중압, 강압이 있으며 인체의 질병을 검사할 때 경압으로 시작하여 중압으로 증상에 따라 실시한다. 강압은 필요성에 따라 사용하며 강압은 신경이 경직되어 저리거나 쥐가 나는 마비현상이 나타난다.

3. 발의 부위별 검사

① 발바닥
엄지 발가락은 뇌반사점이 분포되어 있으며 발가락 뿌리 부위는 눈 귀, 반사점이고 발 바닥은 오장과 소화계통 반사점, 비뇨기계통, 생식기 반사점이 있으며 심장, 비장, 하행결장, 직장, 항문의 반사점은 왼쪽 발에 분포되어 있으며 간장, 담낭, 맹장, 상행결장, 횡행결장은 오른쪽 발에 있으며 그 외의 반사점은 양쪽 발에 함께 분포되어 있다.

② 발 내측
▷ 경추, 흉추, 요추, 미골, 고관절, 자궁, 전립선, 복막, 반사점이 있다.

③ 발 외측
▷ 견 관절, 주 관절, 슬 관절, 생식기 반사점이 분포되어 있다.

④ 발등
▷ 흉, 흉선, 내이신경, 상신 임파선, 하신 임파선, 상악, 복강구, 늑골의 중요한 반사점이 분포되어 있다.

◈ 족심도 반사점 검사원칙
① 정확한 반사점을 검사하고 치료하여야 한다.
② 목 위의 부위는 오른쪽은 왼쪽 발, 왼쪽은 오른쪽 발을 검사 및 치료.
③ 마지막 관리는 무릎 위 15cm까지 관리하여준다.

◈ 족심도 건강관리 주의사항
① 각종 출혈증.
② 임신기간.
③ 생리기간.
④ 중병환자.
⑤ 선천적 장애.
⑥ 각종 암.
⑦ 노환.
⑧ 수술 후 3개월 이내.
⑨ 식사 후 1시간 이내.

◈ 족심도 건강법 장점
① 부작용이 없다.
② 어린이와 노약자도 치료할 수 있다.
③ 배우기 쉽고 치료하기 쉽다.
④ 인체의 질병을 조기에 발견한다.
⑤ 혈액순환을 촉진한다.
⑥ 경직된 신경근육을 이완시켜 준다.
⑦ 가스와 노폐물 배출.
⑧ 급 만성질환에 효과가 좋다.
⑨ 치료할 때 아프지 않다.
⑩ 의료법에 저촉되지 않다.
⑪ 족심도는 지압 마사지가 아니다.
⑫ 자기가 자기의 병을 직접 예방 치료한다.

◆ L-Lode 건강검사 방법

풍수지리와 수맥탐사를 할 때 L-Lode와 탐사 추를 사용하여 탐사하고 수맥의 폭, 상류, 깊이 등의 탐사를 할 때 lode로 탐사합니다.

L-Lode는 어느 분야에서 어떠한 목적으로 사용하더라도 과학이라고 생각합니다.

일본의 물리학자 사또 가츠히코은 『양자론이 뭐야?』라는 저서에서 20세기 초에 현대물리학자의 두 축을 이루는 양자론과 상대성 이론이 만들어 졌습니다. 이 두 가지의 법칙에 의해 물질궁극의 미소구성요소인 소립자의 구성에서부터 사람을 포함한 생물체의 구조와 진화 그리고 거시적 세계의 결정판인 우주의 생성에 이르기까지 두루 해명되고 있는 것입니다.

이러한 현대물리학은 우리가 사는 이 세계본연의 상태에 대한 인식을 깊게 해줄 뿐만 아니라 그것을 응용함으로써 우리들의 일상생활이나 인간사회의 자세까지도 바꾸어 놓았습니다. 라고 역설하였습니다.

양자론은 광범위하고 어렵습니다.

세계족심도협회는 L-Lode를 사용하여 인체의 각 기관과 신경조직을 검사하여 건강상태를 알 수 있는 임상연구를 하였습니다. 대체의학을 연구하는 사람으로서 현대의학의 의료기 혜택을 받을 수 없으니 인체의 질병을 치료할 때 발병의 원인을 찾아 근본적으로 치료하여야 건강이 회복될 수 있기 때문에 정확한 검사가 절대적이며 검사는 한 점의 착오가 발생하여서는 아니 됩니다.

L-Lode를 사용한 질병검사는 파동에너지의 진폭(높이나 깊이)에 의한 초전도와 초요동의 감지로 검사가 이루어지며 lode로 발병증상의 원인을 찾아서 정확한 치료 반사점을 관리 함으로서 건강이 회복되는 족심도 건강관리입니다.

◆ 족심도 레이저 건강관리

LT- 홈메디 회사의 최첨단, 최신형, 최소형, 가정용 레이저 조사 의료기의 임상으로 신비로운 효과를 체험하면서 족심도 건강관리의 연구에 모든 것을 바쳐온 꿈이 실현되었고 대체의학으로 빛을 보게 될 것이라고 확신합니다.

세계족심도협회 창립 30주년을 맞이하여 학술연구원에서는 그 동안 건강관리의 허와 실을 냉정하게 분석하고 족심도 건강법의 임상연구를 통하여 현대병과 성인병의 연구를 거듭하면서 족심도 건강관리의 새로운 획기적인 변화를 맞이하게 되었다.

☞ 현대의학과 과학의 발전으로 저출력 레이저 조사기를 접하면서 레이저의 『신비의 빛』과 족심도 반사점의 비법이 어우러져 질병의 치료를 확실하게 치유할 수 있게 되었다.

☞레이저 조사관리의 장점
① 레이저 조사를 실시할 때 전혀 감각이 없다.
② 피 시술자 관리가 용이하다.
③ 자기 관리를 할 때 편리하다.
④ 효과가 좋다.

◆ 레이저 조사가 인체에 미치는 영향
1. 치료원리

레이저 조사기는 최첨단 의료기로서 인체에 미치는 영향은 신비롭다.

가정용 저출력 레이저는 적색의 전파이다. 빛의 속도로 직진하는 에너지가 매우 약한 저 출력 레이저 조사기이다.

자연계에서 생활하는 사람은 누구나 자연계의 물질을 체내로 흡수한다. 동시에 체내에 불필요한 유해물질을 배출시켜야 한다. 이러한 생명활동이 신진대사 과정이다. 인류사회의 발전과 더불어 소중하게 여기는 것은 주사, 침술, 약 복용 등의 흡수과정을 강조한 것이다. 그 결과는 대사평형을 파괴하고 인류에 대한 인위의 재난을 일으키게 된다. 저 출력 레이저는 안전한 전자를 인체에 조사하여 인체조직의 생체화학적 반응으로 흡수와 배설작용을 촉진시킨다.

2. 혈액순환 개선

인체는 외부에서 영양을 흡수하지만 체내의 분자는 노폐물을 배출하여 모두 혈액의 저장계통을 통하여 실행된다. 혈액은 체내의 분자물질(기체와 액체)의 순환과 저장기관이다. 혈액이 인체 내에서의 순환 원동력은 심장의 펌프작용과 혈관의 수축 확대작용이다. 혈액은 심장을 떠나 흐르는 관을 통해 동맥과 정맥 사이에 거대한 세포와 혈액분자물질이 진행하는 교환장소가 모세혈관이다.

모세혈관에서 세포가 혈액 중에서 원료분자를 흡입함과 동시에 부산물과 노폐물을 혈액에서 흡수하고 다른 상응한 기관에 운송한다.

만약 독소를 간장에 보내면 간장 병이 된다. 레이저를 혈액에 조사하면 에너지를 충전시켜 혈관작용과 혈액의 진행능력이 빠르게 증가하여 혈액순환작용이 원활하게 진행된다.

3. 세포 조절작용

인체는 생명 활동성이 있는 세포들로 구성되어 있다. 세포는 한 개의 화학공장과 같이 매일 많은 원료를 통해 인체 생명활동의 필수산물을 생산한다. 세포가 영양을 흡수하고 노폐물을 배출하는 것은 세포막의 분자기능을 통해 실현된다.

세포막의 분자기능은 세포막 내의 조직전압 전류조직 변화를 통한 생리작용의 에너지로 인하여 완성되지만 불규칙한 조직세포를 조성하면 불규칙한 작용이 일어나며 그 중에서 신경세포가 가장 높은 심장기능 세포, 골격기능 세포, 내분비 기능을 갖추고 있는 세포이며 골격과 지방세포는 제일 낮은 순위이다.

현대의학의 발전과 수많은 과학연구를 통해 세포막의 흡수기능을 증가시키려면 인체에 전기장치를 이용한 많은 의료기 들이 있으며 저 출력 레이저 조사기는 최첨단 의료기로서 세포의 산소공급을 증가시켜 활성화 작용을 하기 때문이다.

4. 인체생리작용

인체의 생리 노폐물을 형태학적으로 3종류로 분류되며 고체노폐물, 기체노폐물, 액체노폐물이다. 그 중에서 액체노폐물은 분자상태이다. 자세히 분류하면 무기분자와 유기분자 또한 생물부합분자로 분류할 수 있다. 이러한 분자가 항원항체 반응을 일으켜 조직을 파괴하고 신체의 질병을 유발한다.

나. 武術과 氣功을 通한 세계적 권위자/ 손아동(孫亞東)

무술(武術)과 기공(氣功)에 대하여 간략히 언급하겠다.

기공은 타력기공(他力氣功)과 자력기공(自力氣功) 크게 두가지로 구분할 수 있다. 타력기공은 오랜 수련을 쌓았거나 특수한 능력의 내공력(內功力)을 지닌 기공사(氣功師)에 의해 질병을 치유하는 방법에 속한다. 자력기공은 스스로 질병을 예방하거나 질환이 발생한 후 스스로의 수련에 의해 질병을 퇴치하는 방법이다. 특수한 동작을 연마하여 신체를 직접 움직여서 얻어내는 건강법을 동(動)적이라고 한다면 깊은 호흡이나 명상을 통하여 독특한 건강법을 가르친다.

생기(生氣)와 활기(活氣)와 길기(吉氣)로 전환시켜 질병을 치료하는 데 있어서 국제적인 권위자다.

그분은 남녀의 음양 관계, 상생의 원리로 인체에 우주만물의 소생 의미가 담긴 기(氣)를 불어넣어 병인(病因)을 치유하는데 독보적인 존재이다.

손아동 선생은 중국 동서고금으로 이어지는 기공과 양생술(養生術)에 대하여 오랜 수련과 임상 시술을 통하여 수많은 난치병 환자를 치유한 신화적 존재이다.

손아동 선생은 우주만물의 천리, 그 조화와 상생에 대한 자신의 연구서에서 남녀의 음양이기(陰陽二氣)와 오행(五行)이 건강에 얼마나 지대한 영향력을 끼치는가에 대해 누누이 역설하고 있다. 저서의 내용이 너무나 방대하여 원문 앞부분만 간략히 소개한다.

도인건강법(健痛法)의 동작, 그리고 오늘날의 운동, 스포츠는 크게 보자면 서로 상통하는 바 있다.

서로 다른 점을 보자면 도인 건강법은 전신의 기를 원활하게 하며 호흡 등의 방법이 중요한데 비해 스포츠는 과격한 동작, 근육을 강화하는데 중점을 두고 있다. 도인 건강법, 기공 동작은 연로하더라도 수련이 가능하고 체력소모가 덜하다. 이점에 비해 근육강화에 중점을 두는 운동은 많은 체력 소모와 에너지가 따르고 그 효능이 정신수양을 겸친 영향으로 인해 내공(內攻) 면에서 부족한 면이 있다고 본다.

편저자는 수십년간 무술을 했고 한의술을 공부했으며 「소림사 한의술 대학원 교환 교수」도 역임한 바 있다.

전저에 소개한 孫亞東 선생은 주로 무술과 건강에 관한 내용, 후자의 채독준(蔡篤俊) 박사는 서양, 동양 의학에 두루 통달한 최고의 대가들이다.

기공(氣功), 단전(丹田) 호흡법, 각종 무술(武術) 등의 대가(大家)들은 오랜 수련 중에 내공력(內功力)이 쌓인다.

그로 인하여 몸속의 병인(病因)이 제거되고 생기(生氣)와 길기(吉氣)와 활기(活

氣)의 작용에 의해 심신(心身)이 맑아지고 운신(運身)이 가볍고 유연하다.

그런데 문자나 그림으로 그 모든 것을 이해하거나 체험하는데 한계가 있다.

다만 위에 관련된 내용들이 건강에 지대한 영향력을 지녔다는 것을 역설하면서 사진, 그림 등으로 그 간단한 사례를 제시하겠다.

손아동 선생의 기공 수련 방법 중에는 음양이기(陰陽二氣)의 이론을 바탕으로 삼은 정력증강, 방중술(房中術)에 대해서도 역설하고 있다.

그분의 지론에 의하면 미려조정법(尾閭調整法)에 대해 그 방법론의 일부를 제시한다. 하반신 위주의 수련법 중에는 동태훈련(動態訓練)과 정태훈련(靜態訓練)의 두 가지가 있는데 그중 정태훈련에 대해서 살펴보자.

먼저 조용히 앉아 호흡을 정리하고 눈을 감고 혈에 의식을 집중시킨다. 얼굴을 천천히 숙이면서 감았던 눈을 갑자기 뜬다. 이것을 여러 번 반복하면 성욕이 상승하게 된다. 성욕이 생길 때까지 긴 호흡으로 근육을 오므렸다. 펴기를 수십차례 계속 반복하는 것이다.

손선생의 지론은 음양이기, 남녀관계는 단순 쾌락 위주에 국한된 것이 아니라 건강의 문제, 더 나아가서 득오(得悟)의 경지에 오를 수 있다고 한다.

그 수련 과정에서 배이관조정법(背二關調整法) 중 미려조정법으로, 즉 항문훈련법(肛門訓練法)이다. 그 방법은 괄약근(括約筋)을 단련한 후 하반신, 특히 항문에 모든 힘을 집중시킨다. 괄약근은 수축시키면 열이 나는데 거듭된 동작을 반복하는 것이다. 연습 과정에서 고환에서 음경까지의 모든 근육을 움직여야 한다. 이것은 매우 중요한 동작으로 열을 흡수하여 음경으로 보낸다. 특히 유의할 것은 양기를 체내에 축적시킨다.

항문의 괄약근을 수축하는 것은 그 외에도 발이나 항문 밖으로 양기가 유출되는 것을 막아주고 아울러 음경의 양기를 흡수하고 밖으로 새려고 하는 양기를 축적, 증강시키는 방법이다.

그러한 과정에서 천연 약재를 사용하는데 그중에서 사향이 사용되기도 한다.

사향은 사향노루, 사향고라니, 사향 고양이 등에서 생산된다.

생식선(生植線) 부근에서 특수한 분비물이 굳어진 것이다.

특유의 강렬한 냄새, 그 약리작용에 의해 우황청심환, 공진단, 등의 처방에도 중요하게 사용되었다.

남녀의 성기능 촉진, 스트레스 해소에도 탁월한 효능을 보여준다.
평상시 누구나 실행하기 쉬운 방법 일부만 소개한다.
간단한 사례를 보고 스스로 익히고 수련해보길 바란다.
보기. 냉수마찰을 자주한다.
항시 평상심(平常心)을 지니고 지나치게 슬퍼하거나 기뻐하거나 감정의 극심한 변화를 경계한다.
제항술(提肛術), 즉 항문을 조이고 풀어주는 동작을 자주 반복한다.
생식기능, 배설기능이 강화되는 효험이 매우 크다. 다음의 동작을 곁들여 자주 시행하면 금상첨화의 효능이 따른다.

등은 따뜻이 할 것.
등은 양의 맥이 흐르므로 차게 하면 병이 온다.
가슴을 내놓지 말 것.
가슴은 음의 맥이 흐르므로 항상 보호해야 한다.
대소변을 참지 말 것.
대소변은 탁기가 나가는 것이므로 절대 참지 말아야 한다.
배는 항상 문지를 것.
손을 비벼 열이 나면 배꼽을 중심으로 오른손으로 시계 방향으로 문지르고 다시 왼손으로 반대 방향으로 문지른다.
효과: 위장 질환을 고치고 소화를 돕는다.
곡도는 항상 끌어올린다.
숨을 들이쉴 때 항문을 조였다가 내쉬며 힘을 빼기를 몇십번씩 반복한다.
효과: 양기를 돋우고 탈항, 치질을 예방 치료한다.
팔다리는 항상 움직여라.
어깨·손목·발목·무릎·엉치·허리 관절을 항상 돌리고 움직여서 운동을 해야 한다.
효과: 신경통·관절염을 예방, 치료하고 힘을 기른다.
발바닥은 항상 문질러야 한다.
잠자기 전 양손을 문질러서 열이 나게 한 후 양 발바닥의 중심에 있는 용천혈을

50~100번 문지른다.

효과: 신장의 기를 강하게 하고 발을 따뜻하게 하며 불면증을 예방, 치료한다.

머리부터 얼굴-좌우 어깨-팔-가슴-배-옆구리-허리-양 다리-발까지 양손을 비벼 열이 나게 해서 맨살 위를 문지른다.

가장 쉬운 스트레스 해소 방법

기공 동작 수련과정은 음양이기(陰陽二氣)의 관점에서 상하(上下)의 원활한 순환기능을 매우 중시한다.

인체의 건강상태는 더운 기운은 아래로, 서늘한 기운은 위로 올라가게 하는 것이 정석이다.

이러한 관점에서 기공운동은 원만한 생체의 리듬을 조절하는 방법으로 기본적인 여러 심호흡법, 기본적인 기혈 소통 자세가 필요하다. 이러한 때엔 어떤 정형화(定形化)된 몸풀기 동작보다는 자신 나름대로의 자유로운 동작으로 한동안 몸놀림을 계속한다. 춤을 추는 경우 기분대로 몸동작을 취하는 "막춤"과 비유할 수 있다.

그런데 기공 동작은 아주 느린 동작으로 호흡에 맞추어 수련하는 방법이 좋다.

그리고 일종의 자기 최면술을 사용, 손가락 발가락, 머리 끝까지 온 우주의 기운이 새롭게 수용되고 영육간에 쌓인 나쁜 기운이 빠져 나간다. 즉 거악생신(去惡生新), 나쁜 기운은 나가고 새롭고 좋은 기운이 수용된다는 마음으로 수련함이 좋다.

다. 각종 수기술(手技術)에 대하여

침이나, 뜸, 부항, 온구기 등 기구를 사용하지 않고 증세 치유에 사용되는 방법에 때해 간단히 언급하겠다.

안마요법(按摩療法)

안마요법은 누를 안(按), 문지를 마(摩), 즉 문지르고 누르면서 병인(病因)과 관계된 경혈을 자극하는 방법이다. 중궁에서는 추나요법(推拿療法)이라고도 불리운다.

일본에서는 지압(指壓)수기(手技)요법이라고도 한다.

우리 한국을 비롯하여 태국은 타이마사지, 인도 등지에서도 맨손 치유술이 사용된다.
　미국 등에서는 카이로프락틱이 있는데 원론적으로 유사한 치유술로 사용된다.

　기공요법(氣功療法)도 빼놓을 수 없는 중요한 치유방법이다.
　기공요법은 일명 양생법(養生法)이라고도 통용된다.
　인도의 요가나 명상법 등과 유사한데 호흡법 등 그 수련과정을 통해 병을 예방한다. 그리고 오랜 수련관정으로 인한 생체 에너지 축적, 또는 종교나 주술적 색채가 강한 능력자들이 내공(內攻)을 담아 환자에게 운기(運氣)를 방사(放謝)하여 치유하는 방법도 있고 그 술기(術技)가 매우 다양한 편이다.
　그러나 그것은 거대한 나무의 뿌리, 몸통, 줄기, 가지, 잎새로 서로가 관련된 여일가통(如一可通)의 원리에 근거하는 방법론의 차이, 그 근본은 결국 크게 다를 바 없다.
　기공요법(氣功療法)은 주로 정신적인 불안감 극복, 호흡조절, 운기법등의 여러 방법으로 모든 질병, 만성병 요인을 예방, 발병 후 치유 위주로 전수된다.
　그래서 본인의 심신을 단련하는 내기공법(內氣功法)과 타인(他人)을 치료(治療)하는데 유익(有益)한 외기공법(外氣功法)으로 구분된다. 이러한 기저(基底)에서 비롯된 알려진 종류만 해도 수백종이 되고 알려지지 않은 비술도 있다.

노화예방, 무병장수/ 간단한 경혈 소개
　장기능 강화 정력 증강에 대하여 도움이 되는 까다로운 경혈부위를 잘 이해하지 못하는 경우 간단한 다음의 자기마사지, 또는 상대에게 마사지한다.
　기공요법(氣功療法)에 따르는 필수적인 수련의 수칙을 겸하면 그 효험이 더욱

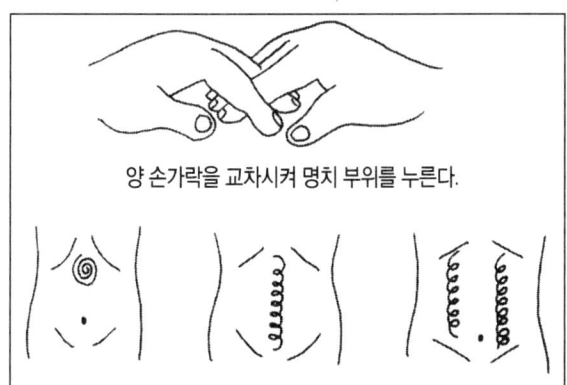
양 손가락을 교차시켜 명치 부위를 누른다.

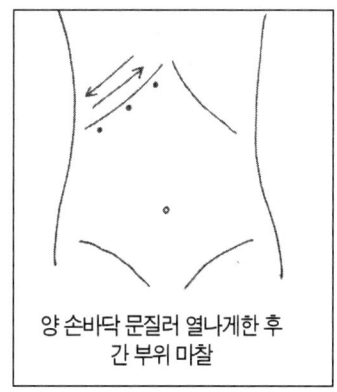
양 손바닥 문질러 열나게한 후
간 부위 마찰

증가된다. 도인기공술(導人氣功術)과 곁들여 수련, 시행할 사항의 중요 시행 사항을 아래에 첨가한다. 운기(運氣)와 양생법(養生法)을 병행하면 금상첨화일 것이다.

양생은 생명에 활력과 생기(生氣)를 소생시키는 장생불로 예방의 필수 조건이다.
예로부터 도인술 부문에서 기(氣), 외공(外功)과 내공(內攻)의 수련 과정에서
기취즉생(氣聚則生)
기산즉사(氣散則死)
즉 기가 쌓이면 살고 흩어지면 죽는다는 말이 지금까지 전래되고 있다.
중국 태극권의 최고수이자 기공(氣功)의 대가인 손아동 선생의 기공에 관련된 건강법 일부만 소개하겠다. 그분의 저서가 워낙 방대하여 편자는 본저(本著)와 별도로 책을 간행할 예정이다.
장차 간행될 책의 내용 일부만 원문(原文) 그대로 옮긴다.
① 첫 번째 글은 편자에게 그분이 써준 좋은 만남에 대한 글, 감사장이다.
다음은 그분의 저서에 나오는 남녀 건강법에 관련된 내용이다.

武와 기공(氣功), 호흡법, 다양한 건강법에 대하여
예로부터 동양에서는 의무일여(醫武一如)라는 개념이 고래로부터 지금까지 전해지고 있다.
무인(武人)은 거의가 남보다 월등히 건강하고 그것은 너무나 타당한 보편적 개념으로 인식된다. 그들이 남다른 용력과 건강을 지니고 수호하는 데 있어서 다른 문제는 제외, 그 건강 비술의 일부인 기(氣), 단(丹), 호흡법등에 대해서 간략히 소개한다.
각 종파나 문파(門派)에 따라서 그 방식이 각각 다르기에 다만 원론적으로 간략히 소개하기로 한다.

라. 수기술(手技術)의 최고 권위자
沈鍾銀 院長(Shim Jong Geun)

경희大졸, 보건학 박사/ 명예 한의학 박사

수기술(手技術)의 大家 沈鍾銀 院長.

신의 손(GOD)을 지녔다고 평가받는 자연치유의 독보적인 존재, 심종근 원장의 시술방법은 일반인들이 보기엔 지극히 단순해 보인다.

그러나 어떤 기구도 사용하지 않고 수기술(手技術)만으로 온갖 난치병을 치유하는, 참으로 놀라운 신통력을 지녔다. 그는 도인(仁僖大禪師)를 만나서 수십년 동안 산수간(山水間)에서 수련한 후 신비한 능력을 받게 되었다. 그는 마치 드러나지 않은 처녀지에서 귀금속을 찾아내듯 일반 병원이나 치료기관, 약국에서도 치유에 실패한 환자들에게 특수한 능력을 보여준다. 그에게 시술받고 놀라운 효험을 보았다는 사람들이 생생하게 사례 실상을 증언하고 있다.

편자도 그의 능력을 직접 보고 체험하면서 신통방통한 그의 자연치유 능력에 너무나 놀라움을 금치 못했다.

다음은 그분의 자연치유에 대한 글의 내용을 읽고 생활과 자연치유에 응용하면 좋은 효험을 얻을 것으로 사료되어 아래에 소개한다.

머리말

오랫동안 의학계의 선구자들은 인체의 질병을 치유하기 위하여 살신성인의 정신으로 연구를 거듭한 결과 질병의 치유를 통한 인류의 건강 증진에 지대한 공헌을 하였습니다. 또한 이와 같은 노력은 앞으로도 계속되어 각종 난치병을 치유하기 위한 노력과 연구로 이어질 것입니다. 동서양에 걸친 이와 같은 노력은 양의학과 한의학이라는 큰 흐름을 형성하였고 한의학의 경우 약리학과 함께 침술, 지압, 기공 등으로 다양하게 발전되었습니다.

그러나 양의학과 한의학을 불문하고 아직도 일정한 한계선을 넘지 못하고 있는 실정입니다. 얼마 전 TV에서는 병원에서 오진의 확률이 40%를 넘는다고 방영된 바 있습니다. 사람들은 병을 고치러 갔다가 오히려 병을 얻어 온다고들 합니다. 많은 경우 오진에 따른 수술과 약물 치료로 커다란 피해를 보고 있는 설정입니다. 수술로 인하여 평생 고통 속에서 살아가야하는 경우가 많고 수술을 하지 않은 경우에도 약물 치료에 의한 피해 또한 엄청나게 커서 평생 약을 떠나서는 살 수 없게 되는 경우도 많습니다.

의술이 지금까지 인류에 공헌한 바는 필설로 표현할 수 없을 만큼 위대한 업적을 남겼다고 해도 과언이 아닙니다. 또 앞으로도 계속적인 연구를 통하여 눈부신 발전을 거듭하게 될 것입니다. 그러나 총괄적인 면에서 볼 때는 그렇다고 하더라도 세부적으로 들여다보면 아직도 그 치료의 한계를 절실하게 느낄 때가 많이 있습니다.

이러한 시점에서 연구소에서는 환부의 세포조직을 찾아 이를 파괴하고 건강한 세포를 재생시켜 나가는 원리를 통하여 다양한 질병을 치유하는 방법을 개발하는 개가를 올리게 되었습니다. 이는 정말 환자를 위하여 다행스러운 일이라고 할 것입니다.

개념

自然醫學은 오래전부터 병의 예방과 치료에 이용되어 왔으며 근래에는 의학 분야의 귀중한 유산으로 대중들에게 널리 알려져 사랑받고 있습니다. 그 효과는 이미 현대의학에 의해서도 증명되고 있으며 특히 건강의 회복 면에 있어 놀라운 효과를 보며 사람들이 이를 주목하고 있습니다.

모든 인간사가 완벽할 수 없듯이 의술 또한 완벽할 수 없습니다. 그러므로 질병을 치유하고 건강을 회복하려면 앞선 의술과 합리적인 시술 그리고 끊임없는 노력이 필요합니다. 합리적인 시술이라 함은 自然醫學을 활용하여 질병의 치유는 물론 재발 방지와 질병의 예방 효과까지도 볼 수 있는 것입니다.

특징

인간의 질병은 정상을 벗어난 무리로부터 오는 충격으로 인하여 세포조직이 파괴 되거나 또는 세포조직이 변형되는 형태에 따라서 변명이 결정된다고 생각합니다. 세포 조직의 파괴나 변형은 흐물흐물하게 헤어지는 경우와 딱딱하게 굳어지는 경우 등과 같이 다양한 형태로 나타나게 됩니다. 이처럼 세포의 조직이 파괴되거나 변형된 곳에서는 인체 내에 흐르고 있는 체액도 정상적으로 흐르지 못하고 손상되며, 손상된 체액은 다시 세포 조직의 파괴 또는 변형으로 인하여 형성된 환부에 영향을 미치게 되어 시간이 지남에 따라 환부는 더욱 커지게 되며 이에 따라 고통도 점점 더 심해져 가는 것입니다.

그러면 고통은 왜 더욱 심해져 갈까요?

환부가 형성되면 즉시 열을 발생하는데 그 열은 평상시의 체온에 비하여 상당히 높게 발생합니다. 따라서 환부는 자연스럽게 후끈후끈해지게 되는 것입니다. 그 높은 열이 환부 부근을 맴돌게 되어 그 열이 다시 주위의 세포를 상하게 함으로써 환부는 점점 더 커지게 되는 것입니다.

이처럼 열이 다른 환부로 전이되는 경우에도 딱딱한 덩어리를 형성하는 경우도 있고, 세포와 신경이 흐물흐물해지고 염증이 생겨 신체를 받혀주는 근육이 힘을 상실하게 되는 경우도 있는 것입니다. 이에 따라 움직이는데 상당한 고통을 수반하게 되는 것입니다.

이러한 환부 중에서 후에 예시한 각종 암을 비롯한 여러 가지 난치병들도 외과적 처치나 약물 치료가 없이도 완치가 가능하며 본 硏究院에서는 自然醫學을 이용하여 이러한 난치병들을 전문적으로 치료하고 있습니다.

환자진단법으로는 問診診斷法, 觸診診斷法, 氣放射診斷法등이 있습니다.

당부의 말씀

본 硏究院에서는 이와 같은 앞선 기술을 통하여 질병을 치유하고 많은 환자분들이 스스로 질병의 예방 능력을 갖추게 함으로써 생명·건강을 되찾아 힘차게 살아가도록 도와주고 있습니다.

이처럼 한 차원 높은 기술인 自然醫學을 통하여 질병을 치유할 수 있게 되었음을 우리 모두가 다행스럽게 생각해야 할 것이며, 의학계에서도 自然醫學의 효과를 주목하고 이를 받아들여야 할 것입니다. 우리 모두 마음을 열고 이에 대한 진지한 연구를 해야 할 것입니다.

이를 위해 의학의 발전에 기여하기 위하여 불철주야 노력하고 계시는 많은 석학들과 함께 토론의 장이 마련되게 되기를 간절히 바랍니다. 본 硏究院은 의학계에 종사하시는 모든 분들과 함께 진솔한 토론의 장이 열릴 수 있도록 항상 개방되어 있으며 이를 통해 의학의 발전에 조금이나마 기여할 수 있다면 최고의 영광으로 생각할 것입니다. "뭐라고? 정말 그런 곳이 있어?" 하고 부정할 것이 아니라, "정말 그래? 어디 한번 만나 보자!" 하는 열린 마음으로 만남과 대화가 마련되기를 기원합니다.

찾아와 주십시오. 그리고 격려해 주십시오.

본 硏究院은 이와 같은 개가를 여러분들과 함께 기뻐하며 여기에서 만족하지 않고 의학의 발전에 조금이라도 기여할 수 있도록 더욱 정진 노력할 것을 약속드리면서, 의학계, 한방계, 기공계 등 분야에서 질병의 치료에 대한 문제점과 自然醫學에 대하여 궁금증을 갖고 계신 모든 분들의 성원을 기대합니다.

※활인공법(活人功法)으로 치료합니다.

생명의 특징

생명체는 다음과 같은 특징을 갖고 있으며 이러한 특징들은 생명체 내에서 발생하는 물리적, 화학적 변화에 의존하게 됩니다. 그 특징은 10가지를 말합니다.

1) 신체의 위치 변화나 신체 내부기관의 움직임을 의미하는 운동.
2) 신체 내외에서 발생하는 변화에 대한 작용을 의미하는 반응.
3) 노화되어 없어지는 것보다 더욱 빠르게 새로운 조직을 만들어 형태의 변화가 없이 크기를 증대시키는 성장,
4) 새로운 유기체의 탄생과 미세 세포가 자신과 같은 동일한 세포를 만들어 내는 생식과 재생,
5) 공기와 영양분으로부터 산소와 에너지를 얻기 위해 같은 산소를 소비하고 나머지 기체와 폐기물을 제거하는 호흡,
6) 음식물을 흡수할 수 있도록 단순한 형태로 분해하는 소화,
7) 소화된 영양분을 체액 내로 빨아들이는 흡수,
8) 물질들이 체액에 의해 신체 내에서 이동하는 순환,
9) 흡수된 물질을 화학적으로 다른 형태로 변화시키는 동화,
10) 활동의 결과로 생성된 노폐물을 제거하는 배설을 말합니다.

이러한 생명체의 특징들은 소위 생명증상이라고 하는 체온, 혈압, 맥박 및 호흡 등의 다양한 현상들과 밀접한 관계를 갖고 있으며, 다양하게 나타나는 생명 증상의 현상들에 따라 질병 또한 다양하게 나타나게 됩니다. 따라서 이러한 생명 증상들은 의학의 가장 일반적이고 주요한 관찰과 연구 대상이 되는 것입니다.

생명의 유지

건강한 생명의 유지 여부는 다양한 요소들에 따라 좌우됩니다. 그 중에서 중요한

요소는 다음의 5가지를 들 수 있습니다. 즉 대사과정에 사용되며 체내의 물질 이동과 체온 조절에 필요한 수분, 생명체를 만들고 생명반응을 조절하는데 필요한 에너지와 물질을 공급하는 영양분, 영양분으로부터 에너지를 방출시키는데 사용되는 산소, 대사반응의 부산물로 반응속도의 조절에 도움을 주는 열, 호흡에 필요한 대기압과 혈액이동에 필요한 정수압을 의미하는 압력을 말합니다.

모든 생명체의 유지는 이들 요소들의 존재뿐 아니라 이들 요소의 양과 질에 의존하게 되는 것입니다. 즉 이는 신체의 대사에 적절한 양질의 요소와 적절한 양만큼 공급되어야 함을 의미합니다.

건강한 생명체를 유지하려면 체액 내의 상태는 안정되어 있어야 합니다. 즉 이는 1) 수분, 2) 영양분, 3) 산소, 4) 열, 5) 압력의 상태가 일정한 범위 내에서 안정적으로 유지될 때 생명체는 비로소 건강하게 기능할 수 있다는 것을 의미합니다. 따라서 이러한 양질의 5가지 요소의 안정적인 공급은 건강한 생명체의 유지를 위한 관건이 되는 것이라고 하겠습니다.

그러나 생명체의 주변 환경의 변화나 생명체 자신의 정상을 벗어난 무리들로부터 오는 충격으로 인하여 이들 요소는 안정 상태를 벗어나게 되고, 이는 생명증상의 다양한 변화를 야기하여 앞에서 열거한 생명체의 특징에 부조화를 초래하게 되며, 나아가 세포 조직의 파괴 또는 변형으로 연결되어 다양한 질병을 초래하게 되는 것입니다.

세포와 그 기능

신체는 전체적으로 세포, 세포의 생성물 및 체액으로 구성되어 있습니다. 이 중에서 세포는 곧 신체의 기본적 구성단위가 됩니다. 즉 같은 기능을 가진 세포들이 모여 조직이라고 하는 층과 덩어리를 형성하게 됩니다. 또한 이들 조직이 모여 기관을 형성하고, 기관이 모여 다시 기관계통을 형성하면 기관계통이 모여서 하나의 생명체를 형성하게 되는 것입니다.

또한 세포는 신체의 기본적 기능 단위가 되기도 합니다. 왜냐하면 신체가 할 수 있는 모든 세포 내에서 일어난 작용의 결과이기 때문입니다.

이처럼 세포는 신체의 구성과 기능의 기본이 되고 있으며 생명과정을 수행합니다. 게다가 세포는 재생할 수 있어 상처받고 손상된 조직을 충분히 복구시켜 줄 수 있는 것입니다. 이는 곧 세포 조직의 파괴 또는 변형으로 인하여 초래한 다양한 질병들은 세포의 재생을 통하여 치유될 수 있다는 것을 의미합니다. 따라서 질병의 치료에 있어서 환부의 조직을 파괴하고 동시에 건강한 세포를 재생시키는 원리를 이용하고 있는 自然醫學의 우수성이 바로 여기에 있다고 하겠습니다.

자연의학연구소에서 치유할 수 있는 것으로는 다음과 같습니다.
1. 소화기계통 = 위암, 간암, 대장암, 소장암, 직장암, 췌장암, 위염, 위계양, 간경화증, 아랫배 혹, 황달
2. 내분기계통 = 당뇨병, 갑상선염, 감상선암
3. 근육계통 = 근육통, 근육경색증, 인대장애
4. 골격계통 = 류마티스 및 퇴행성관절염, 목 디스크
5. 호흡기계통 = 비염, 후두염, 후두암, 기관지염, 기도염, 천식
6. 순환기계통 = 심장병, 심부전증, 심근경색증, 고혈압, 협심증
7. 비뇨기계통 = 신장암, 신장염, 신부전증, 방광암, 방광염
8. 림프계통 = 유방암, 유방혹
9. 생식기계통 = 자궁암, 난소암, 냉대하증, 자궁물혹
10. 외피계통 = 여드름, 종기, 종양, 피부염 등이 있습니다.

단 이들 질병은 초기증세를 기준으로 하며 말기 증세는 진찰시 치유여부를 결정합니다. 환자 진단법으로는 問診診斷法, 觸診診斷法, 氣放射診斷法 등이 있습니다.
이점 깊이 명심하시고 생과 죽음의 기로에서 좌절하시지 마시고 용기를 내시고 한번 문의하여 주시면 성심껏 상담하여 드리겠습니다. 그리고 한 가지 드릴 말씀은 수술한 환자는 시술하여 드리지 못합니다. 이점 깊이 유의하여 주시길 바랍니다. 본 自然醫學에서는 한의학, 의학계에 종사하시는 여러분들과 진솔한 토론의 場이 될 수 있도록 항상 개방되어 있습니다. "그런 것이 어디 있어?" 하고 부정하지 마시고 "어디 한번 만나보자!" 하고 찾아와 달라고 당부하고 있다.

자연치유 권위자 그들의 건강법
수기술(手技術)의 최고 권위자 沈鍾銀 院長(Shim Jong Geun)

경희大졸, 보건학 박사/ 명예 한의학 박사

수기술(手技術)의 大家 沈鍾銀 院長. 010-7754-3214

沈鍾銀 院長 主要 略歷

보건학 박사, 한의학 박사(名譽)

세계 자연치유 건강협회 고문

국제문화 예술협회 · 열린문학

특별 건강 자문위원

시인/ 자연치유 연구가

허균, 허난설헌 문학회 부회장

산수간에서 도인을 만나 수십 년간 수련 후 특별한 비법과 능력을 전수받고 국내, 국외에서 다년간 임상경력을 쌓았음

연락처

주소: 서울시 서초구 신반로15길 29 (신반포상가내 1층 5호)

전화 : 010-7754-3214 심종근 원장

마. 氣, 精, 水의 이론가
중국 동방의학회 회장, 의학박사 鄭官珠

뜸에 대한 권위자 정관주 박사와 뜸의 효능에 대하여, 또는 우리민족과 관련된 쑥에 대하여 삼국유사(三國遺事)를 쓴 일연(一然) 스님이 이렇게 기록한 부분이 나온다. 시신유영애일주산이십매(時神遺靈艾一炷蒜二十枚) 환웅께서 신령스러운 약쑥 한다발과 마늘 스무개를 주면서…

우리 민족의 개국 신화에도 쑥과 마늘이 등장한다.

쑥과 마늘은 오늘날에 와서도 뜸 시술에 중요한 재료가 되고 있다.

악성종기의 경우 마늘을 썰어 환부에 붙인 후 쑥으로 그 위에 뜸을 놓으면 악성 종양 치유에 놀라운 효능이 나타난다.

현대 과학에서도 체온과 건강의 절대적 영향에 대해 과학적으로 규명되고 있다.

체온이 1도가 올라가면 건강을 지키는 면역력이 5배나 증가한다. 체온이 1도가

떨어지면 건강력, 면역성이 30%나 떨어진다는 놀라운 연구를 내놓았다.

몸이 차갑고 냉기(冷氣)가 쌓이면 면역력이 약화되고 건강력을 상실하는 결과에 이른다. 쑥은 예로부터 신령스러운 풀, 영초(靈草)라고 일컬어 진다.

우리 조상은 쑥과 마늘과 관계된 건강에 대해 깊은 지혜와 선견지명을 지녔던 것이다.

최근에 이르러 서양 의학에서도 암과 같은 난치병을 치유하는데 인체에 무리할 정도가 아닌 뜨거운 열을 가하면 크나큰 효험이 있다고 그 사례가 밝혀지고 있다.

영국의 유명한 대학 병원에서 사람을 대형 찜통같은 곳에 넣고 체온을 높이는 방법을 TV에서 방영한 바 있다.

한방에서는 뜸 시술을 촬영하여 난치병을 치유하는 중요한 방법이 예로부터 현재에 이르기까지 전해온다. 중국의 심양에서 뜸으로 명성을 크게 떨친 정관주 박사의 뜸에 관한 뜸의 원리와 효능에 대하여 그 임상적 사례를 권위자를 통하여 그 논리에 대하여 이렇게 요약할 수 있다. 오랜 경험, 임상과 효능에 대한 정관주 박사는 조선족 출신의 의학박사이자 중국「동방 의학 연구 학회」의 회장이다.

국제적인 권위를 지닌 뜸에 관한 대가이다.

그의 지론을 정리한 내용을 소개하기로 한다.

뜸에 관련된 시술 효험에 대하여 부연하자면 최초 서양의학에서도 체온을 올려서 암의 발병율을 줄이고 예방하는데 효능이 탁월하다는 연구 결과가 수시로 발표되고 있다.

체온을 올리는 과정에서 그 방법은 다양하다.

그중에서 뜸은 가장 대표적인 효험을 얻어낼 수 있다.

뜸을 뜨자면 그 병인(病因)과 관련된 경혈 부위를 정확하게 알고 시술해야 부작용을 예방하고 소기의 목적을 달성할 수 있다는 취지로 자신의 건강학을 전파하고 있다.

바. 수퍼 토종유산균 발명자 청인 박세준 회장

화학물질에 오염된 체액 정화해 자가면역질환 치료
자가면역질환은 내 몸을 지켜야 할 면역포가 도리어 나를 공격하는 질환이다. 현대 의학에서는 면역세포가 왜 내 몸을 공격 대상으로 여기는지에 대한 원인을 정확하게 알아내지 못하고 있다. 위너한의원 이신규원장은 어긋난 몸의 균형을 다시 맞춰 자가면역질환을 치료한다.

한의학에서는 몸의 균형이 깨져 가가면역질환이 발생하는 것으로 본다. 이 원장은 "불의 기운을 띠는 심장과 물의 기운을 가지고 있는 신장은 서로 조화를 이뤄야 하는데 이를 한의학에서 '수화상제(水火相濟)'라고 한다"며 "이 균형이 깨지면 자가면역질환이 나타난다"고 말했다.

몸의 균형이 깨지는 것은 단순히 기력이 쇠했기 때문이 아니다. 한의학에선 그 원인을 화학물질로 본다. 화학물질은 인체를 공격했던 세균·바이러스와 달리 비교적 최근에 등장했다. 인체 면역체계가 화학물질에 제대로 대비하지 않은 상태에서 공격을 당해 면역세포가 이상을 일으켰다는 분석이다. 이 원장은 "화학물질은 우리 몸에 들어와 혈액, 림프액, 뇌척수액, 조직액 같은 체액을 오염시킨다."고 말했다. 이렇게 오염된 체액이 온몸을 돌면서 관절(류마티즘 관절염) 피부(건선) 소화기(크론병) 호흡기(천식) 점막(베체트병) 등 곳곳에서 면역세포 이상반응을 유발한다.

위너한의원 원장 이신규

인체에 가장 유익한 천연 토종유산균을 고농도로 융합시켜 놀라운 발명을 내 놓았다. 모든 화학품으로 인해 발생하는 건강 공해, 그 해독성을 역설하고 그 대응적인 치유방법으로 인체에 유익무해(有益無害)한 천연물질(天然物質)에서 유익한 성분끼리 융합시킨 SJP 건강식품이다.

면역성 증강과 자연치유건강

모든 인간에게 있어서 면역성은 건강에 대한 바로 미터이다.

우리 몸은 어떤 병적인 요인에 대해 스스로 방어하려는 선천적인 면역기능을 지니고 있다.

그 면역성 기능은 외부와 내부에서 침투하는 병인(病因)을 막아내는 자위적 성향을 지녔다.

병인(病因)이 침입해도 그 면역적 기능이 강하면 자위력에 의해 침범하지 못 한다.

그러나 건강 수호의 핵심인 면역력이 떨어지면 결국 병인(病因)의 침입에 무너진다. 적군이 침입해도 그것을 막아내는 수비력이 막강하면 건강이 평화롭고 안전하게 지켜진다.

그러한 관점에서 전자에서 편자는 일침(一鍼), 이구(二灸) 삼약(三藥)의 건강개념을 나름대로 간략하게 요점만 간추려 소개하였다.

본장에서는 의식동원(醫食同源), 모든 인간에게 있어서 식(食)은 결국 의(醫)와 불가분의 관계로 나타난다. 다시 말하면 모든 식생활은 건강과 관련된다는 것을 누구도 부인할 수 없을 것이다.

면역성 기능강화와 자연 건강 치유와 그 예방에 대해 누구보다도 오랜기간「수퍼토종유산균」을 연구 개발한 분이 있다.

그 분은 오로지 면역성 기능 강화에 탁월한 효능을 지닌, 자연치유에 대해 거의 백익무해(百益無害)한 건강식품(생약)을 발명한 분이다.

수 십년간 오로지 질병에 대한 예방 및「자연치유건강」에 대해서 노심초사, 마침내 놀라운 성과를 이루어 낸 주식회사 청인(淸人)의 SJP에 관한 연구 내용이다.

설립자이자 발명가인 박세준(朴世俊)회장의「자연치유건강」에 관하여 소개한다. 저자의 이해를 구한 후 박세준 저서「몰라서 병들고 죽는다」중에 실린 내용을 요약 발췌한 것이다.

의학의 길

세균을 죽이는 항생의학으로 치료되지 않는 병을 세균을 증식하는 양생의학으로 치료하면 신비와 기적을 체험한다.

하늘이 인류를 질병과 노화의 고통에서 해방시키라는 명령으로 항생제로 불가능한 슈퍼박테리아를 잡는 SJP슈퍼유산균을 하사하셨다.

토종 유산균에 대한 다음의 글을 참조하기 바란다.

신비와 기적을 체험하다. 서울대학교 수의학과 교수 김재홍

한국 가금발전협의회 임원들이 본인에게 한국의 축산산업을 단기간에 무항생제 축산대국을 건설할 수 있는 기술을 개발한 발명가를 소개하겠다고 하여 호기심에 만났는데 상식적으로 도저히 이해할 수 없는 이야기를 하였다. '음식물 쓰레기 처리 시설과 같은 환경산업과 축산농장에 사용할 경우 축산현장에서 가장 큰 문제인

악취와 파리를 너무나도 깨끗하게 해결할 수 있다. 또한 축산분뇨가 1/3 감소할 정도로 사료가 절감되고 성장촉진은 오히려 높다고 했다. 더불어 돼지 생식기 호흡기 증후군(PRPS)도 10여 일이면 해결한다는 황당한 이야기도 했다.' PRPS는 어미돼지에서 임신 말기에 유산이나 조산이 나타나며, 새끼돼지에서는 발열, 기침, 폐렴 등의 호흡기 증상이 나타나면서 복식호흡을 하다가 죽는 병으로서 바이러스성 질병인데다 치료약이 없으므로 퇴치가 매우 어려운 질병이라 황당하게 들릴 수밖에 없었다.

그 뿐만 아니라 이 미생물로 발효시킨 한방 효소식품을 먹고 술을 마시면 주량이 늘고 숙취가 없으며 설사와 변비 등 만병의 근원을 해결한다는 것이다. 게다가 노벨상 수상이 가능한 기술이므로 차세대 신성장동력이 될 수 있다는 말과 함께 과학적으로 연구해 달라고 요청하면서 믿지 못하면 현장방문으로 확인해 볼 것을 제안하였다. 미생물의 대사물질인 효소가 이렇게 꿈같은 효과가 있다는 것은 도저히 상상할 수 없는 일이었다.

이 같은 제안에 반신반의하면서 우리 교실 연구팀원과 함께 PRPS 피해로 견디다 못해 이민을 준비하다 SJP슈퍼유산균을 만나 희망을 찾았다는 충남 연기군 소재 양돈농장을 2008년 8월 초에 답사하였다.

일반농장은 주변만 가도 악취가 코를 찌르는데, 방문한 농장은 외견상 상당히 비위생적으로 보였지만 모돈사나 자돈사에 들어가 있어도 악취가 없었고 한 여름철인데도 파리 한 마리를 찾아볼 수 없었다. 또한 모돈돼 자돈 모두 피부와 털에서 윤기가 흐르고 설사를 한 흔적이 전혀 없었으며 건강상태가 매우 좋아 보였다. 보통의 양돈 또는 양계농장은 분뇨의 악취가 심하고 새까맣게 들끓는 파리로 인하여 일반인들이 선뜻 발을 들여놓지 못하는데 그 농장은 겉보기와 달리 의외였다. 더욱 놀란 것은 분뇨를 발효시키는 폭기조 옆에서도 악취가 전혀 없다는 사실이다. 또한 그렇게 많은 폐사를 일으키던 PRPS에 의해 피해도 SJP유산균 사용 10여 일만에 없어졌다는 증언과 함께 농장주 부부의 얼굴에 웃음이 가득했고, 입에 침이 마르도록 자랑을 하였다. 실제로 농장 환경에서 냄새나 파리가 없는 것을 직접 확인하였기 때문에 그들의 말에 상당한 신뢰를 할 수 밖에 없었다.

한편 2년 이상 PRPS 발생으로 빚을 많이 졌다가 S농장의 권유로 박사장님의 유산균을 사용하게 된 두 농장 주주가 한결같이 힐링바이오에서 만든 효소식품으로 자신들의 건강문제까지 해결했다면서 각질이 없어졌다며 발바닥을 보이며 장기간 시달려온 무좀이 깨끗이 나았고, 부인은 얼굴에 기미가 없어졌고, 일가친척 중에 한 사람은 지팡이가 있어야 계단을 오르는 관절염이 나았다는 체험사례를 몇 개 들려 주었다. 앞으로 체계적으로 조사, 연구하여 과학적으로 확인하는 절차가 남았지만 적어도 농장에서 직접 확인한 악취 해소, 파리 구충, 돈군건강 등의 사실은 부인할 수 없었다. 다음 일정으로 발명가 박세준 씨가 직접 설계하여 운영하는 경기도 시흥시 소재 퇴비화 환경시설(1일 음식물쓰레기 100톤, 이분 50톤 처리)을 찾았다. 이곳에서도 악취의 불편을 전혀 느끼지 못했고 파리 또한 전혀 발견할 수 없었다. 시흥시 생활하수와 시화공단에서 발생하는 1일 20만 톤의 폐수를 처리하는 하수종말처리장까지 영향을 주어 악취와 파리가 없다는 설명에도 설득력이 있다고 느꼈다.

사. 기공술(氣功術)의 신통대가(神通大家) 무아대사(無我大師)

본장(本章)에서는 독창적인 기공술의 대가인 무아대사를 소개한다. 무아대사는 불교의 보시, 이타행(利他行)의 실천, 그 일환으로 온갖 난치병을 치유하는 분이다. 이분은 불교계에 잘 알려진 삼중법사, 대통령 출마자 등 국내외 저명한 분들의 신병(身病)을 치유함으로서 신통술을 지녔다고 인정받고 있다. 무엇보다도 어떠한 기구도 사용하지 않고 오로지 신체, 피부에 직접 손을 접촉시키지 않고 그야말로 출중하고 신통한 염력(念力)과 기공으로 온갖 난치병을 치유하는 분이다.

전자에서도 언급한 바 있거니와 중복을 피하기 위해 기공 동작이나 잡다한 언급을 덧붙이기를 생략한다. 백문이 불여일견(百聞不如一見)이라는 말이 바로 이분에게 적합하다고 사료된다.

기공의 경우 에너지 파장, 생체에네르기, 시술자(施術者)와 피시술자 간의 영신적(靈身的) 교감(交感) 등 과학적으로 입증되는 명징성에 대해 자세히 규명하기 어려운 특질성에 대한 그 점을 고려해야 한다. 하나의 비근한 예를 들자면 무녀가 작두 위에서 춤추는 현상도 그와 유사한 원리가 작용한다고 본다.

그러한 원인관계에 대해 외형적인 동작보다도 내공(內功)의 영향이 크다고 본다. 시술자와 피시술자와의 염력의 간절한 합치의 결과, 그러한 관점에서 기공 시술에 관한 시술 사진을 제시해 참조사항으로 삼으면 도움이 될 것이기에 장황한 해설을 생략하기로 한다.

무아스님은 가히 초능력을 지닌 분이라고 여겨지는 분이다. 무아스님에 의해 놀라운 치유력으로 난치병이 완치, 또는 크게 효험이 있었다는 당사자들의 증언, 그 사례는 참으로 많다.

일일이 그 사례를 나열하기 보다 무아스님의 놀라운 치유능력에 대해 취재한 기사 내용 일부를 되받아 소개, 독자들의 좋은 참조가 되길 바란다.

우주 에너지를 이용하는 기적의 치유사인 무아대사에 대해
간략히 소개하기로 한다.

"강력한 우주에너지 파워는 돌 같이 굳어 있던 세포조직을 춤추게 한다!"

우주의 에너지를 병자의 몸에 주입시켜 신체의 자연 치유력을 극대화함으로써 손상된 세포와 장기 기능을 정상으로 회복해 주어 수많은 환자를 치료하는 팔공산 천용사 무아스님!

불가에 전해내려오는 기공법인 달마 역근경은 물론 도가, 유가, 무가의 기공법을 모두 섭렵하여 신체가 강철같이 건강하게 된 후 병마에 시달리고 있는 환자들을 하루에 백명도 넘게 치유를 하고 있다.

각종 병마에 시달리며 고통받는 자들과 현대 의술로도 치료 불가능한 환자들은 무아스님의 우주에너지를 통하여 기적치유체험을 해보기로 하자.

무아스님의 어린시절!

아마도 8~9세경으로 기억된다. 경북 고령군 쌍림동 소재 안림교회에서 서가숙을 했고 이웃 친구 집에서 일도 하고 기도 하면서 동가식을 했다. 그때 그 마을에는 팔이 불편한 친구가 있었는데 그 친구를 보면서 나는 그래도 행복하다고 생각했고 어떻게 하면 저 친구 팔이 좋아질까 하는 생각으로 열심히 기도를 했다. "예수님은 많은 사람들에게 말씀으로 문둥병자도 치료하시고 앉은뱅이도 일으켜 세우시고 하셨는데 저도 예수님처럼 하나님처럼 고칠 수는 없나요? 저는 왜 그렇게 할 수 없느냐?"고 안림교회 정경률목사님께 자주 질문을 했다. 그때 목사님께서 어린 나에게 "네가 이웃을 위해 진실로 간구하면 네 기도의 힘으로도 많은 사람을 낫게 할 수 있다."고 말씀 하셨다. 어린 나는 그때부터 손을 모아 틈나는 대로 기도했다. 이웃을 위해 기도를 하면 하나님께 상달될 것이라 믿고 열심히 기도했다. 절대자가 내게 어떤 능력을 주실까 생각을 하면서 기도를 하였다.

내 나이 15세쯤 되었을 무렵 나에게는 기적이란 현상 밖으로는 도무지 설명할 길이 없는 엄청난 일이 발생하게 되었다. 이웃동네 벼논에 농약을 치게 되었는데 나는 그만 농약에 중독이 되어 사경을 헤매게 되는 일이 생겼다. 삶과 죽음을 오가면서 급기야 나는 이승에서의 생명줄을 놓고 말았다. 고령 모 병원에서는 완전 사망이라고 진단이 내려졌다. 교회 새벽 종소리가 울렸고 급기야 천둥치는 소리로 천지를 뒤흔드는 굉음과 함께 불덩이 하나가 내 아미위에 날아 왔다. 나는 칠성판에 흰 천으로 감겨진채 장례 절차를 밟고 있는 중이었다. 그 순간 정수리에 불세례를 맞으면서 칠성판을 꼿꼿이 세우고 직립한채로 벌떡 일어섰다. 긴 잠에서 깨어난 것이었다. 내 앞머리는 시커멓게 탔고 지금도 인두자국 같은 화상은 그대로 남아있다. 15세 때 시골에서 대구로 와서 팔공산, 가야산, 지리산, 태백산 등지로 기도도 하고 낮에는 일도 하고 그렇게 성년이 되어갔다. 도봉산에서 천일기도를 하고 도봉산 관음종, 동하스님을 따라 다니면서 치악산, 천둥산, 계룡산 등지를 돌면서 3년 8개월 동안 기도를 했다.

치유를 하는 본인은 건강관리에 대해서도 철저하게 다스려야 했고, 건강을 다스리기 위해, 강인한 氣의 수련을 위해, 불교 수행을 하면서 틈틈이 무술을 연마 하고, 불가에서 전해 내려오는 기공법인 달마역근경은 물론 도가, 유가, 무가의 기공법을 섭렵하였다.

氣를 다스리면서 사람을 좋아지게 하는 일에 무슨 종교인들 상관이 있겠느냐고 믿게 되었고 해골바가지에 담긴 물을 마시고도 깨달음을 얻을 수 있었던 원효대사의 일화에서 一切唯心造의 교훈도 얻게 되었다.

초능력이란!

유학의 경전인 四書 중의 하나인 중용(中庸)은 세상의 기본이 되는 한 가지 원리로부터 시작하여 세상의 모든 원리를 설명하고 다시 세상의 모든 현상은 한 가지 원리로 귀착한다고 말한다.

이처럼 우리 몸의 기(氣)의 흐름은 한가지로 일으켜져서 한 가지 기로 통한다. 기는 일어나서 빨리 통해야만 우리 인체 내의 모든 균형을 유지할 수 있다. 우리 몸속에 일어나고 있는 희(喜), 노(怒), 애(哀), 락(樂), 질(疾), 고(苦)는 기를 모아 氣로 다스려야 한다.

영하 30도나 40도 이상의 山寺 바위에서 가부좌를 하고 있어도 이마에 땀을 흘릴 수 있음은 내 안에 활화산 같이 불기둥의 기를 당겨 열을 만들 수 있음이고 수백도가 넘는 불기둥 아래에 있어도 시원함을 연상해서 내 안을 시원하게 만들 수 있다고 한다. 암이나 난치병 같은 고질적 병들도 스스로 만들고 스스로가 풀 수 있는 해답을 가지고 있다고 본다.

우주에너지에 대한 확고한 믿음은 치유의 기적을 낳는다.

"一切唯心造"의 깨달음.

먼저 가장 중요한 것은 건강과 행복의 비결은 오로지 우리의 마음가짐에서 찾아야 한다는 것을 우리들은 한시라도 잊어서는 아니 될 것이다. 한자로는 "氣", 영어로는 "energy" 그리고 단월드에서는 "생명전자" 등 다양한 용어로 표현되는 이 우주의 파워는 모든 동물, 식물 그리고 심지어 광물질 까지도 소유하고 있는 개체마다 독특한 사이클을 지닌 힘을 말하는 것이다. "병은 무엇입니까" 원래 神이 인간에게 병을 준 것이 아니다. 우주만물의 창조주는 원래 인간을 완전한 모습으로 창조를 한 것이다. 그러나 인간 자신의 병을 유발하는 환경을 스스로 선택하였고 병을 악화시키는 생활습관과 식사 패턴을 계속함으로서 육체와 정신의 조화를 깨트렸고, 그 결과 원천적으로 우리에게 주어진 자연 치유력과 면역성에 치명타를 가하게 함으로서 우리 스스로가 자초한 현상이 바로 병이다. 약이나 주사 및 수술의 방법을 이용하는 의학적인 시술로서가 아니고 대체의학 개념으로 환자를 치유할 때 가장 중요한 전제조건은 환자와 치유사 사이의 교감 상태확보라 할 수 있다. 以熱治熱이란 말인즉 정신에서 오는 병은 정신으로 다스려야한다는 말이다. 인간의 육체는 정신과 떨어 질래야 떨어질 수 없을 정도로 연결이 되어있기 때문에 육체가 병들면 정신이 병들고 정신이 병들면 육체가 병드는 것이다. 따라서 병든 육체를 치유하기 위해서는 병든 정신부터 먼저 치유하는 것이다. 이처럼 기적적인 치유가 발생하기 위해서 가장 먼저 필요한 요건이 환자와 치유사 사이의 믿음과 확신이다. 환자는 치유사를 대할 때 우주의 파워를 대하듯 존경과 감사의 마음을 가져야 한다는 것이다. 이러한 우리의 마음 가짐에서 찾아야 하는 존경과 감사의 강력한 우주 에너지 파워는 돌 같이 굳어 있던 세포조직을 춤추게 한다는 것을 한시라도 잊어서는 아니 될 것임을 명심해야 할 것이다.

무아스님과 중생들의 相生和合

정치인, 연예인등 실명을 거론하기 어려우나 주변에서 엄청난 숫자의 환자들을 치유했지만 이러한 능력은 나 자신에게서 나온 것이란 생각은 들지 않는다. 그 힘은 보이지 않는 신령한 세계에서 나온 초자연적인 능력으로 생각되어진다. 이 氣치료는 환자와 기 치료하는 두 사람 사이의 교감 작용이 상호간의 신뢰 바탕 위에서 형성되어지는 것으로 확신하고 있다. 따라서 치료사에 환자의 마음가짐이 무엇보다 가장 중요한 것이다 할 수 있다. 치료시간과 治療祈願의 강도에 따라서 차이가 난다. 환자를 치료할 때에는 집중, 화법, 즉 화(火), 수(水), 목(木), 토(土)의 기를 생각하고 그때의 반응은 서로의 중심을 전달하는 방법인데 각자의 반응이 제각기 다르게 손으로 느껴진다.

간경화중으로 온통 피부는 검버짐 투성이었고 배는 남산처럼 부어올라 있었던 사람, 위암으로 소화를 할 수 없어 먹지 못해 막대기처럼 깡말라 있었던 사람등이 치료후 알아볼수 없을 정도로 윤기 나는 밝은 모습을 되찾아 感謝인사차 山寺를 찾아왔을 때 내 삶의 보람은 환희 그 자체였다. 氣와 혈의 순환 통로를 찾아 환자와 내가 교감을 일치시켜서 환자의 오장 육부기능을 원래의 조화 상태로 되돌려 놓았을 때 비로소 相生하는 것이다. 혈의 순환 및 기능은 氣의 힘에 의하여 이루어지기 때문에 氣가 부족할 때에는 혈이 제대로 순환하지 못해서 병이 일어나며 氣 역시 혈의 작용에 의해서 相生하는 것이다.

因果應報의 법칙에 대하여 - 무아

수많은 병마에 시달리며 고통 속에서 사바세계를 살아가는중생들이 우리와 인연이 닿아 육체, 정신, 영혼의 병을 안고 우리를 찾아 올 때 우리의 초능력으로 그들을 병마에서 해방시켜 주는 선을 행하는 일은 우주가 우리들에게 맡겨준 신성한 임무

요 책임인 동시에 우리가 금세를 살아오면서 지금 까지 지었던 모든 업장을 소멸하여 극락왕생하는 道의 길로 우리를 안내해 주는 것임을 우리는 긍지와 자부심으로 간직해야 할 것이다. 因果應報의 법칙에는 한 치의 오차도 없을 것이다. 콩 심은데 콩나고 팥 심은데 팥 나는 법, 덕은 닦는 데로 가고 죄는 지은데로 가는 법을 그 누가 거역할 수 있을까?

세세생생 자손만대 좋은 원인 좋은 결과 가르치고 전하여서 자손창생 생사 해탈 자유자재 전지전능 누려보시구려! 나무관세음보살!

다음은 무아대사와 어느 매체와의 대담 내용이다.

Q : 생로병사란 한마디로 무엇이라고 표현을 해주실수 있으신지요?

A : "마음" 이다. 라고 말할 수 있다.

Q : 생로병사라는 것이 마음에서 오는것이다라는 말씀을 해주셨는데 스님의 건강도 지금 다른분들보다 건강하시다고 생각하시나요?

A : 그럼. 이세상에서 가장건강하고 가장 행복하고 이 우주에서 가장 행복하다고 생각 하고 있다.

Q : 그러한 생각으로 생활해오셨다는 것을 이 자리에서 바로 느낄수 있는 것이 스님 하회탈과 같은 표정에서 스마일의 모습이 자연스럽게 보여지고 있습니다.

A : 그건 좋은거다. 난 항상 20대라고 생각하고 어릴때부터도 내가 이 우주에서 가장 행복하다고 늘 착각을 하고 산다. 착각하고.

Q : 착각?

A : 다른사람들이 어떻게 생각하던지 내가 착각하는데 대해서는 남한테 피해안 주는 착각은 관계 없다고 생각한다. 남에게 피해주는 착각을 하지 않으면 된다.

Q : 착각이라는 단어는 자신으로 하여금 상대에게 기대치를 심어주는 것이기에 환청과 환상을 마음에 품을 수 있고 그 희망을 지속적으로 착각할 수 있도록 착각을 일으킨 자신이 더 많은 노력이 있어야한다고 생각하는데 스님께서도 그러한 희망을 갖고 있는 분들에게 계속 착각하고 살수 있는 힘을 주시고 계시다는 것을 믿고 계시죠?

A : 그렇죠. ㅎㅎ

Q : 이 세상의 모든 사람들이 건강하고 행복했으면 좋겠는데 안타깝게도 스님을 찾아오시는 분들은 건강하지 못하신분들이 많으시죠?

A : 그렇죠

Q : 그중 안타깝게도 보내시는 분들도 계실거고 정성을 들여 치료하시면 마음 그대로 받아들여 병을 치유해서 가시는 분들도 많으실텐데.

A : 그렇지

Q : 그랬을 때 두갈래의 마음이 있으셨을텐데 그 많은 사람들을 바라보고 치료하시면서 기억에 남는 안타까웠던 사연과 보람있던 사연이 있으시면 소개좀 부탁드리겠습니다.

A : 헤아릴수 없이 너무 많아서.

Q : 그래도 그중에 특히 스님 기억에 남아있는 분이 계시지 않겠습니까?

A : 그 많은중에 52~3세 되는 여성으로 20년 동안 머리를 땅에 대고 한번도 잠을 잔적이 없는 사연있는분이었다. 이곳에 오기전에 3년동안 신경정신과, 병원, 절등 다니며 치료하고 기도했지만 소용이 없었고 이곳을 알게되어 치료받기 시작하여 15~20일동안 치료 하고 정상적으로 돌아와 잠을 잘수가 있게 되었다.

Q : 매일 치료를 받았나요?

A : 그럼, 매일 받았지. 거창에서 식당일을 하는데 사람이 기치료 한번 받고 건강이 좋아진분이 모시고 온 여자분인데 거창에서 매일 팔공산까지 와서 치료를 받았지. 주변에서 잠 안자는 것을 다 알고 있는 사람이었다.

Q : 그 원인이 뭐였을까요?

A : 신이 그 여인의 몸속에 들어와 있었다. 그 신이 잠을 잘 수 없게 했다.

Q : 전국 종합병원에서도 치료가 안되는 원인없는 병을 치료할 때 신이 몸속에 들어와 있다 하는 것은 일반적인 사람들은 과학적인 부분이 아니라서 이해하기가 어려운데 스님께서는 어떻게 단정을 내려주실 수 있으신지요?

A : 신이 없다고 단정할 수 없다. 신이란 물체가 없는거 아닌가? 형상으로 보일뿐이지, 나는 공격적으로 기치료를 40년동안 해왔다. 호흡도 잘 안되고 곧 까무러치고 암말기 중환자들을 30~40분 공격적으로 집중해서 기치료를 하다보면

그 환자들의 마음의 여러 가지 어리석음도 보인다. 그렇게 집중해서 치료하다 보면 TV 화면처럼 형체가 보인다. 10명을 보면 2~3명 보인다.

Q : 오로라고 하는 일반적인 저희같은 사람들에게 보이지 않는 것을 말씀하시나요?

A : 그렇지!

Q : 그 오로라고 하는 형체를 저희같은 사람들은 볼 수 없나요?

A : 안 보이지! 기가 세다하는 말있다. 건달세계에서도, 조직세계에서도 아무리 자기가 아무리 세다하더라도 자기보다 더 센사람이 나타나면 힘을 못쓴다. 그것이 바로 기가 세다라는 것이다. 기가 더 센 사람이 문을 열었을 때 이미 그 기가센 귀신으로 인하여 상대는 기가 죽어 도망을 가버리는 것이다. 기치료하다보면 험악한 형체의 귀신들이 환자를 옭아메고 있는 흉측한 모습도 많이 있다. 계속 여러 모든 것이 진행형으로 연구대상이 된다. 오장육부의 이식수술만 하지 않은 사람이면 모두 치유를 할 수 있다.

Q : 출장 기치료를 하시기도 하십니까?

A : 그럼. 모그룹 회장을 서울 L호텔에서 치료를 하기로 1박2일로 출장치료를 간 적이 있다. 1박2일 일정이었지만 회장의 지병이 호전되는 것이 느껴지고 심신이 편해지는 것이 나타나자 심히 감동하여 간곡히 치료일정을 요청하여 일주일 치료하고 왔다. 회장의 건강상태가 호전되고 좋아지자 온갖 배려와 감사의 표시를 해 왔다.

Q : 지금은 그 회장님 건강은 어떠신가요?

A : 더 이상 나빠지지 않고 좋아져서 일상적인 활동 잘 하고 계신다.

Q : 그룹회장님의 재력이 대단하시다고 하셨는데 그런분들에게 치료비는 어떻게 받으시나요?

A : 여러 가지 제안을 한다. 요구하는 무엇이든 해줄수 있다고 하지만 내가 이 일을 하면서 불행하고 안타까운 사람들을 위해 일할수 있는 경비만 요구한다. 단, 제안하는 조건에 나는 고행을 하였지만 나를 위해서 하지말고 재단이나 사회활동에 환원해주고 경제적으로 어려워 치료받지 못하는 많은 사람들을 간접적으로 치료를 할 수 있는 소통의 통로를 만들어 달라고 부탁한다. 조건부로 제안을 하기도 한다.

Q : 미처 스님께서 손이 미치지 못하는 불쌍하고 안타까운 사람들에게 도움이 갈 수 있도록 제안을 하신다는 말씀이시군요?

A : 그렇지!

Q : 일반적인 사람들도 오로라가 보이는 사람도 있나요?

A : 수도생활이나 태어날때부터 일반적인 사람보다 기가 있는 사람들이 집중력을 통해 보일수가 있다. 그것은 우주에 기를 당겨서 치료하는 것인데 이 집중력이 천지의 흐트러짐이 있으면 치료가 안되는 것이다. 설명을 더 자세히 하자면 돋보기를 빛에 불을 지피려면 적은 흐트러짐이 있어도 불이 지펴지지 않는다. 그만큼 기를 모아 집중을 해야한다는 이치인 것이다. 그러한 원리인 것이다.

Q :아! 탁월하게 이해를 도울 수 있는 돋보기 설명을 해주셨습니다. 흐트러짐이 없는 집중력을 모아야 한다는 말씀이신거네요?

A : 그렇지. 흐트러지면 우주의 기를 모을수가 없다.

Q : 메스컴에도 보도되는 영상자료들을 보실 때 어떠한 생각으로 보시는지요?

A : 사실과 거짓이 있다. 또한 기치료라는 것은 시간을 필요로 하는 과정인데 단시간에 무엇인가를 찾으려 하다 보면 과장된 보도가 될 때가 있다. 안타까울 뿐이고 거짓된 행위도 있다.

Q : 지금까지 해주신 많은 말씀으로 간접적으로 경험을 느끼게 해주셨습니다. 기 치료하기에 가장 중요한 부분인 체력이 뒷받침되어야 하는 중요성이 있지 않습니까?

A : 그렇지. 체력이 굉장히 중요하지.

Q : 현재까지 스님께서 건강을 유지하시고 많은 불쌍한 중생들을 위해 기를 모아 치료를 해주셨는데 앞으로 몇 년 후 일지에 대한 집중력을 현재와 같이 유지하셔서 중생들의 아픔을 치유하실 수 있으신지요?

A : 죽는 순간까지 현재와 똑같이 불행하고 아픈 중생들을 구할 수 있다고 생각한다. 80세이든, 90세이든 관계없다. 그렇게 하기위하여 나 자신의 관리를 하는 것이다. 많은 유혹도 뿌리칠 수 있고 순간의 한치 틈도 놓치지 않을 것이다.

Q : 오늘 이렇게 찾아 뵙고 소통이 될 수 있는 시간을 제공해주셔서 감사드립니다. 현실의 세계속에 아픔의 고통을 지내는 중생들을 위해 책임과 의무를 갖

고 심혈을 다하신다는 스님의 심경을 알게 해주신 인연의 시간을 오래 기억하겠습니다.

A : 진정 인연이시라 오신분들 마주하는 것이 편안했습니다.

대화를 진정 느끼시는 마음으로 들어주신것에 대해 저 또한 감사드립니다. (기사 내용 간추려 옮김)

노화로 시작된 퇴행성 관절염, 건강한 생활습관이 중요해

퇴행성 관절염은 관절을 보호하고 있는 연골의 점진적인 손상이나 퇴행성 변화로 인해 관절을 이루는 뼈와 인대 등에 손상이 일어나서 염증과 통증이 생기는 질환으로, 관절의 염증성 질환 중 가장 높은 빈도를 보인다.

걸을 때 통증 생기면 퇴행성 관절염

노화와 함께 찾아오는 퇴행성관절염은 관절의 연골이 닳아서 없어지고 관절에 염증이 생겨서 통증과 함께 뻣뻣해지는 강직증상을 동반한다. 생활에서 자주 쓰는 부위인 목, 허리, 손가락, 고관절, 무릎 등에 많이 발생한다. 고관절 퇴행성관절염의 주요 증상은 보행시 사타구니에 통증이 발생하며, 질병이 어느 정도 진행되면 앉아 있거나 잠을 잘 때도 통증을 느낄 수 있다. 다음과 같은 증상이 있으면 퇴행성 관절염을 의심해봐야 한다.

- 오랫동안 서 있었을 때, 혹은 오래 걸었을 때 통증이 느껴지는 경우
- 오랫동안 앉아 있다가 일어설 때 통증이 느껴지는 경우
- 계단을 올라가거나 내려올 때 통증이 심해지는 경우
- 저녁이나 잠자기 전에 통증이 더 심해지는 경우

관절을 아끼는 생활습관

퇴행성관절염은 적절히 치료를 하면 일상생활의 불편함을 줄이고 증상이 악화되는 것을 예방할 수는 있다. 관절 변형과 통증이 심한 경우는 인공관절 치환수술을 고려해 볼 수 있지만, 가장 중요한 치료는 적절한 체중 유지와 자가 운동치료이다.

▶규칙적으로 운동한다. 달리기, 테니스 등과 과도하게 체중이 실리는 운동은 피

하는게 좋다. 대신에 보행, 수영, 실내 자전거타기 등의 유산소 운동이 좋다. 관절에 걸리는 부하를 분산시켜 증상이 악화되는 것을 막을 수 있다. 다만 운동 후 관절통이 2시간 이상 지속된다면 운동량을 줄여야 한다.

▶표준 몸무게를 유지한다. 체중도 관절염에 굉장히 중요한 역할을 한다. 체중을 5kg 줄이면 통증은 50% 감소한다. 체중이 5kg 늘어나면 슬관절이나 고관절에 가해지는 부담은 3배 정도 증가한다. 운동을 통해서 체중을 조절하는 것도 관절염을 예방하는 지름길이다.

▶관절에 무리를 주는 자세는 피한다. 한국 사람들은 쪼그리고 방바닥에 앉는 좌식생활을 많이 한다. 이러한 동작들은 관절에 많은 힘이 작용하고, 과도한 압력을 줘서 관절 손상을 가져올 수 있다. 쪼그리고 앉는 동작이나 다리를 꼬아서 앉는 자세도 피해야 한다.

▶건강한 식생활을 유지한다. 관절에 좋은 특별한 음식은 없다. 체중 조절과 건강을 위해 야채와 과일, 곡류를 섭취하고, 과도한 음주를 삼간다.

▶온찜질을 한다. 열을 가하면 통증이 감소하고 근육이 이완된다. 15분정도 따뜻한 물에 입욕하거나 핫백, 전기담요를 사용해도 좋다. 갑작스럽게 관절염 증상이 악화될 때는 냉찜질로 부종과 통증을 줄여야 한다.

▶뼈주사는 꼭 필요한 경우에만 사용한다. 뼈주사로 불리는 관절강내 스테로이드 주사는 염증이 심할 경우 효과를 보기도 하지만 반복적으로 맞을 경우 관절연골을 손상시킨다. 꼭 필요한 경우를 제외하고는 사용하지 않는 것이 좋다.

한림대학교강남성심병원 류마티스내과 고동진 교수

아. 혈액형의학의 창시자 공평 조대일 원장

本章에서는 우리의 건강문제와 너무나 중요한 비중을 차지하는 「혈액형 의학」에 대해 오랜 세월에 걸쳐 연구한 전문가 조대일 선생을 소개한다. 조대일 선생은 전제한 분야에서 매우 독보적이며 탁월한 연구를 쌓은 권위자이다. 그는 여러권의 전문 연구서를 간행, 이론과 임상에서 크게 괄목할 연구자로서 정평이 높다.

전자에서 그분에 대한 독자들의 이해를 돕는데 참조, 도움이 될 것으로 사료되어 관련된 전문가의 추천서를 발췌 소개한다.

추 천 서

심 요 택
의학박사, 통증전문의

저는 현대의학을 공부하기 시작한지가 40여년이 되었고 많은 환자를 진료하면서, 부족한 것을 발견하게 되었고, 그럴수록, 더 효과있고
새로운 치료법을 찾으려 노력해왔습니다. 만성질환으로 찾아 온 환자를 진료하다보면, 어느 환자는 회복이 빠르고, 어느 환자는 회복이 되지 않고, 더 악화되는 것을 경험했습니다.

왜 이럴까?

문제가 무엇일까?

병원에 내원한 환자가 고통을 호소하는데, 여러 가지 검사를 시행해도 병명이 나오지 않고, 시간이 지나면서, 환자의 상태가 더 악화되는 경우를 많이 보게 되었습니다. 종합병원에서 고칠 수 없는 질병은 치료방법이 없을까요? 의사로서 경험이 쌓여갈수록 현대의학의 문제점을 알게되었고, 문제를 알게되니까, 질병을 고칠 수 있는 더 효과있는 방법을 찾아나섰습니다. 그러던 중에 혈액형의학을 접하게 되었습니다. 20여년 동안 한방의 체질의학을 공부하였고 하면 할수록 더 어려웠습니다. 객관화되지 못했고 주관적으로 체질을 분석하다 보니, 장점도 있지만 단점도 있었습니다.

혈액형의학을 알게되면서, 진료 환자에게 적용시키다보니, 예전보다 진료에 많은 도움이 되었습니다. 음양체질을 구분하여 섭생음식을 달리하고, 오장육부의 각 장기의 허와 실을 적용하여 진료하니까 환자의 회복이 더 빠름을 알게되었습니다. 약을 주면서도 냉체질과 열체질을 구분하여 진료하니까 회복이 빨라지는 것을 알게되었습니다. 또한, 서양의학에서 무시하여왔던 인체 기혈의 소통을 적용하니까 진료에 도움이 됩니다. 기혈의 불통이 되었을 시 오는 질병은 서양의학으로는 진단할 수가 없습니다. 또한 치료도 할 수 없습니다.

냉성체질환자(A, B형)는 심장, 신장이 약하고 열성체질환자(O, AB형)는 폐, 간장이 허해서 온다는 이론을 처음 접했을 때는 의심의 눈으로 바라보았습니다. 그러나, 시간이 지나면서, 만성환자에게 적용시켜 진료하면서 많은 도움을 얻었습니다.

주관적으로 분석하는 동양체질의학보다는 객관적으로 분석되어 있는 혈액형으로 체질을 분석하여, 만성질병 환자에게 적용을 시켜 진료하니까, 그 전보다 환자의 회복속도가 빨리 호전되었습니다.

심장과 신장이 허약해서 오는 환자와 간,폐기능이 허해서 오는 환자에게 섭생요법을 실천하게 해주니, 소화가 잘되고 손발의 체온이 따뜻해짐을 알게되었습니다.

혈액형 체질분석 법을 혼자서 알고 진료하기 보다는, 많은 의료인들이 혈액형의학의 체질분석법을 적용하여 진료하면, 도움이 됨을 알았기에 혈액형의학책을 강력히 추천합니다.　　　　　2018. 4. 25

저자의 글을 참고로 조대일 선생의 이론, 그 핵심 요체를 옮기면서 해당 독자들의 판단과 이해를 바라는 바이다.

―편저자―

혈액형 의학이란?

세계 최초 현대의학을 대체할만한 인체기전(Mechanism)과 이론과 질병치료 기술을 화학이나 수학처럼 공식화하는데 성공한 새로운 의학체계를 말한다.

현대의학은 건강인의 통계수치를 기준 하므로 외과적 수술을 제외하면 반복적 재생이나 복사가 불가능하므로 사실은 과학적인 것 같지만 과학적이지 않다.

하지만 혈액형 의학은 생명학적 과학이다. 언제나 누가 치료를 해도 반복적 복사가 가능하기 때문이다. 따라서 혈액형 의학을 실천하면 위염이나 간염, 폐렴 등을 치료함으로써 위암이나 간암, 폐암의 발생을 미연에 방지 예방이 가능하다.

또한 6세 이상의 어린이부터 90세까지, 심장기능부전이나 심장질환은 치료가 가능하다. 또 불면증이나 신경성 제반 질환, 류머티스 관절염등의 난치성 질환이 쉽게 치료될 수 있다는 점은 혈액형 의학만의 장점이라고 말할 수 있을 것이다.

혈액형 의학이 완성되기 까지는 왜? 라고 하는 의문이 큰 역할을 한셈이다.

왜? 서양인은 코가 크고 오목눈인가?

동양인은 코가 작고 볼록눈인가?

동양 산모는 산후풍이 있고, 서양산모는 없는가?

서양인은 담배에 약하고, 동양인은 술에 약한가?

동양인은 氣分에 살고 서양인은 利益에 사는가?
서양인은 모공이 크고, 동양인은 모공이 작은가?
의사는 자신과 자신의 가족건강을 지키지 못하는가?
점쟁이는 자신의 불행을 예방하지 못하는가?
풍수지리를 잘 안다는 지관들은 부와 귀를 얻지 못하는가?
이러한 의문들을 풀기 위하여 갖은 노력 끝에 새로운 발견들을 하게 된다.

1. 氣의 실체를 발견하고
2. 질병 전이의 원리를 발견하고
3. 인체에 체질이 존재한다는 현상을 발견하고
4. 체질에 따라서 질병이 처음 발생하는 장기가 다르고, 체형도 다름을 발견하고
5. 심장기능 부전을 회복하는 기술을 발견하고
6. 상기증(주화입마)의 원인을 발견하고
7. 신장기능을 회복하는 기술을 발견하고
8. 심장이 혈액을 펌핑하면서 미세전류를 생산한다는 사실을 발견 하고
9. 한의학에서 이야기하는 삼초의 실체를 발견하고
10. 인체의 호흡기전을 발견하고
11. 동양인 산모가 겪는 산후풍의 원인을 발견했으며
12. 인체의 소화기관과 5장의 새로운 기능을 발견하고
13. 체질에 따른 음식물의 적성과 부적성을 발견하고
14. 동양과 서양의 자연과학적 경계를 발견하고
15. 서양인의 코가 크고 오목눈인 이유를 발견하였다. 이 외에도 수많은 발견들이 있다.

이러한 발견들에 의하여 인체가 생명학적으로 재조명되면서 어린이들의 성장통에서부터 성인병에 이르기까지, 또는 부인병, 대사증후군이나 우울증 등 난치성 질환들도 대부분 치료와 예방이 가능하게 되었다. 한가지 더 붙이면 음식이나 약물의 부작용으로 발병되는 알러지나 아토피 피부질환도 치료와 예방이 어렵지 않음을 밝혀 둔다.

생기혈의 발견으로 심장기능 부전이나 심장병을 치료하여 심장질환자가 정상적인 생활이 가능하도록 하였으며, 제반 난치성 질환들이 심장기능부전에 기인한다

는 사실을 밝힘으로써 난치성 질환치료에 획기적 가능성을 열게 되었다. 예를 들면 불면증, 우울증, 산후풍, 류머티스 관절염, 어린이 경끼와 간질, 아토피, 비염, 천식, 간염, 폐렴, 신장염 등을 치료하므로써 가능성이 확신으로 바뀌었다.

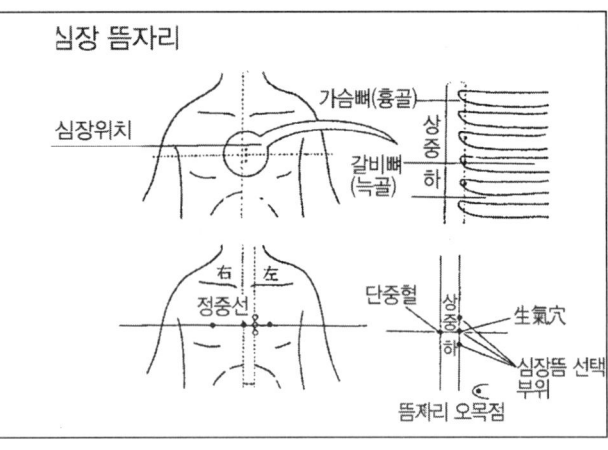

1년 360일에서 5.26일이 더 발생하는 원리도형

추상적으로만 존재했던 동양학적 인체의 3초(三焦)기관

5장 5부가 있고 하늘, 땅, 바다를 상징한 큰 보따리 6보가 있다.

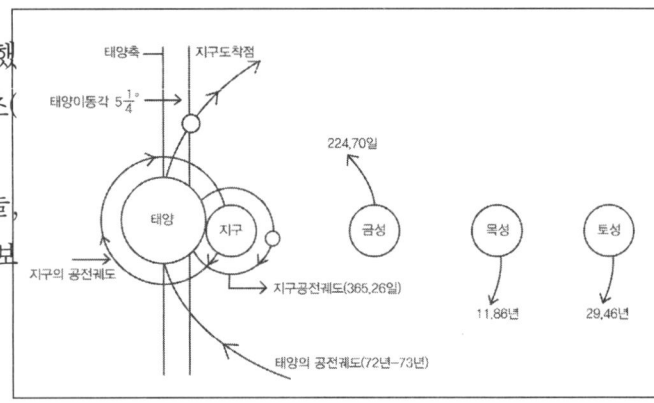

음식물이 위장에 들어가면 위에서 위산이 분비되어 음식물을 버무리고, 비장이 혈액을 끌어모아 비장을 크게 부풀려 위장속의 음식물이 12지장으로 밀려 내려 가도록 하며 12장에 음식물이 도착하면 신맛이던 음식물을 12지장액이 나와 짠맛으로 바꾸고 간, 담, 췌장즙이 더해져 발효를 시킨다.

만약 간담췌장즙이 정상이 아닐때는 제시간(2시간)에 발효과 안되고 부글부글 끓어 가스가 발생하여 12문이 닫혀 있는 관계로 아래로 내려가지 못하고 위로 올라와 위에서는 음식물이 들어오는 줄 알고 다시 위산을 분비하므로 위염이 발생하고 심하면 역류성 식도염으로 발전하게 된다.

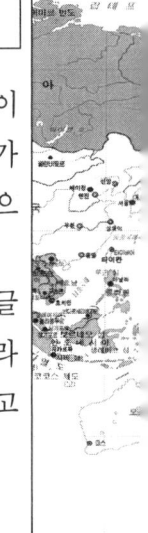

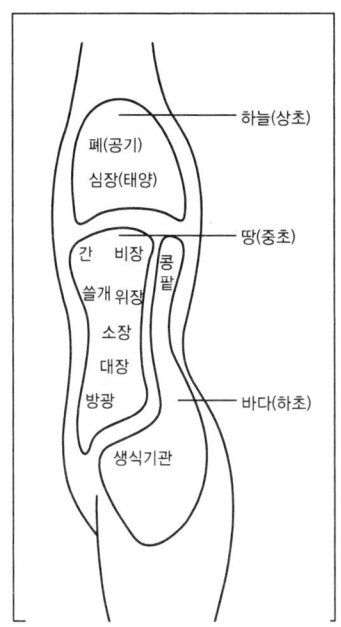 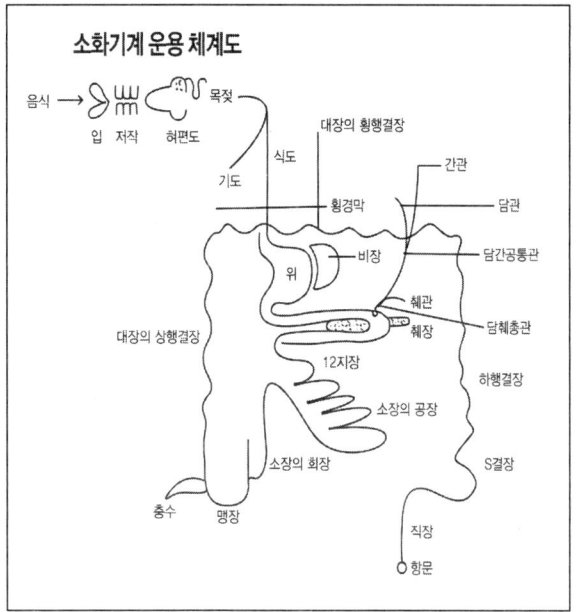

인도 동쪽 +방글라데시를 지나는 지구 자오선 90°에서 과테말라까지가 동양이다. 동양은 서양보다 공기밀도가 높음으로 인하여 동양인은 눈이 튀어나오고 코가 낮다. 그리고 모공이 서양인에 비하여 작고, 특이점은 여자들의 경우 산후 모공이 오므라들어 산후풍을 유발한다는 점이다. 그중에서도 냉성체질에만 산후풍이 있다.

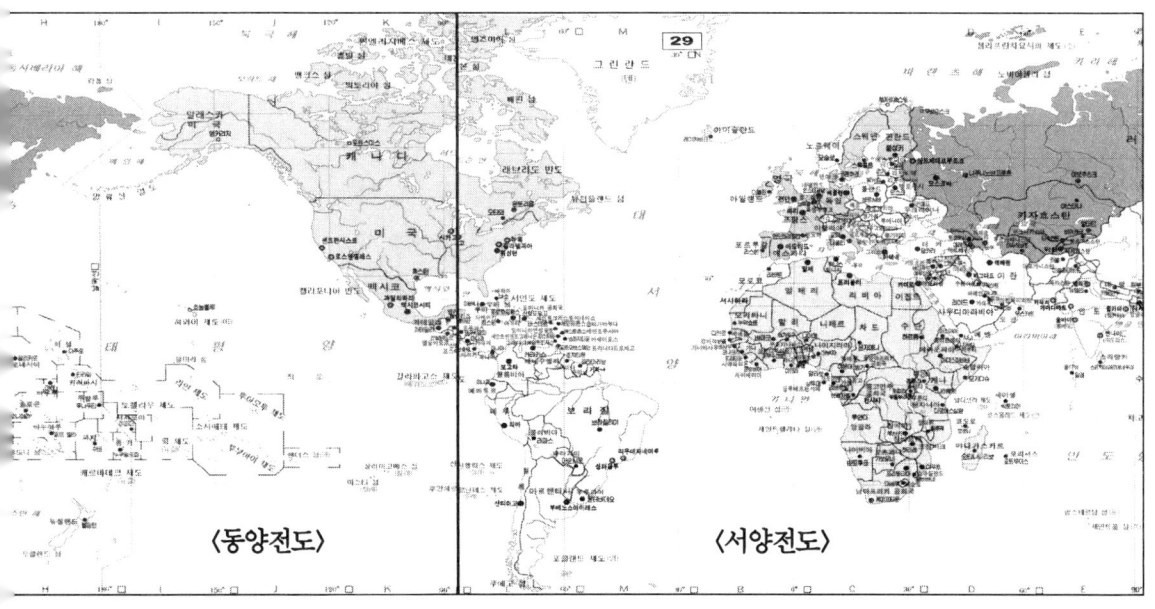

그리고 동식물 공히 몸집이 서양에 비하여 작다.
이러한 자연환경으로 인하여 동양인과 서양인의 사고방식이나 생활습관, 관습등이 상대적이다.

인도 동쪽 끝 지구 자오선 90°에서부터 인도양, 대서양을 지나 과테말라를 지나는 지구 자오선 90°까지가 서양이다.
서양은 동양인에 비하여 공기밀도가 낮음으로 인하여 눈이 들어가고 코가 높다. 그리고 모공이 크다. 또 서양여인들은 산후에 모공이 커지므로 인하여 얼음을 씹어먹고 피부를 얼음으로 맛사지를 해준다. 모공을 오므리는 방법이다. 따라서 서양여인에게는 산후풍이라는 질병이 없다. 산후풍은 인체기전으로 볼 때 화상현상과 유사하여 피부호흡장애로 일어나는 질환이기 때문이다.
이러한 자연과학적 현상에 의하여 생명의 발현현상을 발견하고 그에 따른 인체의 기전을 밝힘으로서 인체에서 발생하는 37,500여종의 질병을 치료하고 예방할 수 있는 길이 열렸다고 볼 수 있다. 특히 현대의학적으로 난치성 질환으로 분류된 5,000여종의 접근 불가능했던 질환들도 접근 가능성을 보여주고 있다.

필자가 혈액형의학을 연구하게 된 동기는 쇼크였다.
1979년 10월, 필자의 아기가 장이 꼬였는데 소아과 박사가 두달이나 증상을 오진하고, 피똥을 싸면서 생명이 다급하게 되자 큰병원에 가야겠다고 해서 부랴부랴 한밤중에 동네 앞에 있는 대학병원으로 달려갔다.
그 당시에는 통행금지(야간)가 있었고, 의료보험도 없던 때였다.
여기서, 그때 시간 새벽2시였다. 현금이 없다는 이유로 입원도, 수술도 할 수 없다는 병원과 의사 ~ 100만원이 넘게 예치된 통장을 내밀면서, 날만새면은 입원비 30만원을 찾아다 주겠노라 사정하고 또 사정해도 자기들은 모르는 일이라면서 뒤돌아 서는 그 모습에서 1차 쇼크를 당하고, 우여곡절 끝에 현금을 준비하여 수술을 받고 생명은 건졌으나, 아기를 건강하게 키울 수 있는 의학적 기술이 없음을 확인하고 2차 쇼크를 당했다. 다음에는 한의원과 약국을 전전하면서 한의학과 약학에도 사람 살리는 길이 없음을 아는 순간 3차 쇼크를 당했다. 그 순간 이 세상에 있는 환자란 환자를 몽땅 없에 버리자, 아예 인체에 질병이 발생하는 그 자체가 없도록, 그래서 병원이 없는 세상을 만들어 보자!

이 세상사람들 모두가 건강하여, 질병이 무엇인지 모를 만큼 의학을 발전시켜 보자는 뜻으로 40여년이 흘렀다.

오직 사람사람들이 모두다 건강하고 질병 없는 세상을 만들고져 한길을 달리면서 굽이굽이 고비도 많았고 불치의 환자가 나을때마다 희열도 많았고, 불가 항력일 때는 좌절도 많았고, 여러 가지 복잡한 조건으로 치료할 수 없을 때는 슬픔도 많았다. 지금도 필자의 바램은 초등학생만이라도 심장기능부전자나 심장질환자들이 마음껏 뛰놀고, 달릴 수 있도록 무료치료병원을 만드는 일이다. 국내는 물론 국제적으로도 초등학생이라면 무조건 무료로 치료해서 그들의 해맑게 웃는 모습을 보고 싶다.

◎ 인체의 생명보존 법칙
1. 심장은 발전기다.
2. 생명은 전류다.
3. 인체는 전기 기기다.
4. 경락은 전선이다.
5. 경혈은 가로등이다.
6. 5장은 공장이다.
7. 6부는 에너지 수입기관이다.
8. 손과 팔은 생활기능이다.
9. 발과 다리는 이동기능이다.
10. 5장의 부속기관들은 5장의 네트웍망이다.
11. 5관은 정보수집 안테나다.
12. 대뇌는 정보교환 기능이다.
13. 피부는 생명주머니다.
14. 뼈는 인체의 골격이다.
15. 혈관은 물류 도로망이다.
16. 혈액은 물류 수송차량이다.
17. 세포는 정보저장 기관이다.
18. 신경은 정보 전달망이다.
19. 코는 천기의 출입구다.

20. 입은 자기의 출입구다.
21. 발가락은 인체의 균형을 유지해 주는 기능 기관이다.
22. 손가락은 악력을 증가하고 물건을 잡는 기능 기관이다.
23. 몸은 마음을 낳고, 마음은 생각을 낳고, 생각은 행동을 낳는다.

◎ 질병 치료의 메카니즘
 1. 환자, 환자가족, 의사의 의견 일치가 중요하다.
 2. 생명(목숨) 보존이 최우선이다.
 3. 적성 에너지 공급이다.
 4. 지속적 치료의지다.

◎ 심장뜸의 효능
심장은 혈액을 펌프하면서 인체에서 절대 필요한 미세전류 25mA를 생산한다. 어떤 이유로 20mA를 생산하게 된다면 풍이나 암과 같은 난치, 불치병을 유발하게 된다. 이를 회복시키는 방법이 심장 생기혈에 좁쌀 크기의 뜸을 뜨는 일이다. 폐 기능을 강화 시킨다.
이로써 인체에서 발생되는 제반 질병 즉 감기에서 암에 이르기까지 모든 질병을 치료하고 예방하는 효과가 있다.

◎ 심장병의 주요 증상들
 1. 좌우 관절이 아프다.(류머티스 관절염, 퇴행성 관절염, 일반 관절염)
 2. 대사증후군(팔다리가 무겁고 의욕이 없다.) 몸이 늘 천근만근이다.
 3. 숨이 찬다. 가슴이 답답하다. 가슴이 아프다. 수족이 잘 저린다.
 4. 가슴에서 무엇인가 콕콕 찌른다. 등을 찌른다.
 5. 가슴이 심하게 두근거린다.(심계항진중)
 6. 찬음식이나 찬 음료를 마실 때 딸꾹질을 한다. 딸꾹질을 잘한다.
 7. 소화가 잘 안되고 곧 잘 체한다.
 8. 저녁식사를 늦게 하거나 많이 먹으면 몸이 붓는다.
 9. 위장병이 있거나 위하수증이 있다.
10. 물만 마셔도 살이 된다.
11. 잠이 쉽게 들지 않고 불면증이 있다.

12. 잠자리가 바뀌면 잠을 잘 못잔다.
13. 새벽 2시 전후로 잠이 깬다.
14. 잠을 많이 자도 잔것같지 않다.
15. 꿈을 많이 꾼다. 늘 피곤하다.
16. 밤에 자다가 팔다리에 쥐가 많이 난다.
17. 악몽에 시달리거나 가위에 잘 눌린다.
18. 몸 좌우에 문제점이 있다.(좌우동형질환 - 팔, 다리, 어깨, 손, 발, 무릎)
19. 중풍, 장 마비, 장폐색증, 당뇨병 등이 있거나 걸렸다.
20. 암에 걸렸다. 만성질환이 있다. 항상 불안초조하다.
21. 낯선 곳에 가면 대변을 못본다.
22. 난치성 질환을 앓고 있다.(루푸스종, 베체트씨병, 류머티스, 우울증, 치매)
23. 무엇이든 누구든 의심하고 본다. 사사건건 신경질적이다 등.

◎ 생기혈(生氣穴) 뜸의 효능
 1. 생명을 죽지 않게 붙들어 놓는다.
 2. 모든 질병을 이기는 힘(면역력)을 길러준다.
 3. 인체에 모든 염증을 제거한다.
 4. 감기에서 암까지 치료하고 예방한다.
 5. 심신을 편안하게 한다.
 6. 스트레스를 풀어준다.
 7. 5장6부의 기능을 회복시킨다.
 8. 소화를 촉진한다.
 9. 폐, 기관지, 폐렴등을 신속하게 치유한다.
10. 기침을 즉시 멈추게 한다.
11. 호흡곤란을 즉시 해결한다.
12. 수십년 불면증을 해소한다.
13. 어린이에서 노인에 이르기까지 모든 심장병을 치유한다.
14. 기면증이나 다면증을 해소한다.
15. 근무력증이나 하지무력증 등을 해소한다.
16. 경끼나 간질을 치유한다.

17. 류머티스 관절염을 치료한다.
18. 몽유병을 치유한다.
19. 자폐증이나 우울증등을 치유한다.
20. 좌우 동형질환을 치료한다.(팔, 다리, 어깨, 손, 발, 무릎 등)
21. 난치성 질환을 치료한다.(루푸스종, 베체트씨병, 류머티스, 우울증, 틱,치매 등)

◎ 상기증약(일명 천재환)
천재환은 먼저 뇌압((이압, 안압)을 낮추고 열기가 상승하는 것을 막아주고, 사지에 흐르는 냉기를 해소하며, 두뇌를 총명하게 하고 기억력을 강화하며 인체의 氣를 조절하고, 심장뜸을 뜨는 조건이며 각종 심장병을 치료하는 전제가 된다.

◎ 신장약(일명 등룡환)
맹장염, 횡현(산증류), 고환염, 골반막염, 항문주위염, 자궁근종, 신석증(신장결석, 방광결석, 요로결석등), 혈뇨, 오줌소태(방광염), 부인과 질환(자궁염, 난소염, 자궁내막염, 생리질환등), 변비, 대장질환, 치질완화, 신우신염, 신장재생(투석등) 신장질환, 생식기 질환 일체를 치료 예방, 심장기능을 강화시킨다.

혈액형 의학의 창시자(2018년 道齡 35세)
天符學堂 堂主 共平 趙大一
KBS 건강교실 강사 역임, 대한 사격 연맹 이사, 기공의사 인증(중국, 일본)
신지식인상 수상(대체의학부문 대상), 시인/ 수필가
인체 Mecanism, 혈액형의학, (우주변화의 원리를 담은) 六十甲子이야기외 10여권의 저서가 있음
주소: 경북 문경시 문경읍 주흘로 112-9, 전화: 010-7289-2656

자. 긴급상황에 처한 간단한 응급 요령

누구나 살다보면 자기자신이나 가족, 주변에서 긴급상황에 처할 때가 있다. 병원이나 전문 해당처와 바로 연결되지 못할 때 임시로 응급처방을 해야 할 사태가 종종 발생한다.

그러한 때에 대비하여 몇몇 방법을 건강서를 참조 간단한 사례를 소개한다.

- 질식과 헤믈리치 응급 처치법-

질식은 6대 급사(急死) 원인 중의 하나이며 주로 가정에서 유아에게 발생하기 쉬운 것이다.

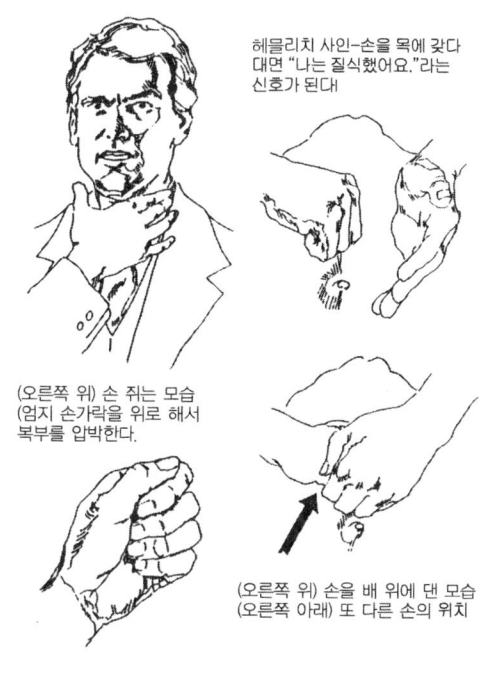

그림 1. 헤믈리치 처치법

헤믈리치 사인-손을 목에 갖다 대면 "나는 질식했어요."라는 신호가 된다

(오른쪽 위) 손 쥐는 모습
(엄지 손가락을 위로 해서 복부를 압박한다.

(오른쪽 위) 손을 배 위에 댄 모습
(오른쪽 아래) 또 다른 손의 위치

(질식의 증상)

"헤믈리치 처치법"이 사람들에게 널리 알려지기 전, 많은 사람들은 질식으로 사망하는 사람을 보고 심장 발작으로 갑자기 사망한 것이라고 생각했다. 질식의 증세가 명확히 알려지지 못했기 때문이다. 사실 명확한 증세를 모르고 질식과 심장 발작을 구분하기란 거의 불가능하다. 가장 큰 차이는 심장 발작의 경우, 환자가 숨을 쉬지 못하고 고통을 호소한다는 점이다.

게다가 질식 환자의 25%는 어린이가 차지하는 반면에 어린이가 심장 발작을 일으키는 예는 극히 드물다. 그리고 질식의 90%가 무엇인가를 먹는 도중에 일어난다는 점도 중요한 특징 중의 하나다.

-증상의 단계-

1. 질식 환자는 숨을 쉬지 못하는게 아니라 단지 말을 못할 뿐이다. 그것은 기도(氣道)가 막혀 공기가 성대를 울리지 못하기 때문이다.
2. 질식 환자는 산소가 신체 조직에 도달하지 못하기 때문에 피부가 창백해진다.

(헤믈리치 처치법에 대하여)

"헤믈리치 처치법"은 과거 질식 환자를 치료하던 방법들의 문제점을 보완한 것이다. 사실 손가락이나 다른 어떤 물체를 가지고 환자의 목구멍에 걸린 음식물이나 물체를 꺼내는 방법은

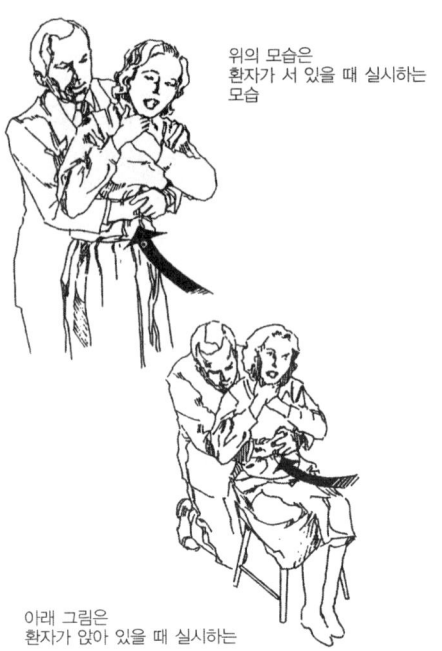

림 2. 헤믈리치 처치법

위의 모습은 환자가 서 있을 때 실시하는 모습

아래 그림은 환자가 앉아 있을 때 실시하는

그림 3. 헤믈리치 처치법

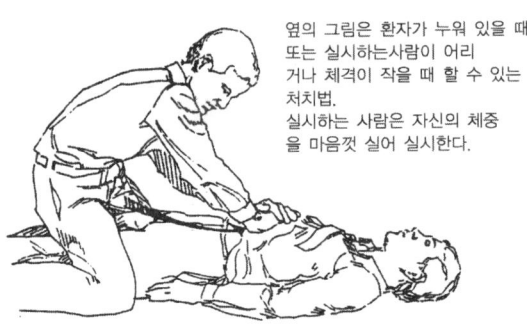

옆의 그림은 환자가 누워 있을 때 또는 실시하는사람이 어리거나 체격이 작을 때 할 수 있는 처치법.
실시하는 사람은 자신의 체중을 마음껏 실어 실시한다.

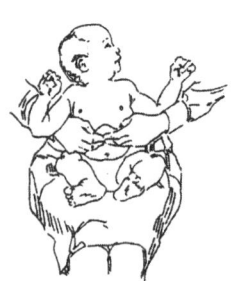 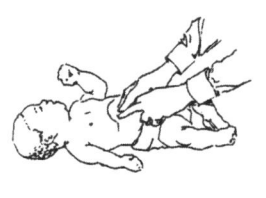

아래 그림은 유아에게 헤믈리치 처치법을 실시하는 모습

실수해서 떨어뜨릴 가능성이 더 높다. 또 등을 치는 것도 목구멍에 걸린 것을 더 깊이 빠뜨리기 일쑤다. 그러나 필자의 방법은 완벽하게 목구멍에 걸린 것을 입을 통해 꺼낼 수 있다.

처치법의 원리는 간단하다. 질식을 하거나 숨을 쉬지 못하는 환자라해도 그의 폐 속에는 여전히 많은 양의 산소가 남아 있다. 또 폐가 약간만 수축되어 있으면 그 속의 산소를 이용해 목구멍에 걸린 물질을 입 밖으로 밀어낼 수가 있다.

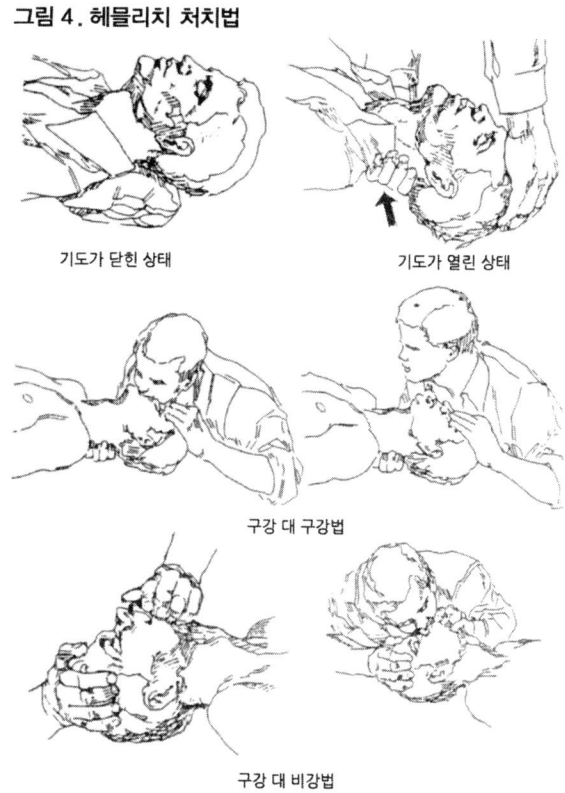

그림 4. 헤믈리치 처치법
기도가 닫힌 상태
기도가 열린 상태
구강 대 구강법
구강 대 비강법

"헤믈리치 처치법"은 환자가 서거나 앉아 있을 때, 또는 등을 대고 누워 있는 상태에서 실시해야 한다. 그리고 경우에 따라서는 주위의 도움없이 환자 혼자서도 할 수 있다.

-호흡이 정지했을 때-

호흡 정지의 원인은 여러 가지이다. 물에 빠졌거나 전기 쇼크를 받았을 때, 화학 약품의 냄새를 맡았을 때나 이물질이 목구멍에 걸렸을 때, 천식으로 기침을 심하게 했을 때 또는 약에 의한 중독이나 수술 중의 쇼크로 호흡 정지가 일어날 수 있다.

응급처치법: 환자의 입과 목을 살펴본 뒤에 이물질이 걸려 있으면 제거한 후에, 호흡 상태를 점검한다. 심장이 뛰는지 가슴에 손을 짚어보고, 코나 입으로 공기가 나오는지 느껴본다. 또 손목을 잡고 맥박도 뛰지 않는다면 즉시 인공호흡을 실시해야 한다. 또 맥박은 뛰나 호흡은 멈추었다면 심장은 여전히 뛰는 것이므로 다음에 소개하는 구강 대 구강 인공 호흡법으로 실시하도록 한다.

1. 환자를 바닥에 바로 누인다. 머리가 목보다 낮아야 하므로 한 손으로 목 뒤를 받치고, 기도가 열리게 하기 위해 다른 한손으로 앞 이마를 살짝 눌러 경사가 지게 한다.

2. 당신의 입을 크고 둥글게 한 다음에 환자의 입을 벌리고 그 위에 갖다 댄다. 환자의 코를 손으로 꼭 쥐고 그의 가슴이 들먹거릴 만큼 힘차게 공기를 불어 넣는다. 환자가 어린 아이인 경우에는 당신의 입으로 환자의 입과 코를 한꺼번에 덮은 다음

숨을 불어 넣도록 한다.

  3. 환자의 가슴이 어느 정도 팽창된 듯 하면 동작을 그만하고 입도 뗀 다음 숨을 내쉬는지 소리를 들어본다. 이렇게 불어 넣고 환자로 하여금 내뿜게 하는 동작을 여러번 반복한다.

-변비증-

  사람이 느끼는 불쾌감 중위 하나가 바로 배변이 순조롭지 않을 때의 느낌이라고 한다. 그런데 많은 사람들이 무조건 장에 이상이 있어 변비증이 생기는 것으로 잘 못 알고 있는 경향이 있다.

  변비중임을 판단하는 기준은 다양하다. 사람들은 흔히들 하루에 한 번 배변을 하는 것이 정상이라고 생각하는데, 그것은 사람들마다 다르다. 즉, 어떤 사람들은 일주일에 두 세 번 화장실에 가도 전혀 불쾌감을 느끼지 않을 뿐만 아니라 아무런 문제도 없다. 또 사람들 중에는 변이 반드시 일정한 굵기에 특정한 색을 띠어야 한다고 믿는 경우도 있는데 그것은 잘 못 알고 있는 것이다. 이렇듯 잘 못된 인식으로 우리의 장은 하제의 남용으로 인해 망가지고 있다는 사실을 명심해야 한다.

  물론 변비증에는 호르몬의 이상이나 대장이 기능을 약화시키는 세균의 감염 등이 원인이 되는 경우도 있다. 그러나 그런 경우엔 또 다른 증상이 나타난다. 우리가 흔히 말하는 변비증 –의학적으로 단순 변비증이라고 한다.– 은 다음 두 가지 원인 때문에 생긴다.

  한 가지는 체내에서 배변을 자극하지 못하기 때문에 생기는 변비증이다. 이는 특히 여행 중에 규칙적으로 배변을 하지 못해 많이 생긴다. 이를 완화시키려면 제 때에 식사를 하고 가급적 물을 많이 마시며, 신체적인 운동을 위해 걷기를 많이 하는 것이 좋다. 또 장시간 차를 타는 여행이었다면 그 만큼 많이 걸어야 함은 물론이다.

  또 다른 한 가지는 무리한 다이어트에 의한 변비증이다. 특히 오늘날은 다이어트가 변비증의 보편적인 원인의 하나다. 섬유질은 영양분이 없지만 위장의 수분을 흡수해 변을 형성하는데 중요한 역할을 하기 때문에 꼭 필요하다. 즉, 적당량의 섬유질을 섭취하게 되면 변은 부드러운 상태로 만들어져 직장을 통과하기 쉽게 된다. 그래서 섬유질은 기분 좋은 배변을 위해 꼭 필요하다는 것이다.

  치료: 식사 시간 이외에도 가능한한 날 것으로 채소나 과일을 많이 먹는다. 상대적으로 섬유질이 적은 고기나 생선, 우유, 설탕, 술 등의 섭취는 적어지게 된다.

해바라기 씨나 참깨와 같은 종자(種子)류나 딸기류의 과일에는 배변에 좋은 섬유질이 풍부하다.

어쨌든 만성적으로 하제를 복용해서는 안된다. 약(하제)은 변비증을 근본적으로 치료하는데는 아무런 도움이 되지 않는다. 오히려 당신의 장을 "게으르게" 만들기나 할 뿐이다. 또 영양분 흡수를 방해하고 피부를 거칠게 하며 심하면 치질을 유발하는 등의 부작용도 무시할 수 없다. 하제는 급성 변비증에 한해서 복용하도록 한다.

(항문이 가려울 때)

항문은 항상 습기가 차 있고 배설물이 통과하는 부위이기 때문에 특히 가려움증이 발생하기가 쉽다.

원인을 보면 불결한 청결 상태나 배변 시 생긴 상처의 염증, 지나친 세척과 옷과의 마찰이 주된 것이며, 때로 치질과 같은 국소적 질환, 전염병, 요충과 같은 기생충, 알레르기 그리고 황달이나 당뇨병, 요독증과 같은 기능 장애가 원인이 되는 수도 있다.

그 밖에 최근 연구에 따르면 6가지 식이요법 식품-커피, 홍차, 콜라, 맥주. 초콜릿, 토마토-이 가려움증을 유발할 수도 있다고 한다. 즉, 24시간 내지 48시간 내에 그들 식품 중의 어느 한 가지를 적당량 이상 먹게 되면(예민한 사람인 경우) 가려움증이 나타난다는 것이다. 예를 들어 커피의 하루 적당량은 두 컵 반인데 세 컵을 마시게 되면 예민한 사람들은 가려움증을 느낀다.

응급 처치: 정확한 원인을 알 때까지는 가려움증을 완화시키는 처치만 하고 절대 긁지 않도록 한다. 환부를 청결히 하고 건조시킨다. 화장지나 면 헝겊으로 환부를 찍어 누르듯 하여 철저히 닦은 뒤에는 파우더를 바른다. 필요하다면 의사의 치료를 받도록 한다.

-다리에 쥐가 날 때-

우리는 대부분 다리에 쥐가 일어났던 경험을 가지고 있다. 쥐란 평소에 근육을 많이 쓰지 않았다가 갑다기 많이 썼을 때, 수축된 근육이 좀체로 이완되지 않아서 나타나는 증상이다.

응급 처치: 쥐가 난 부위를 더운 물에 담그도록 한다. 통증이 심할 때는 4시간마

다 아스피린을 복용하도록 한다.

무더운 여름에 격한 운동을 하다가 다리에 쥐가 나는 것은 땀으로 인한 염분과 칼륨의 부족 때문인 경우가 많다. 이 두 가지 성분은 신경이 제대로 작용을 하는데 없어서는 안 될 중요한 요소이다. 만일 두 성분이 지나치게 부족하게 되면 신경이 근육을 과도하게 자극해서 근육이 수축되고 경련이 일어난다. 따라서 쥐가 나는 것을 예방하려면 평소에 균형있게 식사를 하고 염분과 칼륨이 많이 들어있는 식품을 먹는 것이 좋다. 그런 식품으로는 닭고기, 간, 계란, 우유, 신 과일, 바나나 그리고 푸른 잎 채소 등을 들 수 있다. 또 쥐가 날 때는 그 부위를 따뜻하게 해주는 것이 도움이 된다. 아울러 쥐가 난 부위의 바로 윗 부분을 마사지함으로써 혈액이 제대로 순환되게 하는 방법도 염두에 두도록 한다.

운동을 하는 도중에 여러 번 쥐가 나는 것을 피하기 위해서는 운동 전후에 2~3분 동안 준비 운동과 마무리 운동을 하는 것이 효과적이다.

편저자의 말

전장(前章)에서 일침(一針) 이구(二灸) 삼약(三藥), 그리고 동(動)과 정(淨) 그 수련과 호흡법 등에 대하여 나름대로 그 중요성을 다루었다.

모든 인류에게 너무나 중요한 건강 문제에 관련시켜 어떤 후유증이나 부작용이 거의 없는 「자연 치유 건강」 문제가 얼마나 중요한 과제인지를 제시하고 싶었다.

편저자는 본저에서 「침과 뜸」, 「한약」, 기공, 도인건강술, 각종 수기술(手技術) 등에 대해 간략히 요약하여 다루었다.

그런데 처음 의도와는 다르게 여러모로 미흡하고 아쉽고 부족함에 대해서는 독자들의 반응에 따라서 보완 수정하는 것을 미리 약속드린다.

만약 여건이 여의하면 시리즈 형식으로 계속 출간할 것을 약속드리며 특히나 본저(本著)의 간행에 도움을 주신 엠-애드 출판사 임선실 실장님과 직원들, 모든 분에게 거듭 진심으로 감사함을 표하는 바이다.

本著刊行에 자료제공 등 도움을 주신분들

서용선: 충무 사랑병원 원장, 의학박사, 교수
티사이 더 준: 의학박사, 세계의료법인 소림사대학원장
손아동: 중국태극무술신공학회 창설, 무술가
정관주: 중국 동방의학학회 회장, 중의사
박세준: 발명가, 딱좋아! 청인회장
이영일: 세계 족심도협회 회장
심종근: 수십년 입산수도, 자연치유협회 회장
영문권: 세계적인 무술가, 영화감독
롤렌권: 세계격투기 챔피언
모리스: 세계레슬링헤비급 챔피언
헤플리치: 기공시술대가(美 의사이자 자연치유 전문가)
김승도: 三法 氣수련총재 · 기네스북 수록자
무아대사: 우주 초능력 보존회 회장(승려)
조대일: 혈액연구 전문가 · 저술가 · 시인(기공의사자격증 보유)

한권으로 간추려 읽는 자연치유 건강상식

2021년 5월 20일 초판 인쇄
2021년 5월 25일 초판 발행

저　자 | 김　　선
발행인 | 이 승 한
발행처 | 도서출판 엠-애 드
등　록 | 제 2-2554
주　소 | 서울시 중구 마른내로 8길 30
전　화 | 02) 2278-8063/4
팩　스 | 02) 2275-8064
이메일 | madd1@hanmail.net
ISBN　978-89-6575-128-1
값　25,000원

저자와의 합의하에 인지 첨부 생략합니다.
파본은 구입하신 서점에서 교환해 드립니다.
이 책은 저작권법에 의해 보호를 받는 저작물이므로
무단전재와 복제를 금합니다.